Andreas D. Ebert (Hrsg.)
Endometriose

Frauenärztliche Taschenbücher

Herausgegeben von
Thomas Römer und Andreas D. Ebert

Endometriose

Ein Wegweiser für die Praxis

Herausgegeben von
Andreas D. Ebert

5. Auflage

DE GRUYTER

Herausgeber und Autor
Prof. Dr. med. Dr. phil. Dr. h. c. mult. Andreas D. Ebert
Praxis für Frauengesundheit, Gynäkologie und Geburtshilfe
Nürnberger Str. 67, 10787 Berlin
Zertifiziertes Endometriosezentrum
Tel.: +49 (30) 2000 78030
E-Mail: info@prof-ebert.de
www.prof-ebert.de

Das Buch enthält 265 Abbildungen.

ISBN: 978-3-11-055978-1
e-ISBN (PDF): 978-3-11-056132-6
e-ISBN (EPUB): 978-3-11-055994-1

Library of Congress Control Number: 2018950897

Bibliografische Information der Deutschen Nationalbibliothek
Die Deutsche Nationalbibliothek verzeichnet diese Publikation in der Deutschen Nationalbiblio-
graphie; detaillierte bibliografische Daten sind im Internet über http://dnb.d-nb.de abrufbar.

© 2019 Walter de Gruyter GmbH, Berlin/Boston
Satz: L42 AG, Berlin
Druck und Bindung: CPI books GmbH, Leck
Einbandabbildung: Prof. Dr. med. Dr. phil. Dr. h. c. mult. Andreas D. Ebert

www.degruyter.com

Vorwort zur 5. Auflage

*„An der Einzigartigkeit des lebenden Körpers
scheitert die Rationalisierung der Heilkunde"
nach Erwin Liek (1926)*

Das Thema *Endometriose* ist und bleibt in der Frauenheilkunde aktuell. Deshalb nehmen auch die offenen Fragen bei Ärzten und Patientinnen nicht ab. Belastbare Informationen innerhalb und vor allem außerhalb des Internets sind heute wichtig. Ich habe mich vier Jahre nach Gründung meiner Praxis deshalb entschlossen, die 5. Auflage der *„Endometriose"* nicht mehr allein zu überarbeiten und freue mich sehr, dass ich mit Prof. Christian Becker (Oxford), Prof. Gerhard Leyendecker (Darmstadt), Prof. Sylvia Mechsner (Berlin), Prof. Michael Müller (Bern), Frau Dr. Alexandra Perricos (Wien), Prof. Uwe Ulrich (Berlin) und Prof. Rene Wenzl (Wien) neben meinen bisherigen Mitstreitern Dr. Claus-Peter Cornelius (Bad Schmiedeberg) und Wiebke Kühling (Berlin) namhafte Autorinnen und Autoren gewinnen konnte. Natürlich änderte sich damit der Charakter des Buches und – so wie jede Erkenntnis in der medizinische Wissenschaft – ist auch die vorliegende überarbeitete 5. Auflage der „Endometriose" als eine *Übergangsversion* zur nächsten, (vielleicht) noch umfassenderen und in jedem Fall noch aktuelleren Auflage zu verstehen.

Endometriose ist heute keine „unbekannte Krankheit" mehr. Spätestens seit 2006 ist es Dank der unermüdlichen Arbeit der engagierten Mitglieder der Stiftung Endometriose-Forschung (SEF), der Arbeitsgemeinschaft für Gynäkologische Endoskopie (AGE) und der Endometriose-Vereinigung Deutschland e.V. gelungen, in Deutschland, der Schweiz und in Österreich ein verzweigtes, gut funktionierendes Netzwerk einheitlich zertifizierter Endometriosezentren und spezialisierter Rehabilitationseinrichtungen zu gründen, die neben der Optimierung der *Strukturqualität* der Zentren nun seit 2018 auch an die Verbesserung der *Ergebnisqualität* in der Endometriosediagnostik und -therapie gehen. Diese Entwicklung ist m.E. europa- und weltweit beispielhaft. Trotzdem bleibt noch viel zu tun! Neben der Leitlinie „Endometriose" der Deutschen Gesellschaft für Gynäkologie und Geburtshilfe (DGGG) soll das vorliegende Buch die Arbeit aller Kolleginnen und Kollegen, die sich mit Endometriose klinisch oder wissenschaftlich beschäftigen, unterstützen und zum besseren Verständnis dieser häufigen Erkrankung der Frau beitragen.

Mein besonders herzlicher Dank gilt Julius und Eva (meiner Familie) sowie meinen Mitarbeiterinnen und Doktorandinnen, die mich bei meiner täglichen Arbeit in der Praxis und beim „Bücherschreiben" sehr unterstützt haben: Manuela Wojna, Franziska Klatt, Melina Wölfert und Dr. med. Denis Erbas. Frau Simone Pfitzner vom De Gruyter Verlag begleitete die Buchentwicklung mit Geduld und dankenswerter Tatkraft.

Berlin-Lübars, 6. Januar 2019   Andreas D. Ebert

https://doi.org/10.1515/9783110561326-201

Vorwort zur 4. Auflage

„... πάντα 'ρεῖ – alles fließt ... "
Heraklit

Geburt, Entwicklung, Veränderung, Versuche des Bewahrens, Kampf dem Vergessen und Tod sind wesentliche Punkte in unserem Leben. Gleiches gilt allgemein für unsere Erkenntnis, für die *große* Wissenschaft und somit – in unserem sehr speziellen Fall – auch für die Lehre von der Endometriose.

Es ist sehr erfreulich, dass die Krankheit Endometriose in der Forschung, auf kleinen und großen Kongressen, in den Kliniken und – vor allem – an der vordersten Front der medizinischen Versorgung, im Denken der praktischen Ärzte, zunehmend die Bedeutung erhält, die ihr gebührt. Das ist u. a. der jahrzehntelangen Arbeit der Mitglieder der Stiftung Endometrioseforschung (SEF), der Vertreterinnen der Endometriose-Vereinigung Deutschland e. V., dem Villacher Endometriose-Gesprächskreis sowie den Enthusiasten der Europäischen Endometriose-Liga (EEL) zu verdanken. Ihnen gemeinsam gelang es – in oft mühseliger Kleinarbeit – notwendiges Wissen und Können zu vermitteln sowie ein in Europa einzigartiges Netzwerk von zertifizierten Endometriosezentren in Deutschland zu gründen. Praxen, kommunale und Universitäts-Frauenkliniken, die forschende Industrie sowie (wenn auch sehr langsam) die Gesundheitspolitik haben sich der Erkrankung Endometriose angenommen. Es gibt natürlich auch bedauerliche Rückschläge, speziell, wenn renditeorientierte Krankenhausträger Endometriosepatientinnen als das falsche „Portfolio" bezeichnen. Die Geschichte wird auch über diese bedauerliche Fehlentwicklung hinweggehen und ich bin überzeugt, dass in wenigen Jahren ärztlicher Sachverstand wieder über den aktuell etablierten marktkonformen Gesundheitsökonomismus mit seinen typischen Vertretern die Oberhand gewinnen wird. Endometriosepatientinnen haben nicht „teuer" oder „rentabel" für eine Klinik oder einen Klinikverbund zu sein – aber falsch oder nichtbehandelte Endometriose kommt den betroffenen Frauen, ihren Familien und unsere Gesellschaft teuer zu stehen. Insofern gilt es festzuhalten: Die Medizin ist nicht die Magd der Ökonomie und ihrer Vertreter – die medizinische Versorgung darf nicht weiter *marktkonform* werden. Ziel der Medizin sind Heilung und Linderung – das Ziel der Medizin ist nicht die Rendite! Renditeorientiertes Denken in der Medizin ist unwürdig und dem ärztlichen Denken fremd! Setzen wir also unsere Bemühungen für Ausbildung, Forschung und medizinische Qualität fort!

Mein herzlicher Dank gilt meinen langjährigen KollegInnen und Freunden Dr. Gülden Halis (Berlin), Priv.-Doz. Dr. Sylvia Mechsner (Berlin), Priv.-Doz. Dr. med. Islam Magalov (Baku), Priv.-Doz. Dr. med. Karsten Krüger (Berlin), Prof. K. W. Schweppe (Ammerland), Prof. H.-R. Tinneberg (Gießen), Prof. Jörg Keckstein (Villach), Prof. Uwe Ulrich (Berlin), Prof. Michael Müller (Bern), Priv.-Doz. Dr. Stefan Renner (Erlangen) und allen Mitgliedern der SEF/EEL sowie – ganz aktuell – meinem neuen Endo-Team-Mitgliedern Natalja Egorova, Manuela Wojna und Wiebke Kühling.

https://doi.org/10.1515/9783110561326-202

Besonders danken möchte ich natürlich meiner Frau Eva und meinem Sohn Julius, die mich in unglaublich fröhlicher und toleranter Weise während des Bücherschreibens neben der Arbeit in der neuen Praxis und im OP seit Jahresbeginn (und sonst natürlich auch) begleitet und unterstützt haben.

Möge es uns weiter gelingen, die Versorgung der Frauen mit Endometriose in der *Spitze* und in der *Breite* beispielhaft zu verbessern.

Berlin-Lübars im September 2014   Andreas D. Ebert

Vorwort zur 3. Auflage 2011

> „… *John Albert Sampson died in 1946.*
> *He was the last one-man centre of excellence …* "
> Hans Evers in WES e-Journal 2010; 12:1

Seit der zweiten Auflage dieses kleinen Buches im Jahre 2006 hat sich auf dem Gebiet der Endometriose viel getan – einer Erkrankung, die für die betroffenen Frauen und ihre ÄrztInnen auch im 21. Jahrhundert noch eine menschliche und medizinische Herausforderung ist, weil sie weit in alle individuellen Lebensräume hineinreichen kann. Die breite Diskussion in den Fachkreisen ist jedoch angestoßen und die öffentlichen Aktivitäten laufen. National und international wird die Endometriose zunehmend nicht mehr nur als Frauenkrankheit mit volkswirtschaftlicher Relevanz (*economic disease*) sondern bereits auch als *political disease* wahrgenommen.

Obwohl heute eine kausale Therapie noch nicht angeboten werden kann werden Ätiologie und Pathogenese der Endometriose derzeit so aktiv erforscht, dass das Wissen über diese Erkrankung täglich fast exponentiell wächst. Die noch vor wenigen Jahren in Vorträgen und Publikationen dominierenden Überschriften, wie *„Endometriose – die verkannte Krankheit"*, *„Endometriose – das unbekannte Frauenleiden"*, *„Endometriose – eine Krankheit ohne Lobby"* dürften heute überwiegend der Vergangenheit angehören, ohne dass wir jedoch diese *Mahnrufe* allzu früh vergessen sollten. Nach Gründung der ersten Endometriosezentren, die überwiegend auf Initiative der Stiftung Endometriose-Forschung, der Europäischen Endometriose-Liga e. V. und der Endometriose-Vereinigung Deutschland e. V. entstanden, findet der Endometriosezentrumsgedanke zur Förderung der Struktur- und Ergebnisqualität sowie der Forschung und Ausbildung nun auch an den deutschen und deutschsprachigen Universitäten zunehmende Akzeptanz. Diese positive Entwicklung soll auch durch die nun vorliegende dritte, überarbeitete Auflage des *Wegweisers* unterstützt werden. Auf die Auswahl prägnanter Abbildungen und die inhaltliche Verdichtung wurde weiterhin Wert gelegt, um den ursprünglichen Charakter des Wegweisers nicht zu verwässern.

https://doi.org/10.1515/9783110561326-203

Ohne Unterstützung wäre die nebenberufliche Erarbeitung dieser 3. Auflage natürlich nicht möglich gewesen. An erster Stelle gilt mein innigster Dank meiner Frau Eva, die auch dieses Buchprojekt mit innovativer Geduld und intrinsischer Motivation humorvoll begleitete. Dem Walter de Gruyter Verlag, hier speziell Frau Dr. rer. nat. Petra Kowalski und Frau Simone Pfitzner, möchte ich an dieser Stelle herzlich für das beständige Interesse an dem wichtigen Thema danken. Frau Dr. Christiane Niehues (Chefärztin in Bad Salzuflen) und Herrn Dr. C. P. Cornelius (Chefarzt in Bad Schmiedeberg) bin ich für den wichtigen Beitrag über die Anschlussheilbehandlung und Rehabilitation sehr verbunden. Meinen „Endo"-Mitarbeiterinnen im Vivantes Humboldt-Klinikum Dr. med. Raida Dakkak, Dr. med. Gabriele Rosenow, Ulrike Thiel-Moder, Gabriele Mehlitz und Dr. med. Cordula von Kleinsorgen danke ich ebenso für die anhaltende Unterstützung in der Patientinnenbetreuung, der Lehre und der Forschung im Vivantes Humboldt-Klinikum wie meinen lieben Kolleginnen Dr. med. Gülden Halis (heute Praxis für Fertilität, Berlin), Dr. med. Julia Bartley und Priv.-Doz. Dr. med. Sylvia Mechsner (heute noch im Charité-Campus Benjamin Franklin) aus den „guten alten" Steglitzer Gründungszeiten des ersten Endometriosezentrums im Jahre 2000. Meinen KollegInnen Priv.-Doz. Dr. med. K. Krüger (Humboldt-Klinikum, Röntgendiagnostik), Priv.-Doz. Dr. med. R.-M. Liehr (Humboldt-Klinikum, Gastroenterologie), Prof. Dr. med. U. Adam (Humboldt-Klinikum, Chirurgie), Dr. med. A. Freitag (Humboldt-Klinikum, Anästhesiologie u. Schmerztherapie), Prof. Dr. med. Th. Papadopolous (Pathologie) sowie Frau Prof. Dr. rer. nat. Ulrike-Friedericke Habenicht (Bayer-Pharma, Berlin) und Herrn Jörg Ehrenpreis (Takeda, Deutschland) danke ich für die (fast) tägliche Unterstützung beim Vorantreiben des *„Endometriose-Projektes"* und bei der klinischen sowie der angewandten Grundlagenforschung.

Wenn die Lektüre der *„Endometriose"* das Interesse und den Wunsch der Leserinnen und Leser nach mehr Information weckt – der Zweck des Buches wäre für mich (fast) erfüllt!

Berlin, im Mai 2011   Andreas D. Ebert

Vorwort zur 2. Auflage 2006

Die erste Auflage eines kleinen Ratgebers Endometriose war schon bald vergriffen, was einerseits den Herausgeber und den Verlag freute – andererseits aber auch deutlich belegte, wie dringend aktuelles Wissen über die Erkrankung Endometriose von Ärzten und betroffenen Frauen benötigt wird. Aus diesem Grund haben der Verlag, die Partner aus der Industrie und ich entschieden, der ersten Auflage ein schnelles Update folgen zu lassen. Es war nicht immer leicht, dem Drang zu widerstehen, die Darstellung vieler Aspekte der Erkrankung doch breiter zu fassen. Letztlich überwog aber die Überzeugung, dass auch eine kurze Zusammenfassung dem idealen Ziel eines Fachbuches nahe kommt – mit Nutzen für unsere Endometriosepatientinnen gelesen zu werden.

Ich danke an dieser Stelle ausdrücklich dem Walter de Gruyter Verlag und Herrn J. Ehrenpreis (Takeda Pharma GmbH, Aachen) für ihr ständiges Interesse. Eva Mittank (L & R, Deutschland) danke ich für ihre beständige, bestärkende und aufmunternde Begleitung in Zeiten des Wandels. Meinen langjährigen Mitarbeiterinnen vom Endometriose-Team Dr. Julia Bartley, Dr. Gülden Halis, Dr. Sylvia Mechsner, Johanna Thode, Jessica Schwarz, Claudia Beutler, allen „Endo-Schwestern" sowie meinen Kollegen PD Dr. Ch. Köhler und Prof. Dr. A. Schneider, M.P.H., im Campus Benjamin Franklin der Charité-Universitätsmedizin danke ich ebenso herzlich wie meinen Kollegen Prof. Dr. Th. Steinmüller (Chirurgie), Dr. J. Hasselmann (Urologie), PD Dr. R.-M. Liehr (Gastroenterologie), Dr. J. Linke (Pathologie) und Dr. A. Freitag (Anästhesiologie, Intensivmedizin und Schmerzmedizin) sowie meinem Team der Klinik für Gynäkologie und Geburtsmedizin des Vivantes Humboldt-Klinikums Berlin, die meine Arbeit jederzeit aktiv unterstützten und durch neugierige Fragen Bekanntes in Frage stellten und stellen.

Zum Abschluss möchte ich dankend betonen, dass auch dieses Buch ohne die weitsichtige und nachhaltige Unterstützung durch den Stifterverband für die Deutsche Wissenschaft, der die Gründung des Deutschen Endometriose Kompetenz- und Experten-Netzwerkes (DEKEN) langfristig förderte und begleitete, nicht hätte geschrieben werden können.

Berlin, im März 2006   Andreas D. Ebert

https://doi.org/10.1515/9783110561326-204

Vorwort zur 1. Auflage 2003

„Enigma Endometriosis", die „rätselhafte Frauenkrankheit", das „verkannte Frauen-leiden" – Millionen Frauen leiden weltweit in ihren fruchtbaren Jahren unter einer gutartigen Krankheit mit eindeutigen Tumoreigenschaften, die das Leben und die Träume einer Frau, ihre Partnerschaft oder ihre Familie, die Sexualität und die be-rufliche Entwicklung durch Schmerzen und Unfruchtbarkeit überschatten und auch zerstören kann.

Mit dem vorliegenden Band aus der Reihe Frauenärztliche Taschenbücher sollen die Krankheit Endometriose und ihre vielfältigen Erscheinungsbilder weiter in das Bewusstsein von Ärzten und Betroffenen gerückt werden.

Die Erarbeitung dieses Buches wäre ohne die ideelle und materielle Unterstüt-zung durch den Stifterverband für die Deutsche Wissenschaft unmöglich gewesen. Der Stifterverband für die Deutsche Wissenschaft ermöglichte die Gründung des vir-tuellen Endometriose-Forschungsinstitutes mit seinen Standorten Berlin (Leiter der Clinical Endometriosis Research Unit: Priv.-Doz. Dr. med. Dr. phil. A. D. Ebert) und Frankfurt am Main (Leiterin der Basic Endometriosis Research Unit: Frau Univ.-Prof. Dr. rer. nat. Anna Starzinski-Powitz), das seit dem 1. März 2001 als interdisziplinäres Deutsches Endometriose Kompetenz- und Experten-Netzwerk (DEKEN) national und international aktiv ist.

Weitere großzügige finanzielle Unterstützung für das vorliegende Buchprojekt erhielten wir von den Kollegen der Firma Takeda Pharma (Aachen), denen wir aus-drücklich danken und deren Engagement wir nicht hoch genug einschätzen können, denn nur die gezielte Kooperation zwischen universitärer Forschung, Biotechnologie und Industrie wird prospektiv für unsere Patientinnen den Nutzen bringen, den sie sich von uns erhoffen.

Für wertvolle Ratschläge, tatkräftige Hilfe und Unterstützung danken wir Frau Dipl.-Biol. Claudia Beutler (UKBF, Berlin), Priv.-Doz. Dr. med. M. Entezami (Berlin), Prof. Dr. med. C. T. Germer (UKBF, Chirurgie), Dr. A. Hagen (UKBF, Berlin), Prof. Dr. med. J. Keckstein (LKH Villach/A), Prof. Dr. med. W. Kühn (UKBF, Berlin), Frau Eva Mittank (Edwards, Deutschland), OA Dr. med. W. Pritze (UKBF, Berlin), Frau Prof. Dr. rer. nat. Anna Starzinski-Powitz (DEKEN, Frankfurt) und Prof. Dr. med. R. Tauber (UKBF, Berlin).

Berlin, im Oktober 2002   Andreas D. Ebert

https://doi.org/10.1515/9783110561326-205

Inhalt

Autorenverzeichnis

Prof. Dr. med. Christian Becker
Nuffield Department of Women's
and Reproductive Health
University of Oxford
John Radcliffe Hospital - Women's Centre
Oxford OX3 9DU
United Kingdom
christian.becker@wrh.ox.ac.uk
Kapitel 16

ChA Dr. med. Claus-Peter Cornelius
Reha-Klinik Eisenmoorbad Abt. Gynäkologie
Kurpromenade 2 u.3
06905 Bad Schmiedeberg
gyn1@embs.de
Kapitel 21

Prof. Dr. med. Dr. phil. Dr. h. c. Andreas D. Ebert
Praxis für Frauengesundheit,
Gynäkologie und Geburtshilfe
Nürnberger Str. 67
10787 Berlin
info@prof-ebert.de
Kapitel 1, 3, 4, 5, 6, 7, 8, 9, 11, 12, 13, 15, 16, 19,
20

Wiebke Kühling
KÜHLING COACHING
Systemisches Coaching und Therapie
Charitéstrasse 5
10117 Berlin
info@kuehling-coaching.de
Kapitel 18

Prof. Dr. med. Gerhard Leyendecker
Dieburger Str. 209
64287 Darmstadt
gerhard.leyendecker@t-online.de
Kapitel 2

Prof. Dr. med. Sylvia Mechsner
Endometriosezentrum Charité –
Universitätsmedizin Berlin,
Augustenburger Platz 1
13353 Berlin
sylvia.mechsner@charite.de
Kapitel 10

Prof. Dr. med. Michael D. Müller
Gynäkologie und gynäkologische Onkologie
Universitätsklinik für Frauenheilkunde | Insel-
spital Bern
Effingerstrasse 102
CH-3010 Bern
michel.mueller@insel.ch
Kapitel 14

Dr. med. Alexandra Perricos
Universitätsklinik für Frauenheilkunde
Medizinische Universität Wien / AKH Wien
Klinische Abteilung für Allgemeine Gynäkologie
und Gynäkologische Onkologie,
Währinger Gürtel 18-20
A-1090 Wien
alexandra.perricos@meduniwien.ac.at
Kapitel 20

Prof. Dr. med. Uwe Ulrich
Martin-Luther-Krankenhaus
Klinik f. Gynäkologie u. Geburtshilfe
Caspar-Theyß-Str. 27-31,
14193 Berlin
u.ulrich@mlk-berlin.de
Kapitel 17

Prof. Dr. med. René Wenzl
Universitätsklinik für Frauenheilkunde
Medizinische Universität Wien / AKH Wien
Klinische Abteilung für Allgemeine Gynäkologie
und Gynäkologische Onkologie,
Währinger Gürtel 18-20
A-1090 Wien
rene.wenzl@meduniwien.ac.at
Kapitel 20

https://doi.org/10.1515/9783110561326-206

Abkürzungsverzeichnis

AFC	Antral follicle count
AGM	Allgemeine Gesundheitsmaßnahme
AHB	Anschlussheilbehandlungen
AMC	Archimetrale Mikroeinheit
AMH	Anti-Müller-Hormon
AR	Anschlussrehabilitation
ART	Artifitial Reproductive Therapy
ASC	Archimetrale Stammzellen
BAS	Baseline Adhesion Score
BMC	Basaler morphogenetischer Komplex
BMI	Body-Mass-Index
BOT	Borderline Tumoren
CHT	zyklische Hormontherapie
DEKEN	Deutsches Endometriose Kompetenz- und Experten-Netzwerk
DNG	Dienogest
EAM	Endometrioseassoziiertes Malignom
EAOC	Endometrioseassoziiertes Ovarialkarzinom
EE	Ethinylestradiol
EEL	Europäischen Endometrioseliga
EFI	Endometriosis Fertility Index
ER	Estradiolrezeptoren
ESC	Endometriale Stammzellen
FSH	Follikel stimulierendes Hormon
GIFT	Gamete Intrafallopian Transfer
GnRHa	Gonadotropin Releasing Hormone agonists
GWAS	Genome Wide Association Studies
HA	Abdominale Hysterektomie
HRT	Hormonersatztherapie
HSSG	Hysterosalpingoszintigraphie
ICSI	Intrazytoplasmatische Spermieninjektion
IUI	Intrauterine Insemination
IVF	In-vitro-Fertilisation
JZ	Junktionalzone
LASH	Laparoskopisch-assistierten supracervicale Hysterektomie
LAVH	Laparoskopisch-assistierte vaginale Hysterektomie
LUNA	Laparoscopic Uterine Nerve Ablatio
MDQ	Menstrual distress questioner
MPA	Medroxyprogesteronacetat
MRT	Magnetresonanztomopgraphie
MSC	Mesenchymale Stammzellen
NSAIDs	Nonsteroidal Antiinflammatory Drugs
NBU	Uterine Blutung von Neugeborenen
OC	Orale Kontrazeptiva
OT	Oxytocin
OTR	Oxytocin-Rezeptoren
PG	Prostaglandine
POP	Progestine-Only-Pills

https://doi.org/10.1515/9783110561326-207

PR	Progesteronrezeptoren
PSNA	Presacrale Nerve Ablatio
rASRM	Rheumatoiden Arthritis
RR	Relatives Risiko
SDF-1	stromal cell-derived factor 1
SEF	Stiftung Endometrioseforschung
SMF	Sexualmedizinische Forschung
STAR	Steroidogenic Acute Regulatory Protein
SUL	Sacrouterinligamente
TCM	Traditionelle chinesische Medizin
TENS	Transkutane elektrische Nervenstimulation
TIAR	Tissue Injury And Repair
TIE	Tiefinfiltrierender Endometriose
TLH	Totale laparoskopische Hysterektomie
TRES	Transrektale Endosonographie
TUR	Transurethrale Resektion
TVS	Hochauflösenden Vaginalsonographie
UBS	Unterbauchschmerzen
US	Ultraschall
VAS	Visuelle Analogskala
VEGF	Vascular Endothelial Growth Factor
VH	Vaginale Hysterektomie
VP	Vasopressin

1 Definition und Historie

Andreas D. Ebert

Unter dem Begriff „*Endometriose*" versteht man eine Erkrankung der Gebärmutter, bei der es zur Absiedelung von Gewebe, das biologisch dem basalen Endometrium entspricht, aus dem Cavum uteri in den Bauchraum und selten auch zur Metastasierung in uterusferne Organe kommt. Endometrioseherde bestehen aus Drüsen, Stromazellen und glatter Muskulatur und werden von Nerven (Neurogenese), Lymph- und Blutgefäßen (Angiogenese) versorgt. Drüsen, Stroma und Muskulatur in Endometrioseläsionen exprimieren differentiell die Östrogen- und Progesteronrezeptoren, was ihr Ansprechen auf endokrine Therapieansätze erklärt. Obwohl die Endometriose als Erkrankung der Frau im reproduktionsfähigen Alter verstanden wird, konnte die Existenz einer *prämenarchealen* Endometriose histologisch bewiesen werden. *Postmenarcheale* Endometrioseläsionen werden in < 3 % aller Fälle vermutet.

Historie

Vor dem Hintergrund der aktuellen Diskussion über die Bedeutung von zivilisatorischen Einflüssen, z. B. Umweltgiften, Tampons und Hormoneinnahmen, und der ätiologischen Unklarheit, stellt sich die Frage, ob die Endometriose tatsächlich eine Erkrankung der modernen Gesellschaft ist (Tab. 1.1).

Tab. 1.1: Historische Meilensteine (Meyer, 1930; Movers, 1971; Knapp, 1999).

Jahr	Ereignis
1690	Eine der ersten morphologischen Beschreibungen einer Endometriose stammt von Daniel Shroen aus Jena, der sie damals in seiner Doktorarbeit festhielt
1739	Erste Beschreibung eines ovariellen Endometrioms durch Johann Crell in Wittenberg
1860/61	Beschreibung extraovarieller Endometriose als Adenomyoma durch Karl Freiherr von Rokitansky in Wien
1896	Friedrich von Recklinghausen und Thomas Cullen beschreiben unabhängig Adenomyome und die Adenomyosis tubae
1899	Beschreibung der rektovaginalen Endometriose durch Johannes Pfannenstiel
1912	O. Frankl führt den Begriff „Adenomyosis" ein.
1921	Entwicklung der Transplantationstheorie durch John A. Sampson (Abb. 1.1)
1932	Morphologische Charakterisierung (R. Meyer, Abb. 1.2). Meyer spricht klar von *Adenomyohyperplasia* interna uteri (heute Adenomyosis uteri); zuvor Postulierung der Östrogenabhängigkeit durch Lauches
1925–32	*Endometriose* als Bezeichnung der Erkrankung setzt sich durch. Besonders Seitz und Philipp befürworten den Begriff „Endometriose"

https://doi.org/10.1515/9783110561326-001

Tab. 1.1: (fortgesetzt) Historische Meilensteine (Meyer, 1930; Movers, 1971; Knapp, 1999).

Jahr	Ereignis
1937–1939	Theorie von Philipp und Huber: Tiefenwucherung ist die Ursache für die Endometriosis interna (primäre Endometriose) und die Aussaat von Polypen der uterinen Schleimhaut im Tubenanfang ist die Genese für die Entstehung der sekundären Endometriose (Endometriosis externa)
Ab 1950er Jahre	Biochemische und endokrine Konzepte Konzept der „Pseudoschwangerschaft"
Ab 1970er Jahre bis dato	Immunologische und molekulare Konzepte
Ab 1998 bis dato	*Tissue-Injury-And-Repair*-Konzept (G. Leyendecker)
Ab 2000 bis dato	*Tissue Array*, *Gene Expression Arrays*, Entwicklung von *Genomics*, *Proteonomics*

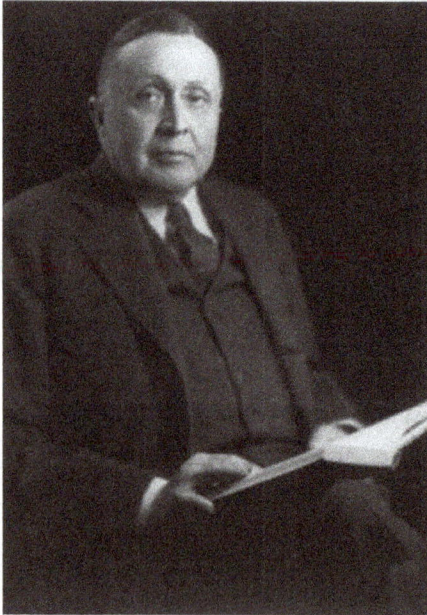

Abb. 1.1: John A. Sampson.

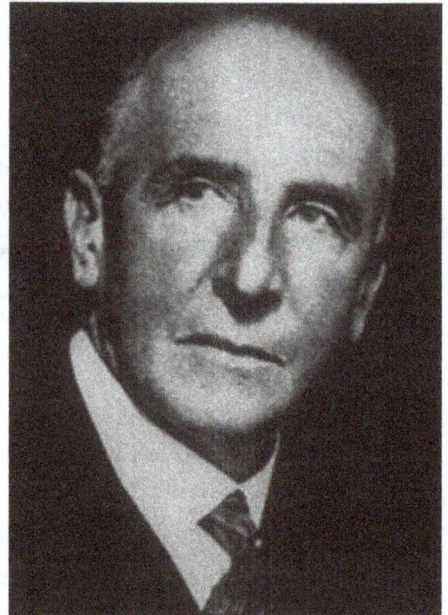

Abb. 1.2: Robert Meyer.

Die derzeit älteste bekannte morphologische Beschreibung geht auf die Jenenser Doktorarbeit von Shroen (1690) zurück. Danach folgten verschiedene Fallbeschreibungen. 1860 beschrieb Carl Freiherr von Rokitansky (Abb. 1.3) die extraovarielle Endometriose aufgrund des kombinierten Auftretens von Endometriumgewebe und glatter

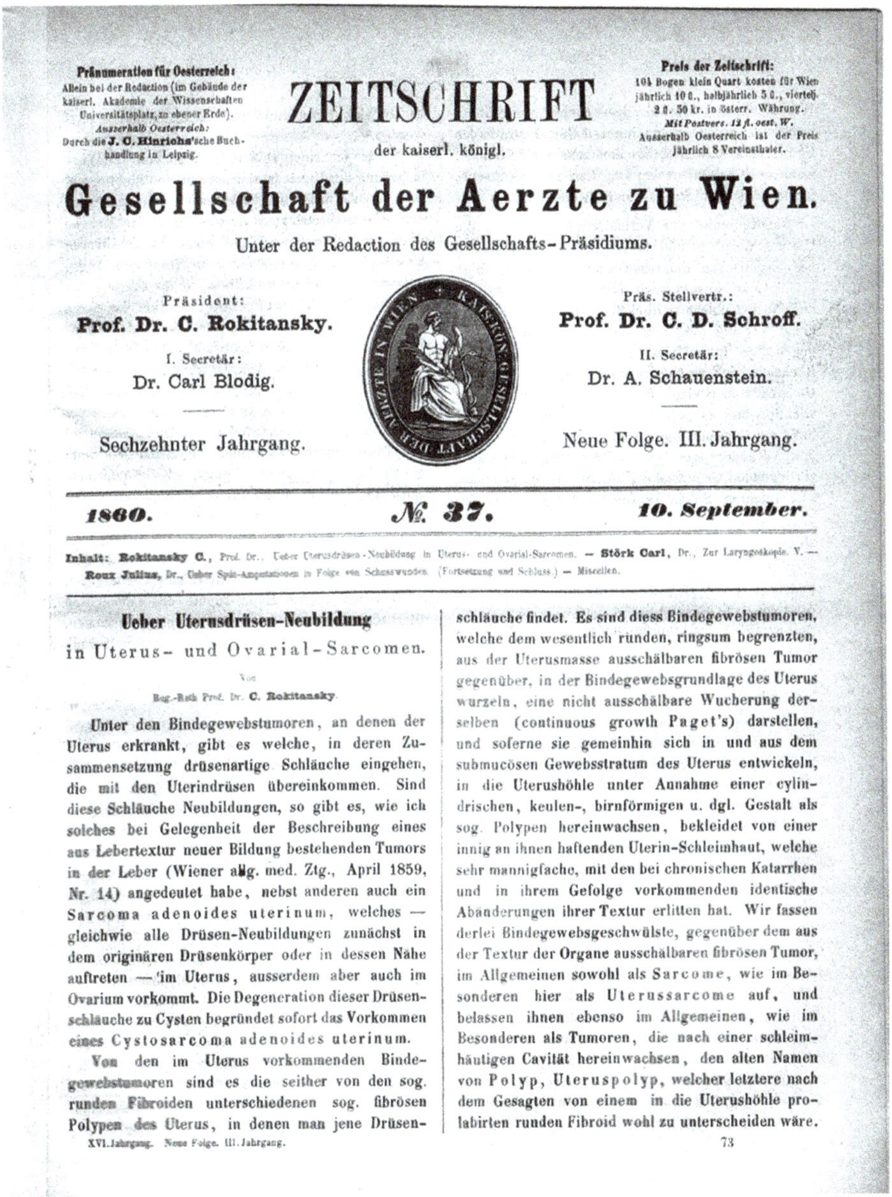

Pränumeration für Oesterreich: Allein bei der Redaction (im Gebäude der kaiserl. Akademie der Wissenschaften Universitätsplatz, zu ebener Erde). *Ausserhalb Oesterreich:* Durch die **J. C. Hinrichs'**sche Buchhandlung in Leipzig.

ZEITSCHRIFT

der kaiserl. königl.

Gesellschaft der Aerzte zu Wien.

Unter der Redaction des Gesellschafts-Präsidiums.

Preis der Zeitschrift: 104 Bogen klein Quart kosten für Wien jährlich 10 fl., halbjährlich 5 fl., viertelj. 2 fl. 50 kr. in österr. Währung. *Mit Postvers. 12 fl. oest. W.* Ausserhalb Oesterreich ist der Preis jährlich 8 Vereinsthaler.

Präsident: **Prof. Dr. C. Rokitansky.**
I. Secretär: Dr. Carl Blodig.
Sechzehnter Jahrgang.

Präs. Stellvertr.: **Prof. Dr. C. D. Schroff.**
II. Secretär: Dr. A. Schauenstein.
Neue Folge. III. Jahrgang.

1860. **№ 37.** **10. September.**

Inhalt: Rokitansky C., Prof. Dr., Ueber Uterusdrüsen-Neubildung in Uterus- und Ovarial-Sarcomen. — **Störk Carl**, Dr., Zur Laryngoskopie. V. — **Roux Julius**, Dr., Ueber Spät-Amputationen in Folge von Schusswunden. (Fortsetzung und Schluss.) — Miscellen.

Ueber Uterusdrüsen-Neubildung in Uterus- und Ovarial-Sarcomen.

Von

Reg.-Rath Prof. Dr. **C. Rokitansky**.

Unter den Bindegewebstumoren, an denen der Uterus erkrankt, gibt es welche, in deren Zusammensetzung drüsenartige Schläuche eingehen, die mit den Uterindrüsen übereinkommen. Sind diese Schläuche Neubildungen, so gibt es, wie ich solches bei Gelegenheit der Beschreibung eines aus Lebertextur neuer Bildung bestehenden Tumors in der Leber (Wiener allg. med. Ztg., April 1859, Nr. 14) angedeutet habe, nebst anderen auch ein Sarcoma adenoides uterinum, welches — gleichwie alle Drüsen-Neubildungen zunächst in dem originären Drüsenkörper oder in dessen Nähe auftreten — im Uterus, ausserdem aber auch im Ovarium vorkommt. Die Degeneration dieser Drüsenschläuche zu Cysten begründet sofort das Vorkommen eines Cystosarcoma adenoides uterinum.

Von den im Uterus vorkommenden Bindegewebstumoren sind es die seither von den sog. runden Fibroiden unterschiedenen sog. fibrösen Polypen des Uterus, in denen man jene Drüsenschläuche findet. Es sind diess Bindegewebstumoren, welche dem wesentlich runden, ringsum begrenzten, aus der Uterusmasse ausschälbaren fibrösen Tumor gegenüber, in der Bindegewebsgrundlage des Uterus wurzeln, eine nicht ausschälbare Wucherung derselben (continuous growth Paget's) darstellen, und soferne sie gemeinhin sich in und aus dem submucösen Gewebsstratum des Uterus entwickeln, in die Uterushöhle unter Annahme einer cylindrischen, keulen-, birnförmigen u. dgl. Gestalt als sog. Polypen hereinwachsen, bekleidet von einer innig an ihnen haftenden Uterin-Schleimhaut, welche sehr mannigfache, mit den bei chronischen Katarrhen und in ihrem Gefolge vorkommenden identische Abänderungen ihrer Textur erlitten hat. Wir fassen derlei Bindegewebsgeschwülste, gegenüber dem aus der Textur der Organe ausschälbaren fibrösen Tumor, im Allgemeinen sowohl als Sarcome, wie im Besonderen hier als Uterussarcome auf, und belassen ihnen ebenso im Allgemeinen, wie im Besonderen als Tumoren, die nach einer schleimhäutigen Cavität hereinwachsen, den alten Namen von Polyp, Uteruspolyp, welcher letztere nach dem Gesagten von einem in die Uterushöhle prolabirten runden Fibroid wohl zu unterscheiden wäre.

XVI. Jahrgang. Neue Folge. III. Jahrgang. 73

Abb. 1.3: Erste wissenschaftliche Fallbeschreibung der Endometriose von Carl Freiherr von Rokitansky.

Muskulatur als Adenomyoma. Inspiriert von den Beobachtungen des Straßburger Gynäkologen Freund, lieferte von Recklinghausen ab 1893 verschiedene Arbeiten über Adenomyome. Cullen beschrieb 1896 eine Adenomyose des Ligamentum rotundum und Pfannenstiel (1897) die rektovaginale Endometriosis.

Russell (1899) beschrieb die ovarielle Endometriose, wobei schon aus dem Jahre 1793 die Beschreibung einer Endometriosezyste von Crell aus Wittenberg vorliegt. Diese Befunde wurden von Pick (1905) untermauert. Meyer belegte die Narbenendometriose (1903) sowie den Sigma- und Lymphknotenbefall (1909). Der theoretische Hintergrund der sich häufenden Einzelbeobachtungen blieb unklar. Die Annahme, dass es sich bei diesen Geweben um Reste der Wolff'schen oder der Müller'schen Gänge handelte (Recklinghausen, Cullen, Pfannenstiel, Pick), wurde lange diskutiert. Iwanoff (1898) entwickelte ursprünglich die coelomische oder Serosa-Metaplasie-Theorie, deren Hauptvertreter Meyer (1919, 1924) und später Novak (1926) wurden. Einen weiteren Meilenstein lieferte Sampson (1921), der die retrograde Menstruation, die Struktur von Schokoladenzysten und die potentielle Invasivität von Endometriosegewebe *(misplaced epithelium of endometrial type)* akribisch darlegte. Hieraus entwickelte sich die Implantations-Theorie bzw. die Theorie der retrograden Menstruation. Wegweisend waren weiterhin die Arbeiten von Philipp und Huber (1939).

Der aus dem Angelsächsischen kommende Begriff *Endometriose* bürgerte sich offensichtlich erst ab 1932 in der deutschen Fachliteratur ein (Movers, 1971).

Weiterführende Literatur

Siehe Anhang.

2 Pathogenese und Pathophysiologie der Adenomyose und Endometriose (Archimetrose)

Gerhard Leyendecker

2.1 Einführung

Das Krankheitsbild Endometriose und uterine Adenomyose betrifft vorwiegend Frauen im reproduktionsfähigen Alter. Mit den Kardinalsymptomen wie Schmerzen, Blutungsstörungen und Sterilität (Freund, 1896) führt es bei vielen Frauen zu einer erheblichen Beeinträchtigung von Wohlbefinden und Gesundheit. Nach verschiedenen Schätzungen liegt die Prävalenz der peritonealen Endometriose junger Frauen in Höhe von etwa 10 bis 15 % (Bulun, 2009; Burney und Giudice, 2012). Die uterine Adenomyose ist signifikant mit der peritonealen Endometriose assoziiert (Kunz et al., 2005; Larsen et al., 2011; Li und Guo, 2014; Leyendecker et al., 2015). Wenn die prämenopausale uterine Adenomyose in das Krankheitsgeschehen einbezogen wird, dann beträgt die Prävalenz der uterinen Adenomyose über die gesamte reproduktionsbiologische Phase der Frau mehr als 60 % (Emge, 1962). Die uterine Adenomyose gilt mit den von ihr verursachten Blutungsstörungen als eine der wesentlichen Indikationen für Hysterektomie bei prämenopausalen Frauen.

2.2 Archimetrose

Im Erkenntnisfortschritt einer mehr als zwanzigjährigen Forschung zur Pathophysiologie der Endometriose und Adenomyose war die Bildung neuer Begriffe unvermeidbar. Einige dieser neuen Begriffe sind bereits in früheren Publikationen eingeführt worden. Sie betreffen, wie z. B. die Begriffe „Archimetra" und „Neometra" sowie „archimyometriale Hyperperistaltik" und „neometrale Kompression der Archimetra" morphologische bzw. funktionelle Aspekte des Uterus. Ebenso wurde der Begriff TIAR (*Tissue Injury And Repair*) als Beschreibung eines molekularbiologisch grundlegenden Vorganges der Wundheilung verwendet und definiert. Neu eingeführt werden in dieser Publikation die Begriffe „archimetrale Stammzelle" (ASC), „archimetrale Mikroeinheit" sowie „basaler morphogenetischer Komplex".

Der noch von Cullen (Cullen, 1920) verwendete Begriff „Adenomyoma" erwies sich bereits zu der Zeit von Robert Meyer (Meyer, 1919) und John A. Sampson (Sampson, 1922) als nicht mehr zutreffend angesichts der Fülle der bis dahin zusammengetragenen Befunde. In dem Bemühen, mit einem Begriff sowohl Histo- als auch Pathogenese nach damaliger Ansicht richtig zu beschreiben, hatte nur Sampson mit seiner Wortschöpfung dauerhaften Erfolg (Sampson, 1927). Allerdings setzte sich der

https://doi.org/10.1515/9783110561326-002

Versuch, den Begriff *Endometriose* übergeordnet, also auch für die uterinen Läsionen zu verwenden (*internal und primary endometriosis*; Endometriosis genitalis interna), nicht dauerhaft durch. Entsprechend dem Vorschlag Ridleys (Ridley, 1968) sind heute die Begriffe uterine Adenomyose und Endometriose für die „histologisch gleichartigen" Läsionen innerhalb und außerhalb des Uterus international gebräuchlich. Auf Grund der überragenden klinischen Bedeutung wird unter Endometriose allerdings im Wesentlichen die intraperitoneale Ausbreitung der Erkrankung verstanden.

Endometriose und Adenomyose werden heute zumindest unter pathogenetischen Gesichtspunkten wieder als nosologische Einheit aufgefasst (Leyendecker et al., 1998). Ein zusammenfassender Begriff fehlt jedoch. Auf der Grundlage der neuen und unten darzulegenden Erkenntnisse über Wesen und Entwicklung der Erkrankung wird daher als übergeordnete Bezeichnung für das Krankheitsbild der Begriff *Archimetrose* vorgeschlagen. Dieser Begriff ist nicht nur zutreffend, sondern auch praktikabel. Mit seiner Einführung wird der oft störende Begriffswechsel zwischen Endometriose und Adenomyose, wenn die übergeordnete Erkrankung erörtert werden soll, vermieden. Die weitere Beschreibung einer Läsion ist weiterhin durch die bisher gebräuchlichen Epitheta möglich (z. B. peritoneale Archimetrose). Im diesem Beitrag werden allerdings, soweit aus dem Forschungszusammenhang erforderlich, die bisher gebräuchlichen Begriffe weiterverwendet.

Adenomyose und Endometriose (Archimetrose) entstehen durch eine Autotraumatisierung des Uterus und/oder durch iatrogene Verletzung (Leyendecker et al., 1998; Leyendecker et al., 2015). Die Autotraumatisierung beruht auf genuinen biomechanischen Funktionen des Uterus während des menstruellen Zyklus. Es handelt sich um die uterine Peristaltik für den gerichteten Spermientransport (Kunz et al., 1996; Wildt et al., 1998) sowie um neometrale Kontraktionen am Ende eines ovulatorischen Zyklus für die Externalisierung von menstruellem Debris (Leyendecker et al., 2015). Im verletzten Gewebe wird die Wundheilung durch Aktivierung von molekularbiologischen Prozessen initiiert und unterhalten, die wir mit dem Akronym *TIAR (Tissue Injury And Repair)* (Leyendecker et al., 2009) und als Bildung des *basalen morphogenetischen Komplexes* (BMC) bezeichnen. Diese Prozesse dienen der Anreicherung mesenchymaler Stammzellen (MSC) im Wundgebiet. Dort werden sie über die Wirkung von Zytokinen durch Zellkontakt in endometriale (archimetrale) Stammzellen (ESC oder ASC) umgewandelt und proliferieren als Zellen des Gastgewebes. Bei nicht sachgemäß durchgeführten intrauterinen Eingriffen (Meyer, 1930), die zu einem iatrogenen Trauma führen, sind die gleichen molekularbiologischen und zellulären Mechanismen aktiv. Da die Autotraumatisierung oder die Folgen eines iatrogenen Traumas persistieren können, wird eine *restitutio ad integrum* nicht erreicht, sondern es resultiert ein chronischer Proliferationsprozess. Uterine Adenomyose und Endometriose sind daher in ihrer Pathogenese Krankheitsbilder einer gestörten Wundheilung nach und unter mechanischem Trauma.

2.3 Historischer Überblick

Wesen und Entstehen der Endometriose waren von Anbeginn Gegenstand heftiger wissenschaftlicher Dispute und Kontroversen. Gewiss gehörte dieses Krankheitsbild mit seiner charakteristischen Symptomentrias von Schmerzen, Blutungsstörungen und Sterilität bereits zum frühen Wissen der Menschen (Batt, 2011; Nezhat et al., 2012). Die Betrachtung und Erörterung der Endometriose/Adenomyose (Archimetrose) mit modernen wissenschaftlichen Methoden setzte allerdings erst Mitte des neunzehnten Jahrhunderts ein, als Carl von Rokitansky (Rokitansky, 1860) über „Uterusdrüsen-Neubildungen in Uterus- und Ovarial-Sarcomen" berichtete. Bei den beschriebenen Fällen handelt es sich nach aktueller Terminologie um uterine Adenomyome und ovarielle Endometriome. Rokitansky kommt somit die Ehre zuteil, als Erster unter Verwendung histologischer Techniken das Krankheitsbild der Endometriose/Adeno-myose (Archimetrose) beschrieben zu haben (Emge, 1962; Batt, 2011).

Etwa zwanzig Jahre später nahm Friedrich von Recklinghausen (Recklinghausen, 1896) die Arbeit an diesen Geschwülsten wieder auf. Stark von den damals neuen Erkenntnissen der Embryologie beeinflusst, führte er die Abkunft der Adenomyome des Uterus, wie er die Tumore nannte, auf die Wolff'schen Gänge zurück, eine von ihm vehement vertretene Auffassung, die aber keineswegs von allen zeitgenössischen Autoren geteilt wurde (Kossmann, 1897). Es war Tomas S. Cullen, der mit modernster Mikroskopiertechnik bei seinem ersten Fall nachweisen konnte, dass eine Kontinuität der drüsigen Elemente der Adenomyome mit der endometrialen Oberfläche des Cavum uteri bestand und diese somit Proliferationen des paramesonephrischen, also Müller'schen Ganges darstellten (Cullen, 1896). In seiner erst in neuerer Zeit wieder gewürdigten Übersichtsarbeit (Cullen, 1920) fasste er die Ergebnisse seiner langjährigen Beschäftigung mit den Adenomyomen und deren Ausbreitung im Körper zusammen. Während die uterine Adenomyose auf ein infiltratives Wachstum endometrialer Drüsen in die Tiefe des Myometrium und distante Adenomyosen (Endometriosis extragenitalis) auf eine vaskuläre oder operativ-mechanische (z. B. Narbenendometriose) Verschleppung zurückgeführt werden konnten, fehlte für die peritonealen Adenomyoseherde (Endometriosis genitalis externa), abgesehen von unmittelbaren Durchbrüchen uteriner Adenomyosen in den Peritonealraum, jedoch jede naheliegende Erklärung.

Die *Metaplasietheorie* wurde wohl erstmalig von Iwanoff (Iwanoff, 1898) vorgeschlagen und beruht auf der Vorstellung, dass metaplastische Veränderungen und somit die Entstehung der Herde vor Ort Folge eines chronischen Entzündungs- und Irritationsprozesses seien (Meyer, 1919). Peritoneale Adenomyose/Endometrioseherde fanden sich vorwiegend im kleinen Becken, ein Bereich des Peritonealraumes, der später als sekundäres Müller-System (*secondary Müllerian system*) betrachtet wurde und mit einem Coelomepithel ausgestattet sei, welches die Befähigung zur Umwandlung bzw. Ausdifferenzierung (Metaplasie) in endometriale Strukturen aufweise (Fujii, 1991). Obwohl das sekundäre Müller-System und die Metaplasietheorie rein hypothetischen Charakter haben, wird letztere, zumindest als Teilaspekt multi-faktorieller Vorstellungen (Nisolle und Donnez, 1997), immer noch im Rahmen der Pathogenese der peritonealen Endometriose erörtert. Robert Meyer hat die Metapla-sietheorie nicht verteidigt, als eine mutmaßlich bessere Theorie in Sicht war.

In diesem mühsamen Erklärungsprozess der peritonealen Endometriose gelang dem Amerikaner John A. Sampson mit seiner *Transplantationstheorie* – aufs Erste gesehen – der erhoffte Befreiungsschlag. Zunächst nahm Sampson an, dass die peri-toneale Endometriose durch die Ruptur ovarieller Endometriome (Sampson, 1922) entstünde. Später aber sah er in deren Bildung sowie Ruptur mit nachfolgender Dis-semination endometrialen Gewebes bereits sekundäre Prozesse und kam zu dem Schluss, dass die transtubare Dissemination endometrialen Gewebes durch *retro-grade Menstruation* das primäre, also ursächliche Ereignis sei (Sampson, 1927). Es war die auf den ersten Blick frappante Plausibilität (Burney und Giudice, 2012) dieser Theorie, die ihr und der Benennung des Krankheitsbildes als „Endometriose", zu-nächst allerdings gegen Widerstand (Meyer, 1930; Counseller, 1938), zum weltweiten Durchbruch verhalf.

Bei der Würdigung von Sampsons Arbeit müssen zwei Aspekte getrennt von-einander betrachtet werden, die *transtubare Dissemination* (*Transplantationstheorie*) endometrialen Gewebes in den Bauchraum, die bis heute Bestand hat, und die Ent-stehung der peritonealen Endometriose *durch retrograde Menstruation*, die zuneh-mend in Frage gestellt wurde (Blumenkrantz et al., 1981; Halme et al., 1984) und heute in ihrem ursprünglichen Konzept als überholt gilt (Leyendecker et al., 2015).

An einem blutenden rektovaginalen Endometrioseherd hatte er das Abschilfern von vitalen Endometriumzellen sowie auch deren Eindringen in geöffnete Gefäße des Herdes beobachtet. Er setzte diese Blutung mit einer normalen Menstruationsblu-tung gleich und fasste die dabei beobachteten Phänomene unter dem Begriff *normal menstrual reaction* zusammen (Sampson, 1927).

Aus dieser Beobachtung zog er beispielsweise den Schluss, dass die uterine Ade-nomyose die Folge vaskuläre Dissemination sei (Emge, 1962). Damit ignorierte er das seit langem etablierte Wissen über die Kontinuität der adenomatösen Drüsen mit der endometrialen Oberfläche und somit die Vorstellung von der Adenomyose als Folge eines Tiefenwachstum endometrialer Drüsen (Cullen, 1896, 1908; Kossmann, 1897).

Weiterhin übersah er, dass peritoneale Endometrioseherde nicht nur aus endo-metrialem Epithel und Stroma, sondern ebenso wie uterine Adenome und distante Endometrioseherde aus Epithel, Stroma und Muskelfasern bestehen (Cullen, 1920; Meyer, 1930). Noch Robert Meyer (Meyer, 1919) weist mit dem von ihm vorgeschlage-nen Begriff der Adenomyositis sero-epithelialis auf den drüsig-muskulären Charakter der peritonealen Läsionen hin. Nach neueren immunhistochemischen Untersuchun-gen setzen sich sämtliche peritonealen Endometrioseherde aus endometrialem Epi-thel und Stroma sowie aus muskulären Elementen zusammen (Anaf et al., 2000; Leyendecker et al., 2002; Barcena et al., 2011) (Abb. 2.1a).

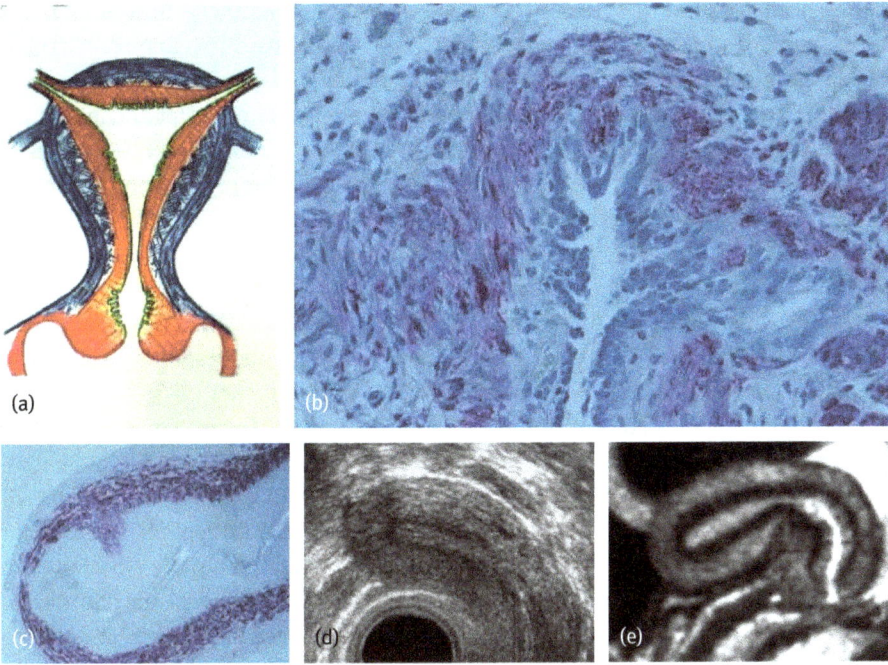

Abb. 2.1: (a) Archimetra. Schematische Darstellung der endometrial-subendometrialen Einheit (Archimetra) innerhalb des menschlichen Uterus. Die Archimetra besteht aus dem glandulären (grün) und stromalen Anteil des Endometriums sowie dem Archimyometrium (Stratum subvasculare des Myometriums) mit vorwiegend zirkulären Muskelfasern (gelb). Die Archimetra leitet sich von den paramesonephrischen (Müller'schen) Gängen ab. (b) Peritonealer Endometrioseherd (x400). Als archimetrale Mikroeinheit besteht sie mit dem endometrialen Epithel, dem endometrialen Stroma und den metaplastischen Muskelfasern aus allen Elementen der Archimetra. (c) Der primordiale Uterus in der 23. Schwangerschaftswoche (x50) besteht aus allen strukturellen Elementen der Archimetra wie Endometrium und Archimyometrium (Actinfärbung). Die Archimetra bei der Frau ist in ihrer Entstehung die adulte Erscheinungsform des primordialen Uterus. (d) Der „Halo" in der Transvaginalsonographie entspricht ebenso wie (e) die Junktionalzone (JZ) in der Magnetresonanztomopgraphie (MRT) dem Archimyometrium. Sagittalschnitte der Medianlinie des Uterus einer 27-jährigen Frau ohne Adenomyose und Endometriose.

Die Möglichkeit einer primär uterinen Störung wurde von ihm nicht in Erwägung gezogen. Philipp und Huber (Philipp und Huber, 1939) zitieren Untersuchungen, nach denen bei gesunden Frauen die Kultur zyklischen Endometriums gelang, nicht jedoch die von menstruellem Debris und weisen darauf hin, dass das während einer Menstruation transtubar disseminierte und implantationsfähige Gewebe tieferen endometrialen Schichten entstammen müsste.

Sampson erwähnt zwar die Häufung von uteriner Adenomyose bei seinen Fällen von Endometriose (Sampson, 1927). Er diskutiert aber im Gegensatz zu anderen Autoren (Counseller, 1938; Emge, 1962) keinen pathogenetischen Zusammenhang.

War es primär die uterine Adenomyose, die das wissenschaftliche Interesse an der Erforschung des Krankheitsbildes geweckt hatte, so fiel sie durch Sampsons Theorie, später noch verstärkt durch die Einführung der Laparoskopie, der Vergessenheit anheim. Endometriose und uterine Adenomyose galten als unterschiedliche Erkrankungen ohne jede pathogenetische Gemeinsamkeit (Parazzini et al., 1997). In einer persönlichen Mitteilung charakterisierte Ronald Batt die Situation während seiner aktiven medizinischen Tätigkeit in den USA: „In Bezug auf die Endometriose spielte die uterine Adenomyose in Forschung, Lehre und klinischem Management keine Rolle." (Batt, 2013) (siehe auch: American Fertility Society, 1985; Kennedy et al., 2005).

Im Gegensatz dazu galt die Adenomyosis uteri, den älteren Auffassungen folgend (Cullen, 1920; Philipp und Huber, 1939), in deutschen Lehr- und Handbüchern weiterhin als Bestandteil des gesamten Krankheitsbildes (Kindermann, 1988).

Das damit zwangsläufig verbundene Problem in Hinblick auf die Formulierung eines einheitlichen pathogenetischen Prinzips wurde vorübergehend durch die apodiktische, nie verifizierte Feststellung Ridleys (Ridley, 1968) gelöst, dass „Endometrium, an welchem Ort auch immer, die inhärente Neigung zur Proliferation in das unter ihm befindliche Gewebe hat". Diese Auffassung geht letztlich auf die eher lapidare Bemerkung v. Recklinghausens zurück (Recklinghausen, 1896), dass die chronische reproduktionsbiologische Belastung des Endometriums, gemeint waren Schwangerschaft und Geburt, einen Proliferationsreiz darstellen könne. Mit dieser Begründung Ridleys konnten uterine Adenomyose und peritoneale Endometriose ohne unmittelbare pathogenetischen Gemeinsamkeit neben einander bestehen. Er schlug vor, die uterine Läsion als Adenomyosis uteri und alle außerhalb des Uterus befindlichen, histologisch gleichartigen Läsionen, als Endometriose zu bezeichnen.

In den letzten Jahrzehnten hat erneut das klinische und wissenschaftliche Interesse an der Endometriose zugenommen. Dies hängt ohne Zweifel mit neuen Methoden des klinischen Managements der Endometriose, allen voran der Einführung der Laparoskopie, und in neuerer Zeit der Entwicklung bildgebender Verfahren wie der hochauflösenden Vaginalsonographie (TVS) (Van den Bosch et al., 2015) und der Magnetresonanztomographie (MRT) zusammen (Hricak et al. 1983; Reinhold et al., 1998; Kunz et al., 2000; Kunz et al., 2005). Die neuerdings verstärkte Wahrnehmung der Endometriose als Erkrankung ist jedoch auch Folge der dramatischen Veränderung des reproduktiven Verhaltens der Bevölkerung in den Industrieländern. Durch die Postponierung des Kinderwunsches entwickelte sich die Endometriose auch im öffentlichen Bewusstsein zu einem Krankheitsbild mit erheblichen Auswirkungen auf Wohlergehen und Gesundheit junger Frauen. Neben den bekannten Beschwerden wie Schmerzen und Blutungsstörungen, trat die bei Frauen mit Endometriose häufig beobachtete Sterilität zunehmend in den Vordergrund. Bereits Wilhelm Alexander Freund hatte, allerdings im Zusammenhang mit der uterinen Adenomyose, auf die bekannte Symptomentrias von Schmerzen, Blutungsstörungen und primärer Sterilität hingewiesen (Freund, 1896).

2.4 Endometriose als Erkrankung des Uterus (Archimetrose)

Im Verlauf der letzten zwanzig Jahre konnte ein neues, auf einem neuen Ansatz beruhendes Verständnis der Pathogenese der Endometriose entwickelt werden (Leyendecker et al., 1998; Leyendecker et al., 1999; Leyendecker, 2000; Leyendecker et al., 2015). Es beruht auf der Vorstellung, dass der Pathogenese der Endometriose eine Autotraumatisierung des Uterus durch seine eigenen, reproduktionsmedizinisch elementaren biomechanischen Funktionen während des menstruellen Zyklus zugrunde liegt. Derartige Traumatisierungen können auch iatrogen herbeigeführt werden (Meyer, 1930; Leyendecker und Wildt, 2011, Leyendecker und Wildt, 2012; Leyendecker et al., 2015).

Damit eröffnete sich eine völlig neue Perspektive der Endometrioseforschung. Dieser Forschungsansatz hat sich in der Folge als außerordentlich fruchtbar erwiesen und im Zuge der Klärung der Pathogenese von Endometriose und Adenomyose neue Einblicke in die funktionell-morphologische Struktur des Uterus ermöglicht. Es ist erforderlich, diese Erkenntnisse der Erörterung von Pathogenese und Pathophysiologie voranzustellen.

2.4.1 Morphologie und mechanische Funktionen des nicht-schwangeren Uterus

Der Uterus galt lange als ruhendes Organ, das nur während der Austreibungsphase des Konzeptus mechanisch aktiv würde. Mit den Verfahren der hochauflösenden Vaginalsonographie (TVS) und der Hysterosalpingoszintigraphie (HSSG) konnte jedoch gezeigt werden, dass der Uterus während des ganzen menstruellen Zyklus biomechanische aktiv ist. Es handelt sich bei diesen Funktionen um die archimetrale Peristaltik für den gerichteten Spermientransport in die „dominante" Tube, auf deren Seite die Ovulation stattfindet sowie um die rhythmischen Kontraktionen der Neometra am Ende des Zyklus zur Externalisierung von menstruellem Debris (Kunz et al., 1996; Leyendecker et al., 1998; Wildt et al., 1998; Leyendecker et al., 2015).

Der Uterus besteht aus zwei Organen, der *Neometra* und *Archimetra*, die sich im Hinblick auf Embryologie und Struktur voneinander unterscheiden und unterschiedliche Funktionen im Reproduktionsprozess wahrnehmen (Werth and Grusdew, 1898; Wetzstein, 1965; Schwalm und Dubrauszky, 1966; Leyendecker et al., 1998; Leyendecker et al., 1999; Noe et al., 1999) (Abb. 2.1).

Die Archimetra ist der phylogenetisch und ontogenetisch ältere Teil des Uterus. Er leitet sich vom Müller'schen Gangsystem ab und besteht aus dem glandulären Endometrium, dem glandulären sowie dem subbasalen Stroma, das auch als endometrial-myometriale Junktion bezeichnet wird, und dem Stratum subvasculare des Myometriums. Dieser *primordiale Uterus* entwickelt sich früh in der Fetalentwicklung und stellt bei der geschlechtsreifen Frau die Archimetra mit ihren verschiedenen zyklischen Funktionen dar (Abb. 2.1a und Abb. 2.2).

Die Neometra ist phylogenetisch jüngeren Ursprungs (Leyendecker et al., 1999; Noe et al., 1999) und entwickelt sich spät in der Fetalentwicklung, manchmal sogar erst nach der Geburt (Werth und Grusdew, 1898). Sie besteht aus zwei Muskelschichten, dem phylogenetisch älteren Stratum supravasculare mit einer longitudinalen Anordnung der Muskelfasern, und der phylogenetisch jüngsten Entwicklung, dem Stratum vasculare mit einem dreidimensional angeordneten Netzwerk kurzer Muskelbündel. Im Gegensatz zur Archimetra leitet sie sich nicht unmittelbar vom Müller'schen Gangsystem ab. Das schmale Stratum supravasculare entwickelt sich aus dem Bindegewebe der peritonealen Serosa, während die kräftige Muskulatur des Stratum vasculare der netzartigen Struktur des Bindegewebes der Gefäßschicht folgt, wie sie noch bei Nagern vorliegt. Zweifelsohne dient insbesondere das Stratum vasculare der massiven Druckentfaltung zur Austreibung des Konzeptus bzw. in nicht reproduktiven Zyklen der orthograden Expulsion menstruellen Debris (Abb. 2.2).

Das Stratum subvasculare stellt als Teil der Archimetra die ontogenetisch älteste Struktur des dreischichtigen Myometriums dar. Werth und Grusdew prägten deshalb den Begriff des „Archimyometriums" (Werth und Grusdew, 1898). Dies war der Anlass, die Begriffe *Archimetra* und *Neometra* für den inneren bzw. den äußeren Teil des Uterus vorzuschlagen (Leyendecker et al., 1998, Leyendecker et al., 1999; Noe at al., 1999) (Abb. 2.2).

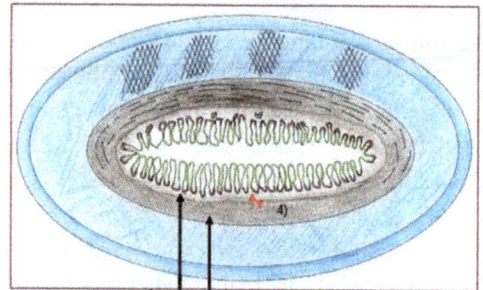

Neometra [1] (nicht paramesonephrisch):

Stratum supravasculare

Stratum vasculare

Archimetra [1] (paramesonephrisch):

Endometrium

    Stratum functionale

    Stratum basale

„Junctional zone [2]**":**

Subbasales Stroma

(endometrial – myometriale Junktion)

Strat. Subvasculare; Archimyometrium[3]

(„Junctional zone myometrium")

[1] Leyendecker, 1999

[1] Noe et al. 1999

[2] Hricak et al. 1983

[3] Werth and Grusdew, 1898

[4] Fujii et al. 1989

Abb. 2.2: Schematische Darstellung von Neometra und Archimetra; Vereinfachung der Terminologie.

2.4.2 Endometrium

Das Endometrium des Menschen und der menstruierenden subhumanen Primaten weist eine Dreischichtigkeit und Mikroumgebungen auf, die sich durch Position, ultrastrukturelle Differenzierung und mitotische Aktivität während des Zyklus unterscheiden. Während der Sekretionsphase sind Funktionalis und Spongiosa durch eine von Progesteron verursachte Mitosehemmung charakterisiert. Die Basalis entrinnt nicht nur dieser Hemmung, sondern sie zeigt gegen Zyklusende eine zunehmende mitotische Aktivität. Die hohen Expressionen der Estradiol- (ER) und Progesteronrezeptoren (PR) während der Proliferationsphase in allen endometrialen Schichten fallen in der Sekretionsphase durch den Einfluss von Progesteron nur in der Funktionalis und Spongiosa ab. In der Basalis persistieren die ER und PR nach einem kurzen postovulatorischen Abfall auf hohem Niveau. Die Basalis erweist sich somit am Ende der Sekretionsphase als eine hoch aktive und vitale Schicht, während die übrigen Schichten mit Abfall des Progesterons Charakteristika des Zelltodes aufweisen aufweisen (Übersicht: Padykula et al., 1989; Leyendecker et al., 2002).

2.4.3 Blutversorgung: Die archimetrale Mikroeinheit

Die Blutversorgung des Endometriums ist entscheidend für die zyklischen Veränderungen des Endometriums (Okkels and Engle, 1938; Bartelmez, 1957; Rogers, 1996) (Abb. 2.3). Die Aa. arcuatae des Stratum vasculare verzweigen sich in die senkrecht in die Archimetra eindringenden Radialarterien, die im Übergang von der Basalis in die Spongiosa und untere Funktionalis in die Spiralarterien übergehen. Von der Radialarterie abgehende kleinere Äste versorgen die Basalis, das Stroma der endometrial-myometrialen Junktion und das Archimyometrium. Von den distalen Anteilen der Spiralarterie und deren Ende zweigen ebenfalls kleinere Arterien ab, die Teile der Spongiosa und die gesamte Funktionalis versorgen. Im Schrumpfungsprozess der Funktionalis am Ende der Sekretionsphase wird die Spiralarterie gestaucht, so dass die von ihr abgehende Blutversorgung zunehmend eingeschränkt und schließlich prämenstruell beendet wird. Im Zuge der Ischämisierung des Gewebes werden Matrix-Metalloproteinasen hochreguliert, so dass in der Spongiosa eine definierte Desquamationsebene entsteht (Rudolph-Owen et al., 1998). Dieser kontrollierte Prozess stellt sicher, dass bei der Menstruation nur die Funktionalis und obere Anteile der Spongiosa abgestoßen werden. Aufgrund histologischer Kriterien (Leyendecker et al., 2002) und negativer Ergebnisse in der Zellkultur mit menstruellem Debris (Philipp und Huber, 1939) handelt es sich bei der menstruell abgestoßenen Funktionalis um abgestorbenes Gewebe. Die physiologische Desquamation stellt, ähnlich wie das Abfallen welker Blätter im Herbst, keine Traumatisierung dar. Molekularbiologisch sind keine Anzeichen einer Aktivierung des *TIAR-Systems* sowie des *morphogenetischen Komplexes* zur Wundheilung erkennbar (Gargett et al., 2016). Bei physiologischen

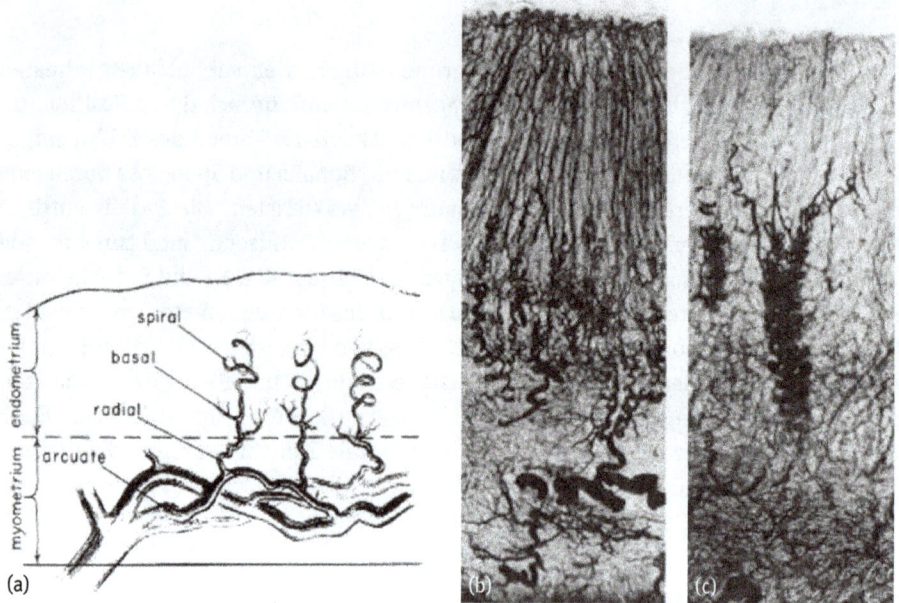

Abb. 2.3: Die archimetrale Mikroeinheit (AMC). (a) Schematische Darstellung der uterinen Arterien (nach Okkels und Engle 1938). Schnitt durch den Uterus an Tag 12 (a) und Tag 17 (b) des menstruellen Zyklus (injiziert) (Bartelmez 1957).

intrauterinen Druckverhältnissen während der Menstruation wird die Radialarterie nicht gestaucht. Dadurch bleibt die Blutversorgung der Basalis, des subbasalen Stromas und des Archimyometriums erhalten.

Benachbarte Systeme dieser Blutversorgung durch *eine* Radialarterie kommunizieren weder über Arteriolen noch über Kapillaren mit einander. Jede der Radialarterien hat einen definierten Versorgungsbereich, der auf der luminalen Oberfläche des Endometriums etwa 4–9 mm^2 umfasst (Rogers et al., 1996). Diese Segmente reichen von der luminalen Oberfläche des Endometriums bis zur Transitionszone zwischen Archimyometrium und Stratum vasculare des Myometriums und umfassen daher neben dem Gefäßsystem einer Radialarterie das jeweilige Drüsensystem mit seinen apikalen Verzweigungen, das entsprechende Segment des subbasalen Stromas und den zugehörigen Anteil des Archimyometriums. Es handelt sich um die kleinste archimetrale Funktionseinheit, die wir daher als *archimetrale Mikroeinheit* bezeichnen möchten (Abb. 2.3).

2.4.4 Die endometrial-myometriale Junktionalzone

Diese dünne Schicht der Archimetra liegt zwischen den Drüsen der Basalis und dem Archimyometrium. Es handelt sich dabei im Wesentlichen um das subbasale endometriale Stroma. Im Übergang vom Stroma zum Archimyometrium finden zyklische metaplastische Veränderungen von Stromazellen in fibromuskuläres Gewebe und zurück statt. Sie stehen unter dem Einfluss von Progesteron und führen zu einer Verbreiterung des Archimyometriums in der Lutealphase (Fujii et al., 1989).

Im endometrialen Stroma, insbesondere im apikalen Stroma der Basalis und im Stroma der endometrial-myometrialen Junktionalzone werden mesenchymale Stammzellen (MSC) angereichert (Ibrahim et al., 2015). Deren Attraktion dient dem Prozess der kontinuierlichen Regeneration des Endometriums. Sie nutzt das evolutionär in höchstem Maße konservierte System der Zellwanderung, das sowohl in der Embryogenese als auch in der andauernden Regeneration sämtlicher Gewebe des Körpers von Bedeutung ist (Konstantzinopoulos et al., 2003; Wierman et al., 2011).

2.4.5 Archimyometrium

Das Archimyometrium entwickelt sich sehr früh während der Ontogenese aus dem Mesenchym der Müller'schen Gänge (Werth und Grusdew, 1898). Bei der erwachsenen Frau präsentiert es sich in der Transvaginalsonographie (TVS) als hypodenser „Halo" und in der Magnetresonanztomographie als hypointenses Band („JZ") von etwa 3,5–5 mm Breite, welches die Zervix vom äußeren bis zum inneren Muttermund durchzieht und sich im gesamten Corpus uteri zwischen Endometrium und dem Stratum vasculare als Stratum subvasculare des Myometriums erstreckt (Abb. 2.1d und Abb. 2.1e) (Hricak et al., 1983; Reinhold et al., 1998; Kunz et al., 2000; Van den Bosch et al., 2015). Ergebnisse der TVS und der Hysterosalpingoszintigraphie (HSSG) konnten zeigen, dass das Archimyometrium mit seiner peristaltischen Aktivität dem gerichteten Spermientransport vom äußeren Muttermund in den isthmischen Teil der „dominanten" Tube dient. Dies ist der Eileiter, auf dessen Seite sich im Ovar der heranreifende Follikel befindet und die Ovulation zu erwarten ist (Kunz et al., 1996; Wildt et al., 1998).

Im cinematographischen MRT wird erkennbar, dass die zervikofundalen Kontraktionswellen im Bereich des inneren Muttermunds beginnen und sich schnell in Richtung Fundus bewegen. Vermutlich durch Aktivierung der zirkulären und longitudinalen Fasern wird ein muskuläres Paket aufgebaut, welches im Fundus uteri den Druck und die Kraft aufbringt, die Spermien in den isthmischen Teil der dominanten Tube zu pressen. Seine Ontogenese aus den beiden paramesonephrischen Gängen widerspiegelnd agiert der unpaare Uterus im Hinblick auf den gerichteten Spermientransport immer noch als paariges Organ. Die fundocornuale Raphe mit den auseinanderstrebenden Muskelbündeln erweist sich dabei als der Prädilektionsort einer möglichen biomechanischen Dauertraumatisierung (Leyendecker et al., 2015).

2.4.6 Neometra

Die muskulären Schichten der Neometra, insbesondere das Stratum vasculare, dienen am Ende einer Schwangerschaft der Ausstoßung des Conceptus und im Falle einer ausgebliebenen Konzeption der Externalisierung des menstruellen Debris. Während des menstruellen Zyklus kommt es zunächst unter dem Einfluss von Estradiol und danach von Progesteron zu einer Akkumulierung von Oxytocin-Rezeptoren (OTR) im Stratum vasculare des Myometrium (Maggi et al., 1992; Fuchs et al., 1998), die nach dem spätlutealen Abfall von Progesteron vermutlich durch endometriales Oxytocin aktiviert werden (Zingg et al., 1995).

Die Mehrzahl der Frauen nimmt diese Kontraktionen zu Beginn der Menstruation als Ziehen im Unterleib wahr. Bei nicht wenigen Frauen treten kräftige menstruelle Kontraktionen als „primäre" Dysmenorrhoen in Erscheinung, die in ihrer stärksten Ausprägung den Charakter schwerer krampfartiger Schmerzen annehmen. Nur im ersten Augenblick ist es überraschend, dass primäre Dysmenorrhoen eine hohe Prävalenz von etwa 50 % aufweisen (Burnett et al., 2005). Bei Frauen mit primärer Dysmenorrhoe besteht eine höhere Dichte an OTR im Myometrium als bei Kontrollen (Guo et al., 2013). Ohne Zweifel bieten starke Kontraktionen des Uterus und damit der Aufbau eines hohen intrauterinen Drucks zur schnellen Expulsion von menstruellem Debris und des Conceptus bei Geburt und Fehlgeburt einen gesundheitlichen und damit evolutionären Vorteil. Hinzu kommt, dass das Auftreten einer primären Dysmenorrhoe bei jungen Frauen auf die Entwicklung eines stabilen ovulatorischen Zyklus hinweist. Diese Frauen haben daher eine hohe Wahrscheinlichkeit, in jungen Jahren schnell zu konzipieren, weswegen die primäre Dysmenorrhoe ohne Krankheitswert als funktionell angesehen wurde. Dieser reproduktive Vorteil wird allerdings durch die erhöhte Wahrscheinlichkeit erkauft, dass die an jedem Zyklusende immer wieder durch die starken Kontraktionen der Neometra auftretenden erhöhten intrauterinen Drucke die Archimetra komprimieren und an Prädilektionsstellen verletzen.

2.5 Pathogenese und Pathophysiologie der Archimetrose

2.5.1 Uterine Autotraumatisierung

Während der ganzen fortpflanzungsfähigen Phase einer Frau ist der nicht schwangere Uterus unvermeidbar mechanischen Belastungen ausgesetzt. Es handelt sich um die andauernde *peristaltische* Aktivität des Archimyometriums für den gerichteten Spermientransport und die hohe fundale Implantation der Blastozyste sowie um die *neometralen Kontraktionen* am Ende eines Zyklus zur Externalisierung des menstruellen Debris. Unter der Annahme einer mittleren peristaltischen Aktivität von zwei Kontraktionswellen pro Minute in der gesamten Proliferationsphase ereignen sich in den ersten 10 Jahren der reproduktiven Reife mit stabilen ovulatorischen Zyklen etwa 5–6 Millionen Kontraktionswellen, die am inneren Muttermund beginnen und ihre höchste Kraft im Fundus uteri entfalten. Desgleichen finden in den ersten zehn Jahren nach Einsetzen stabiler Zyklen unter Zugrundelegung von 24 bis 36 neometralen Kontraktionen pro Stunde, die mit abnehmender Stärke etwa 36 Stunden anhalten, ca. 110 bis 140 Tausend archimetrale Kompressionen durch die Neometra statt. Auch diese Kontraktionen entfalten ihre stärkste Kraft im Fundus uteri. Diese mechanischen Aktivitäten des nicht-graviden Uterus stellen somit eine chronische Belastung des Gewebes dar und erklären die hohe Prävalenz der prämenopausalen uterinen Adenomyose (Emge, 1962) und auch peritonealen Endometriose (Moen und Muus, 1991; Moen, 1991; Kunz et al., 2007; Leyendecker et al., 2015).

Bei Frauen, die in jüngerem Alter an einer Endometriose erkranken, ist die mechanische Belastung des Uterus beträchtlich gesteigert. Sowohl der intrauterine Druck als auch die peristaltische Aktivität sind signifikant gegenüber gesunden Kon-

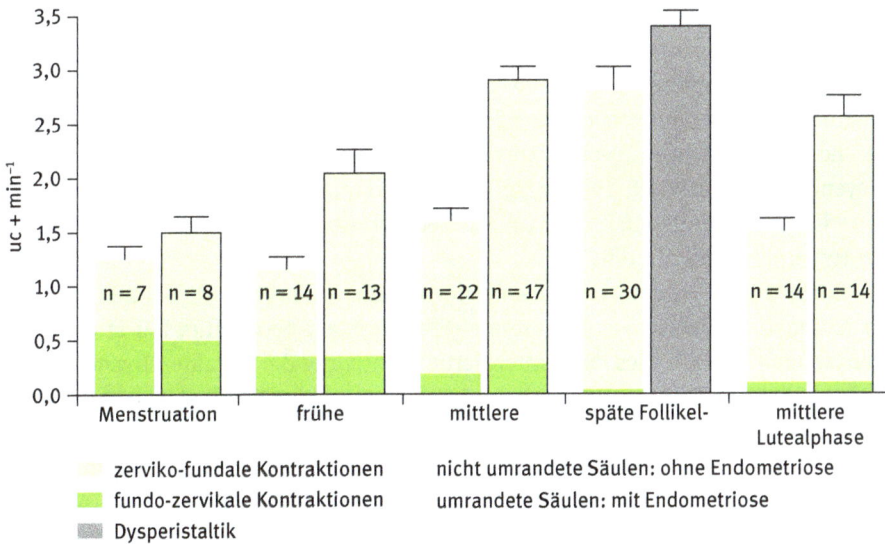

Abb. 2.4: Graphische Darstellung der vaginalsonographisch gemessenen Frequenz der archimyometrialen Kontraktionswellen während des menstruellen Zyklus bei Frauen mit und ohne Endometriose (Kontraktionen/Min + SEM). Die Abb. zeigt auch die relative Verteilung fundozervikaler versus zervikofundaler Kontraktion in den Zyklusphasen. Während der frühen und mittleren Follikelphase sowie der mittleren Lutealphase unterscheiden sich die Kontraktionsfrequenzen beider Gruppen signifikant voneinander (P < 0,05). Während der späten Follikelphase nimmt die bei Frauen mit Endometriose gesteigerte Frequenz (P < 0,06) den Charakter einer Dysperistaltik an (aus Leyendecker et al. 1996).

trollpersonen erhöht (Mäkäräinen, 1988; Salamanca und Beltran, 1995; Leyendecker et al., 1996; Buletti et al., 2002).

In der frühen und mittleren Proliferationsphase ist die Frequenz der peristaltischen Wellen bei Frauen mit Endometriose gegenüber gesunden Kontrollen verdoppelt (Abb. 2.4) (Leyendecker et al., 1996) und wohl auch deren Kraft erhöht, so dass in der Hysterosalpingoszintigraphie (HSSG) die markierten Makrosphären in der frühen Proliferationsphase bereits in die Tuben und in der mittleren Proliferationsphase durch die Tuben in den Peritonealraum geschleudert werden können.

Frühe Veränderungen, die auf eine beginnende Adenomyose hinweisen, zeigen sich in der MRT als fokale Verbreiterungen der „Junktionalzone" häufig im Bereich der fundocornualen Raphe, der Fusionsnaht der beiden Müller'schen Gänge zum Uterus als unpaarem Organ. Dort sind die Stromazellen der endometrial-myometrialen Junktion und die Myofibroblasten bei Hyperperistalsis im gerichteten Spermientransport einer vermehrten mechanischen Belastung ausgesetzt. Auch bei weiter fortgeschrittenen Fällen lässt sich die Präponderanz der Entwicklung einer Adenomyose an diesen Stellen nachweisen (Leyendecker et al., 2009).

Die Entstehung einer prämenarchealen peritonealen Endometriose (Marsh und Laufer, 2005; Ebert et al., 2009; Janssen et al., 2013) kann auf eine uterine Hyperperistaltik zurückgeführt werden. Im Verlauf der Pubertät kommt es allmählich zum Heranwachsen von Follikeln nahezu präovulatorischer Größe. Die damit einhergehende Zunahme ovarieller Estrogensekretion kann bei den Mädchen zu einer zervikofundalen Hyperperistaltik führen. die ihrerseits eine Abschilferung endometrialer Fragmente und deren transtubaren Transport in den Peritonealraum zur Folge hat. Bei diesen Mädchen kann von prämenarchealen „okkulten anovulatorischen Zyklen" (Leyendecker und Wildt, 1983) gesprochen werden, die zu zyklisch schwankenden Estradiolkonzentrationen im Blut und zu wechselnder peristaltischer Aktivität bis hin zur Hyperperistaltik führen.

Sogar unter Bedingungen *ohne* fundocornuale Raphe, wie sie bei uterinen Malformationen vorliegen, werden uterine Adenomyosen beobachtet (Su et al., 2005; Hansen et al., 2006). Dies lässt unter Berücksichtigung der primären Dysmenorrhoe und vor allem im Hinblick auf ihre hohe Prävalenz von über 70 % bei Frauen mit Endometriose (Chapron et al., 2011; Leyendecker et al., 2015) den Schluss zu, dass mit den neometralen Kompression der Archimetra während der Menstruation ein weiterer Mechanismus der biomechanischen Traumatisierung des Uterus vorliegt (Abb. 2.5). Die Druckentfaltung verläuft, der Form des Corpus uteri entsprechend, in anteriorposteriorer Richtung. Der intrauterine Druck kann während der Menstruation den Blutdruck in den Arteriolen nicht nur auf seiner vollen Höhe, sondern auch zwischen den einzelnen Kontraktionen übersteigen mit der Folge einer Ischämie zusätzlich zur erhöhten mechanischen Belastung (Leyendecker et al., 2015). Bei extremer primärer Dysmenorrhoe treten mit der zystischen Tubenwinkeladenomyose (v. Recklinghausen, 1896) adenomyotische Veränderungen auf, die als Folge einer lokalen Ruptur der Archimetra und Dislozierung von Endometriumsfragmenten zwischen Archimetra

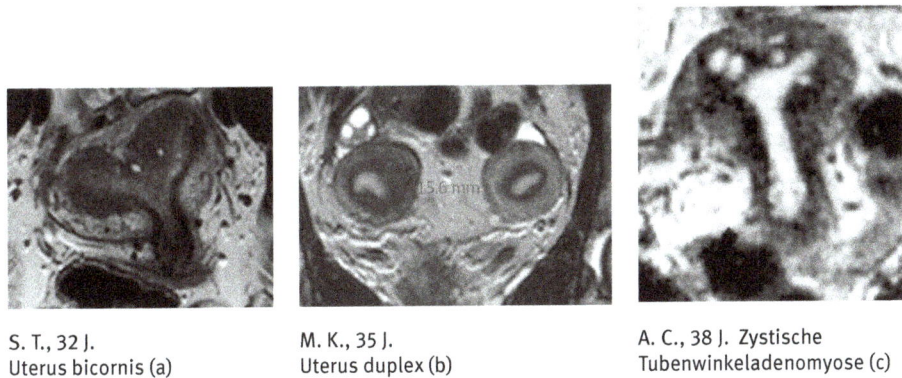

S. T., 32 J.
Uterus bicornis (a)

M. K., 35 J.
Uterus duplex (b)

A. C., 38 J. Zystische
Tubenwinkeladenomyose (c)

Abb. 2.5: Adenomyosen bei Uteri ohne fundocornuale Raphe (a und b) und bei extremer Dysmenorrhoe (c).

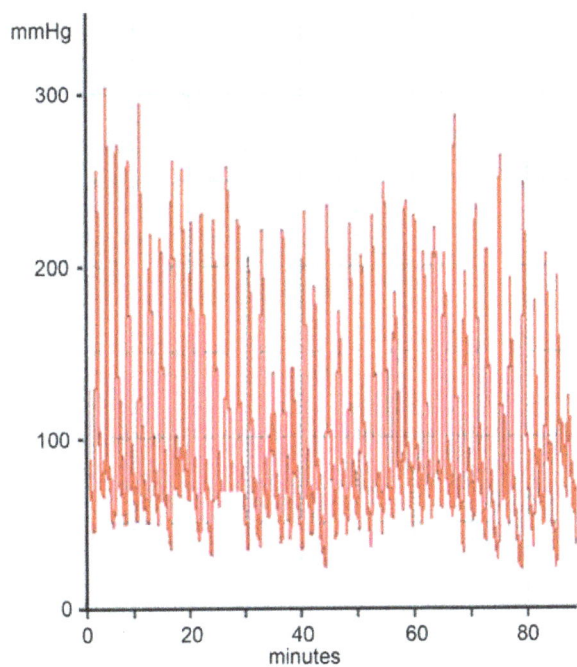

Abb. 2.6: Der intrauterine Druck bei einem jungen Mädchen mit extremer primärer Dysmenorrhoe am zweiten Zyklustag (aus Leyendecker et al. 2015).

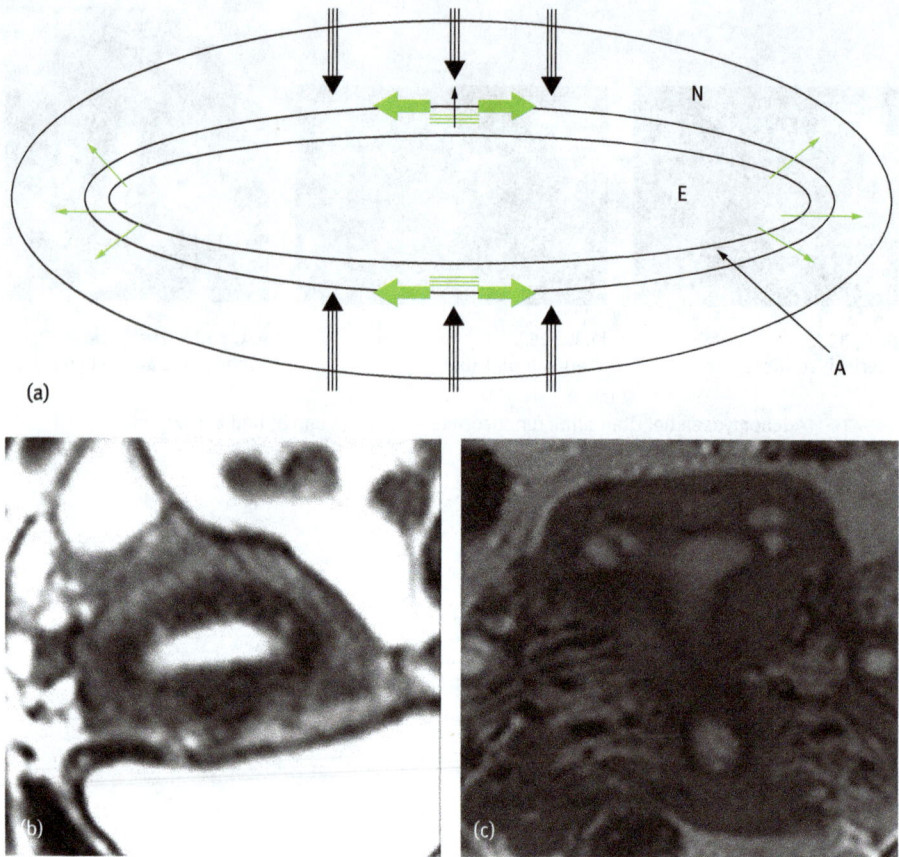

Abb. 2.7: Schematische Darstellung der archimetralen Kompression durch die Neometra (a). Coronare (b) und frontale (c) Darstellung des Uterus einer Frau mit extremer Dysmenorrhoe mit der Ausbildung einer deutlichen Verbreiterung der „Junktional-Zone" im Bereich der Uterusvorderwand sowie einer zystischen Tubenwinkelendometriose (modifiziert nach Leyendecker et al. 2015)

und Neometra interpretiert werden (Abb. 2.6) (Leyendecker et al., 2015). Die anterior-posteriore Kompression der Archimetra führt auch zu einer Distraktion von Myofibroblasten und Stromazellen der endometrial-myometrialen Junktion im Bereich der der uterinen Medianlinie (Abb. 2.7 und Abb. 2.8).

Somit sind beide biomechanischen Funktionen des Uterus, der archimyometriale Spermientransport sowie die menstruellen Kontraktionen der Neometra an der uterinen Autotraumatisierung beteiligt. Die gesteigerte mechanische Belastung des Gewebes im Fundus uteri durch beide Funktionen korrespondiert mit der bevorzugten Entwicklung von Adenomyosen im fundalen Bereich des Uterus (Leyendecker et al. 2015).

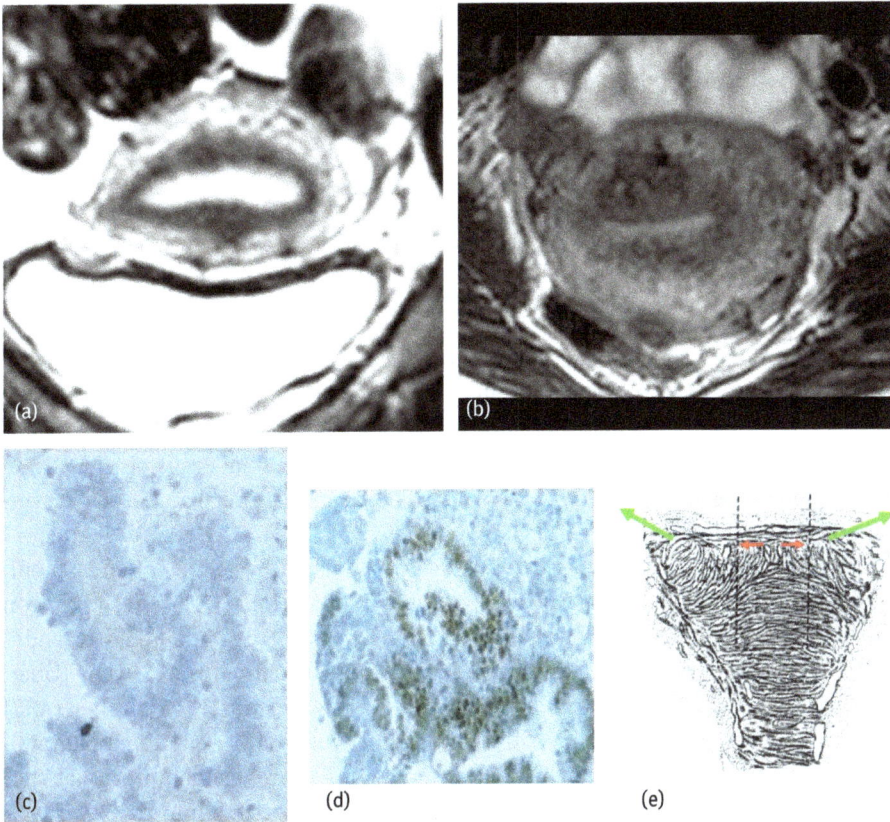

Abb. 2.8: Schematische Darstellung der Autotraumatisierung an der fundocornualen Raphe (rechts). Coronare Darstellung von MRT-Befunden mit Verbreiterungen der „Junktionalzone" im mittleren Bereich des Fundus uteri (oben links). Immunhistochemie (Estradiol-Rezeptor) von Gewebe der Funktionalis und Basalis im menstruellen Effluent. Das ER-positive Gewebe entstammt dem menstruellen Debris einer an Endometriose erkrankten Frau. (c) Functionalis. (d) Basalis. (e) Biomechanische Belastung durch Peristaltik und Kompression, Belastung des basalen Stromas und der Fibromyoblasten an der fundocornunalen Raphe. Grüne Pfeile: transtubare Dissemination. Rote Pfeile: fundocornuale Distraktion.

2.5.2 Zur Histogenese der Adenomyose (uterinen Archimetrose)

Es ist häufig schwierig, den Müller'schen Ursprung der Läsionen, d. h die Proliferation der endometrialen Drüsen in das Myometrium durch eine Kontinuität der Drüsenschläuche mit dem endometrialen Oberflächenepithel nachzuweisen. Das erforderte multiple Schnitte, die mit Sorgfalt durchgemustert werden mussten (Cullen, 1903). Die Adenomyome zeigten dann eine blumenkohlartige Erscheinung mit dem „Stiel" als primäre apikale Ausbreitung der Drüsenschläuche und dem „Kopf" als jenen Teil, der sich breit in die Uteruswand proliferierend ausdehnt. Außerdem beschrieb

Cullen, dass die vorwuchernden Drüsen nicht in Muskelbündel der Neometra einbrachen, sondern vielmehr von diesen in ihrer Wachstumsrichtung abgedrängt wurden. Er selbst bot keine Erklärung für dieses mikroskopische Verhalten. Unter Berücksichtigung der heute zur Verfügung stehenden Befunde kann jedoch eine Erklärung versucht werden: Die primäre archimetrale Traumatisierung kann fokal begrenzt sein und nur wenige beieinanderliegende archimetrale Mikroeinheiten betreffen, deren Ausdehnung mit Hilfe der MRT und TVS oder auch mikroskopisch durch die Anzahl der Drüsenschläuche mit apikaler Proliferation erfasst werden kann. Zwischen den Einheiten besteht keine vaskuläre Verbindung, so dass das Wachstum in Abhängigkeit von der Anziehung mesenchymaler Stammzellen über das Kapillarbett der jeweiligen Radialarterien erfolgt. Nach Eindringen des Adenomyoms in das Stratum vasculare wird ein neues System der Blutversorgung erschlossen, so dass eine breite Proliferation in variabler Richtung erfolgen kann (Cullen, 1908). Die Abdrängung der Wachstumsrichtung an Muskelbündeln wäre demnach nicht im Sinne einer Barriere durch die Muskelfasern, sondern mehr als Ausrichtung an der kapillaren Blutversorgung zu verstehen.

Die über das Kapillarnetz an den Ort der Traumatisierung gelangenden MSC entwickeln sich durch Zellkontakt in endometriale Stammzellen (ESC). Diese besitzen die Fähigkeit der Differenzierung in alle archimetralen Komponenten wie endometriales Epithel, endometriales Stroma und metaplastisches Muskelgewebe (Übersicht: Gargett et al., 2016). Wir möchten sie daher als archimetrale Stammzellen (ASC) bezeichnen. Durch diesen metaplastischen Vorgang wird die sog. uterine Junktionalzone (*junctional zone*, JZ) nicht verbreitert, sondern, je nach Ausdehnung, fokal oder diffus zerstört. Neues hypointenses muskuläres Gewebe entsteht dann durch Metaplasie des proliferierenden Stromas (Kunz et al., 2000).

2.5.3 Peritoneale Endometriose (peritoneale Archimetrose)

Der transtubare retrograde Fluss von Menstrualblut ist offensichtlich ein physiologisches Phänomen (Blumenkrantz et al., 1981; Halme et al., 1984). Allerdings enthält der menstruelle Debris einer normalen Menstruationsblutung praktisch keine vitalen Zellen (Leyendecker et al., 2002). Daher ist bei jungen Frauen ohne Steigerung der biomechanischen Kräfte des Uterus die Entwicklung einer peritonealen Endometriose unwahrscheinlich. Bei uteriner Hyperkontraktilität wird am Ort der archimetralen Verletzung, die nicht nur durch die mechanischen Kräfte selbst, sondern auch durch die von ihnen verursachte Ischämie zustande kommt, durch Hochregulierung von MMP eine Verschiebung der Desquamationsebene in tiefere Schichten herbeigeführt, so dass vitale Zellen abgestoßen werden (Rudolph-Owen et al., 1998). Sie können mit dem retrograden Blutfluss als Vehikel in die Peritonealhöhle gelangen, dort implantieren und Endometrioseherde bilden. Diese transtubare Transplantation von Fragmenten *basalen* Endometriums ist die vorwiegende Ursache einer peritonealen Endometriose (Abb. 2.8). Vermutlich tritt sie bereits früh im Krankheitsprozess auf (Leyendecker, 2000; Leyendecker et al., 2002). Ein zusätzlicher Abrieb von Fragmenten und vitalen Zellen in der Proliferationsphase und deren Transport in die Peritonealhöhle mit der retrograden Blutung als Vehikel kann nicht ausgeschlossen werden (Bartosik et al., 1986).

Sampson weist überzeugend darauf hin, dass die ausgedehnte peritoneale Endometriose (Archimetrose) wohl häufig erst die Folge der Ruptur ovarieller Endometriome sei (Sampson, 1927), während die transtubare Dissemination als solche zunächst nur zu vereinzelten Herden an Prädilektionsorten im Peritonealraum führe. Zweifelsohne ist das Ovar selbst ein solcher Prädilektionsort entweder nach Adhäsionsbildung mit einem peritonealen Herd oder durch unmittelbare Implantation von vitalem endometrialem Gewebe auf seiner Oberfläche. In jedem Fall erschließt sich ein solcher Herd auf oder im Ovar mit der A. ovarica ein neues vaskuläres System höchst effektiver Blutversorgen bezüglich der Attraktion von mesenchymalen Stammzellen (MSC).

2.5.4 Hereditäre Aspekte

Vermutlich liegt mit der pathologischen Steigerung der mechanischen Funktionen nicht eine definierte von der Norm abweichende Störung vor, sondern es handelt sich vielmehr um ein *pathophysiologisches Kontinuum* unterschiedlicher Schweregrade (Leyendecker et al., 1996; Leyendecker et al., 1998; Leyendecker et al., 2015). Die Entwicklung der prämenopausalen Adenomyose entlang einer Zeitschiene bei nahezu allen Frauen unterstützt diese Sicht (Kunz et al., 2007). Offensichtlich entwickelt sich die Erkrankung in Abhängigkeit von Stärke und Dauer der mechanischen Verletzung. Das Vorliegen eines pathophysiologischen Kontinuums, z. B. hinsichtlich der Aktivität des Oxytocin/Ocytocin-Rezeptor-Systems (OT/OTR-Systems), statt eines *kategoriellen* Unterschiedes zum Zustand bei der gesunden Frau, würde ohne Zweifel die Entschlüsselung einer genetischen Komponente in der Entwicklung einer uterinen Adenomyose und peritonealen Endometriose erschweren, obwohl familienanamnestische Daten auf hereditäre Faktoren hinweisen (ESHRE, 2008). In einer neueren Untersuchung waren bei Frauen mit symptomatischer Adenomyose das Auftreten und die Schwere einer Dysmenorrhoe mit einer gesteigerten utero-muskulären Kontraktilität und einer Überexpression von OTR korreliert (Guo et al., 2013).

In diesem Zusammenhang muss eine von Brosens et al. vorgeschlagene Theorie erörtert werden (Brosens et al., 2016). Sie verlegt den Pathomechanismus der peritonealen Endometriose in die Neugeborenenphase. So sollen bei der uterinen Blutung von Neugeborenen (NUB), die bei etwa 5 % sichtbar und 25 % der neugeborenen Mädchen nur mikroskopisch erkennbar auftritt (Huber, 1976), endometriale Stammzellen retrograd durch die Tuben in den Peritonealraum gelangen und dort in einer Ruhephase verbleiben, bis sie mit beginnendem Anstieg der ovariellen Estrogene während der Pubertät aktiviert würden und Endometrioseherde bilden könnten. Diese Theorie ist gegenwärtig weder beweis- noch verwerfbar. Eine Klärung wird über eine jahrelange Verlaufskontrolle erwartet. Sie steht ebenso wie die prämenarcheale Endometriose nicht a priori im Widerspruch zum Konzept der uterinen Hyperkontraktilität. Vermutlich sind das Auftreten und die Stärke der NUB von der Kraft der uterinen Kontraktionen und diese vom Entwicklungsstand der Neometra abhängig. Bei manchen Neugeborenen wird die Neometra erst post partum ausgebildet (Werth und Grusdew, 1898). Es stellt sich daher die Frage, ob neugeborene Mädchen mit einer sichtbaren postpartale Blutung später häufiger unter einer primären Dysmenorrhoe leiden, also bereits die postpartale Blutung das Symptom einer hereditären Hyperaktivierung des OT/OTR-Systems darstellt.

2.6 Molekularbiologie

Zur Molekularbiologie der Endometriose liegen zahlreiche Untersuchungsergebnisse vor. Diese adressieren die peritonealen Läsionen sowie das eutope Endometrium betroffener Frauen. In diesem Beitrag kann auf die Fülle der Daten und Vorgänge nicht eingegangen werden (Borelli et al., 2014; Kuessel et al., 2017). Vielmehr wird eine Konzentration auf die nach Ansicht des Autors wesentlichen Aspekte vorgenommen: Es handelt sich dabei um die Produktion von Estradiol in den Erkrankungsherden, die mit dem Akronym TIAR (*Tissue Injury And Repair*) umschrieben wird sowie um die Bildung eines *Basalen Morphogenetischen Komplexes* (BMC), das den Estradiolrezeptor-Beta (ER-beta), das Chemokin CXCL 12 (auch *stromal cell-derived factor 1*; SDF-1) und dessen Rezeptor CXCR4 umfasst.

2.6.1 Der archimetrale Hyperestrogenismus – Tissue Injury and Repair (TIAR)

Die lokale Bildung von Estrogenen sowohl auf der Ebene des eutopen Endometriums bei Frauen mit Endometriose als auch in den ektopen Läsionen selbst ist von zentraler Bedeutung für das Verständnis der Pathophysiologie des Krankheitsbildes (Leyendecker et al., 2009; Leyendecker und Wildt, 2011). Estradiol spielt eine ubiquitäre zentrale Rolle im Prozess der Wundheilung. Es handelt sich hierbei um eine evolutionär alte Funktion des Hormons, die im Wesentlichen über den Estrogenrezeptor-beta (ER-beta) entfaltet wird. Tierexperimente mit chemotoxischer oder mechanischer Verletzung von Astroglia und Harnblasengewebe sowie auch Studien mit isoliertem Bindegewebe, wie z. B. Fibroblasten und Knorpel, ergaben, dass Gewebsverletzungen, Entzündungen und nachfolgende Heilung mit einem spezifischen physiologischen Prozess verbunden sind, der in der lokalen Bildung von Estradiol aus seinen Präkursoren besteht (Leyendecker und Wildt, 2011). Eine durch Interleukin-1 induzierte Aktivierung der Cyclooxygenase-2 (COX-2) führt zur Produktion von Prostaglandin-E2 (PGE2), das seinerseits STAR (*steroidogenic acute regulatory protein*) und die P-450 Aromatase aktiviert. Mit der mitochondrialen Anreicherung von Cholesterin kann Testosteron gebildet und zu Estradiol aromatisiert werden, das seine angiogenetische, proliferative und heilende Wirkung über den ER-beta entfaltet (Garcia-Segura, 2008; Bulun, 2009). Die ersten Stufen dieser Kaskade werden bereits mit geringer biophysikalischer Belastung aktiviert. Nach Beendigung der unphysiologischen Belastung und Heilung wird der Prozess und somit die lokale Produktion von Estradiol und die Hochregulierung estrogenabhängiger Gene beendet. Diese Kaskade wird durch Verletzung auch in Gewebe aktiviert, das normalerweise die P450-Aromatase nicht exprimiert. Dies unterstreicht die grundlegende Bedeutung von Estradiol in dem Prozess von Gewebsverletzung und Heilung (*Tissue Injury And Repair*; TIAR). *TIAR* ist demnach ein *nicht organspezifischer* physiologischer Prozess, der im Bindegewebe bei Wundheilung aktiviert wird. Die Übereinstimmung der Molekularbiologie von TIAR in verschiedenen Geweben nach Verletzung (Mirzatoni et at., 2010) mit den molekularbiologischen Phänomenen bei Endometriose (Bulun, 2009; Bernardi et at., 2018), legen die Vermutung nahe, dass TIAR auch in der Pathophysiologie der Endometriose von fundamentaler Bedeutung ist (Abb. 2.9) (Leyendecker et al., 2009).

Diese lokale Produktionsstätte von Estradiol wurde in der Erkenntnis, dass sich in ihr vermehrt aus dem Knochenmark stammende mesenchymale Stammzellen (MSC) einnisten und anreichern, als estrogenreiche Nische (*estrogen-rich niche*) bezeichnet, in der die Stammzellen sich über Progenitorzellen in die ortsständigen Zellen differenzieren würden. Diese Nische ist aber nichts anderes als ein elementares morphogenetisches Chemokin-Rezeptor-System, welches durch Estradiol stimuliert wird (Wang et al., 2015). Unter Vermittlung des ER-beta fördert Estradiol am Ort der Verletzung die Expression des Chemokins CXCL 12, auch bekannt als SDF-1 (*stromal cell-derived factor-1*), das als Ligand eine Verbindung mit dem entsprechenden Rezeptor, CXCR4, eingeht. Dieses Protein wird auf der Oberfläche von mesenchymalen Stammzellen (MSC) exprimiert, so dass die MSC, die über das Blutversorgungssystem an den Verletzungsort gelangen, dort festgehalten werden (Lander et at., 2012).

2.6.2 Der Basale Morphogenetische Komplex

Beide Estradiolrezeptoren, ER-alpha und ER-beta, werden in verschiedenen Geweben des Körpers exprimiert, wobei die Gewebsverteilung, ihre potentielle Interaktion und ihre physiologischen Funktionen nur unvollständig verstanden werden (Taylor und Al-Azzawi, 2000; Hapangama et al., 2015). Im Hinblick auf unser Thema kann vereinfacht die Unterscheidung getroffen werden, dass die vorwiegende Bedeutung des ER-alpha in der Vermittlung der *funktionellen* Estradiolwirkung im reproduktiven System, wie z. B. im Funktionsablauf der hypothalamo-hypophysär-ovariellen Achse

Trauma (organspezifisch)
an Stromazellen und Fibromyoblasten
der endometrial-myometralen Junction

Auto-Traumatisierung durch biomechanische
Funktionen des nicht-schwangeren
Uterus infolge:
- menstrueller neometraler Kompression
  der Archimetra
- archimyometraler Peristaltik und Hyperperistaltik

Iatrogene Traumatisierung
(Abortkürettage, Kürretage post
partum u. a.)

Tissue Injury and Repair (nicht-organspezifisch)

Interleukin-1β

STAR ◄—— COX-2

Cholesterol   PGE2

Lokale Estradiol-Bindung
mit parakriner Wirkung

P450arom   Basaler morphogenetischer Komplex

Testosterone ——————► Estradiol-17β ——► ER-beta
                                          CXCL12
                                          CXCR4

MSC   Mesenchymale
       Stammzellen

Archimetrale Stammzellen (organspezifisch)
Paramesonephrische Proliferation und Differenzierung

Adenomyose   Endometriose

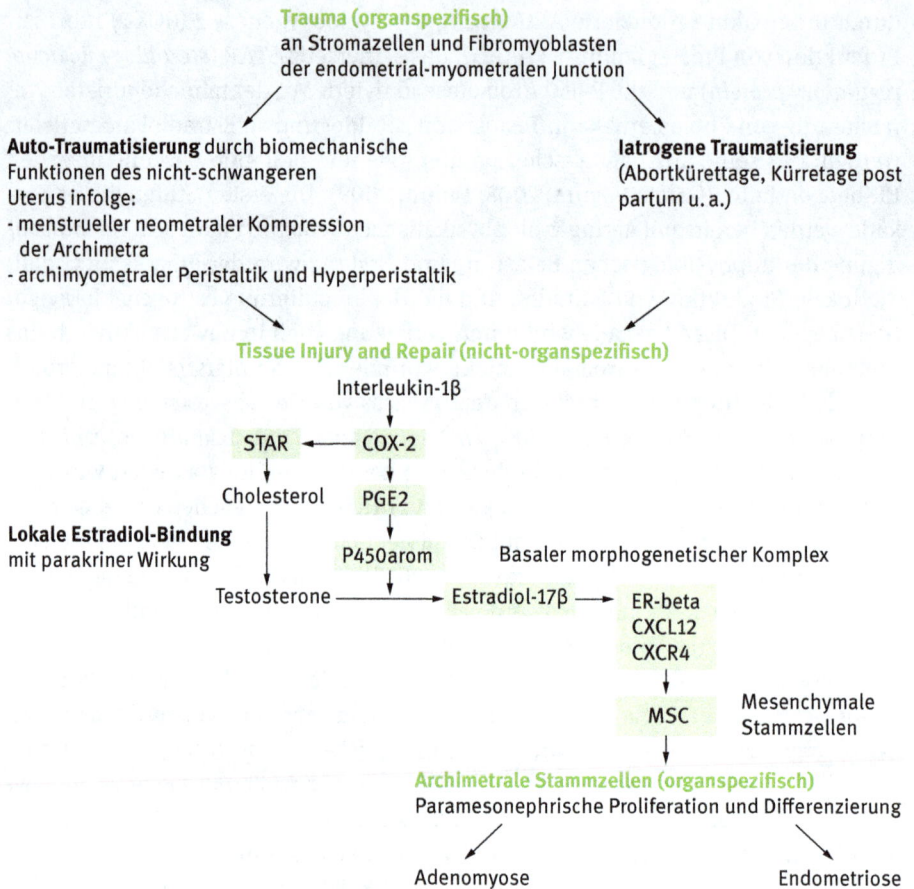

Abb. 2.9: Schematische Darstellung der Pathogenese und Pathophysiologie der Endometriose und Adenomyose (Archimetrose) als organspezifische und nicht organspezifische Prozesse der Traumatisierung und Wundheilung.

und des utero-tubaren Funktionskomplexes (Franceschini et al., 2006) gesehen wird, während die des ER-beta, die *morphogenetische* Funktion von Estradiol vermittelnd, vorwiegend in der embryonalen Morphogenese, in der Geweberegeneration und in der Wundheilung liegt. Im basalen Endometrium bei Frauen mit Endometriose und Adenomyose werden beide Rezeptoren exprimiert (Kissler et al., 2007; Bombail et al., 2008).

Das chemotaktische Zytokin (Chemokin) CXCL 12 *(stromal cell derived-factor 1, SDF-1)* ist in der Embryologie, in der Organogenese, in der Onkologie, in der normalen Gewebsregeneration praktisch aller Gewebe des Körpers sowie in der Wundheilung nach Verletzungen und Entzündungen von grundlegender Bedeutung. In Geweben mit hohem zellulärem Umsatz, wie z. B. der Darmschleimhaut und chronischen Haut-erkrankungen wie der Psoriasis, wird es stark exprimiert. Das CXCL 12/CXCR4-System reguliert den Bedarf verschiedener Gewebe *an* und die entsprechende Versorgung *mit* mesenchymalen Stammzellen. Bedarf und Versorgung stehen im gesunden Körper in Balance (Dotan et al., 2010; Laird et al., 2011).

Mesenchymale Stamm/Stroma-Zellen (*bone marrow-derived stem cells*, MSC) sind eine heterogene Population kunststoffadhärenter Zellen, die nur etwa 0,01 % des Knochenmarks ausmachen. Sie lassen sich heute aus fast allen Geweben z. B. Fett-gewebe isolieren und sind durch bestimmte Kriterien definiert (Hocking, 2015). Unter bestimmten Umständen können sie in verschiedene Vorläuferzellen wie Osteoblas-ten, Chondrozyten, Myozyten und Adipozyten ausdifferenzieren. Dieser Differenzie-rungsprozess kommt u. a. durch Zellkontakt, Wachstumsfaktoren und Zytokine zu-stande. Die mesenchymalen Stamm/Stromazellen exprimieren an ihrer Oberfläche den Rezeptor *CXCR4*.

> **Merke:** Diese drei Komponenten, also ER-beta, CXCL 12 und CXCR4, können als der *basale mor-phogenetische Komplex* (BMC) bezeichnet werden, der z. B. innerhalb der archimetralen Mikroein-heiten aktiv ist und in der Pathogenese von Endometriose und Adenomyose eine entscheidende Rolle spielt (Abb. 2.9).

2.6.3 Die permissive Rolle von Estradiol in der normalen Gewebsregeneration

Estrogene spielen eine herausragende Rolle bei der Gewebsregeneration. Dies ist besonders augenfällig am Gewebe des Genitaltraktes, gilt prinzipiell aber für alle Regenerationsprozesse. Molekularbiologisch handelt es sich um die Wirkung des *morphogenetischen Komplexes*. Die im Knochenmark gebildeten und im Blutstrom zirkulierenden MSC sind mit dem Rezeptor CXCR4 markiert. Sie erreichen das Stroma der *archimetralen Mikroeinheiten* über das Kapillarsystem der jeweiligen Radial-arterien und werden dort arretiert. Dort stehen sie für den kontinuierlichen Ersatz apoptotischer Endometriumszellen als endometriale Stammzellen (ESC) zur Verfü-gung. Vor Ort erfolgt eine Differenzierung im Sinne des Gastgewebes (Du und Taylor, 2007; Ruiz et al., 2010; Zhou et al., 2015). In hypoestrogenen Situationen, wie z. B. in der späten Postmenopause oder nach Ovariektomie sowie bei schwerer hypothala-mischer Ovarialinsuffizienz wird die für die Gewebsregeneration notwendige Inkor-poration von CXCR4 markierten MSC in das Gewebe durch eine reduzierte Expression von CXCL 12 eingeschränkt. Auch die Qualität der Stammzellen selbst ist offenbar in solchen Situationen vermindert (Gargett et al., 2016).

2.6.4 TIAR als „Notfallsystem" bei Verletzung

Im Fall einer Verletzung unterscheiden sich die Mechanismen der Molekularbiologie nicht grundsätzlich von jenen bei der normalen Gewebsregeneration. Während bei dieser der permissive *endokrine* Effekt des ovariellen Estradiols von Bedeutung ist, kommt im TIAR-System die starke morphogenetische Wirkung von Estradiol durch lokale Produktion zum Einsatz. In hoher Gewebekonzentration stimuliert es *parakrin* die Expression von CXCL 12 mit sukzessiv erhöhter Attraktion von CXCR4-markierten MSC. Der TIAR-Prozess kann demnach als eine physiologische Notfallmaßnahme betrachtet werden, die den Heilungsprozess durch vermehrte Inkorporation von MSC beschleunigt. Tierexperimentelle Daten unterstützen diese Sicht (Zhou et al., 2012; Garbern et al., 2013). Bei der Urodele konnte gezeigt werden, dass experimentelle Herzläsionen schneller heilten, wenn Estradiol lokal injiziert wurde. Diese Wirkung wurde über die verstärkte Expression von CXCL 12 vermittelt. Dieser Mechanismus wird offenbar auch nach Verlust einer Flosse beim Zebrafisch oder einer Gliedmaße beim Axolotl wirksam. Nach Amputation, z. B. eines Beins, bildet sich ein Blastem von Stammzellen, welches die Wunde bedeckt. Durch Zellkontakt werden die MSC in die verschiedenen Gewebszellen des Beines umprogrammiert. Dieser Vorgang greift molekularbiologisch auf die embryonale Morphogenese zurück (Garbern et al., 2013).

Bei der Endometriose/Adenomyose besteht als Folge des TIAR-Prozesses und der konsekutiven lokalen Produktion und parakrinen Wirkung von Estradiol eine dramatisch erhöhte Expression von CXCL 12 im glandulären Epithel und somit über das System der Blutversorgung eine entsprechend verstärkte Anziehung und Anlagerung von MSC. Vor Ort differenzieren sie in archimetrale Stammzellen und bilden als HOXA-10-regulierte (Taylor et al., 1997; Gui et al., 1999) archimetrale Mikroeinheiten „uteri en miniature" in den Adenomyose- (Cullen, 1903) und „micro-primordiale Uteri" in Endometrioseherden (Leyendecker et al., 2002) (Abb. 2.1b). Die Einschleusung von Stammzellen führt jedoch zu keiner Heilung, sondern zu einem chronischen Proliferationsprozess. Das Trauma, die uterine Hyperkontraktilität, persistiert und infolge dessen der TIAR-Prozess und die estrogene Stimulation des basalen morphogenetischen Komplexes. Die proliferierenden endometrialen Drüsen brechen aus der Leitstruktur der archimetralen Mikroeinheiten heraus und entwickeln sich im Uterus der kapillaren Blutversorgung folgend als Adenomyose zu aberranten Müller'schen Strukturen variabler Größe.

2.6.5 Periphere Adenomyose und peritoneale Endometriose

Fragmente des basalen Endometriums (Leyendecker et al., 2002), möglicherweise auch nur vereinzelte vitale Zellen des Endometriums oder endometriale/archimetrale Stammzellen (ESC/ASC) (Gargett et al., 2016) werden auf vaskulärem Weg in die Körperperipherie transportiert. Der Nachweis estrogenrezeptorpositiven endometrialen Gewebes in Beckenlymphknoten ist hierfür beweisend (Mechsner et al., 2008).

Die transtubare Transmission stellt allerdings die vorwiegende Ausbreitungsart endometrialen Gewebes dar (Sampson, 1927; Leyendecker, 2000), und die daraus resultierende peritoneale Endometriose (Archimetrose) ist zweifelsohne die potentiell klinisch bedeutendste Erscheinungsform des Krankheitsbildes, da sie nicht selten mit großen, dauerhaften Beschwerden und Organschädigungen verbunden ist, die ausgedehnte operative Eingriffe erfordern können. Im Operationssitus oder auch bei diagnostischen Laparoskopien werden abklingende neben aktiven Herden beobachtet. In der Zusammenfassung seiner langjährigen Arbeit über die Adenomyose beschreibt Cullen (Cullen, 1920) die Stellen im Peritonealraum und der Peripherie, an denen die Endometriose/Adenomyose persistiert (Abb. 2.10). Es handelt sich sowohl im Peritonealraum als auch in der Körperperipherie als Prädilektionsorte um Stellen im Körper mit andauernder mechanischer Belastung, die das TIAR-System unterhalten, so dass nicht nur im Uterus, sondern auch in den erxtrauterinen Herden Stammzellen zu den Läsionen transportiert, in archimetrale Stammzellen (ASC) transformiert werden und dem HOXA 10 Programm folgend archimetrale Strukturen bilden *(micro-primordial uteri)* (Leyendecker et al., 2002). Wie die Adenomyose, so folgt auch die peritoneale Endometriose Gefäßstrukturen (Anaf et al., 2000), da nur über sie die Attraktion von Stammzellen erfolgt. Die Kapillarisierung wird in und am Herd durch

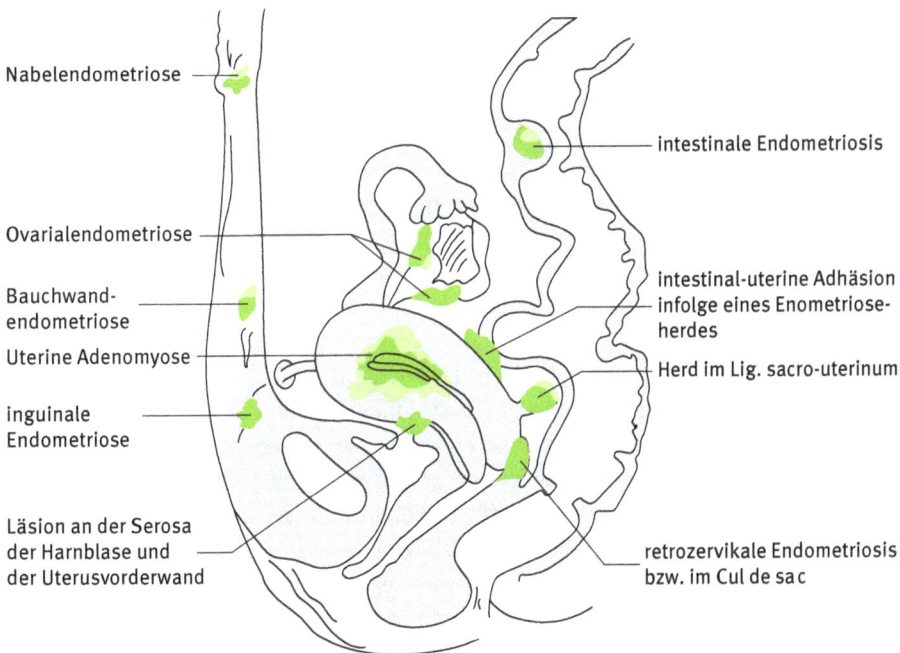

Abb. 2.10: Prädilektionsorte der Endometriose/Adenomyose (Archimetrose) (Modifiziert nach Cullen, 1920). Diese Lokalisationen weisen eine andauernde mechanische Belastung auf.

estradiolabhängige Wachstumsfaktoren, wie z. B. VEGF, massiv gefördert. An Stellen ohne mechanische Belastung und daher ohne den parakrinen morphogenetischen Effekt von Estradiol bildet sich implantiertes endometriales Gewebe unter Bildung weißer fibrotischer Narben spontan zurück.

Bei der Persistenz von Endometrioseherden wirken die peripheren Estradiolspiegel und die parakrinen Estradiolkonzentrationen offenbar additiv. Reduzierung einer der beiden Komponenten (Unterdrückung der Ovarialfunktion oder z. B. Lösung einer Adhäsion zwischen Darm und Uterus) kann den lokalen Proliferationsprozess beenden. Gelegentlich kann mit der Gabe von Aromatasehemmern (Takayama et al., 1998) ein zusätzlicher unmittelbarer medikamentöser Eingriff in den TIAR-Prozess notwendig sein, um dem basalen morphogenetischen Komplex bestehend aus ER-beta, CXCL 12 und CXCR4 die estrogene Versorgung zu entziehen.

2.7 Sterilität

Bereits Wilhelm Alexander Freund (in: (v. Recklinghausen, 1896) erwähnte neben Schmerzen und Blutungsstörungen die Sterilität als eins der wesentlichen Symptome der Frauen, die er wegen uteriner Adenomyose operiert hatte. Mit der Einführung der Laparoskopie wurde erkannt, dass nicht nur schwere Formen der Endometriose, z. B. solche mit offensichtlicher Beeinträchtigung der ovariellen und utero-tubaren Funktionen, sondern auch geringere Schweregrade mit nur vereinzelten Herden auf dem Peritoneum ohne Befall des tubo-ovariellen Komplexes mit Sterilität assoziiert waren.

Weder eine medikamentöse noch operative Beseitigung der Herde führte bei diesen Patientinnen zu einer signifikanten Erhöhung der Schwangerschaftsraten (Hull et al., 1987; Adamson and Pasta, 1994; Marcoux et al., 1997), die infolge dessen als „ideopathische Sterilitäten" aufgefasst werden (Tummon et al., 1988; Cahil et al., 1995). Erst der Nachweis der hohen Assoziation von peritonealer Endometriose mit uteriner Adenomyose führte zu der Erkenntnis, dass eine gestörter uterine Transportfunktion die Grundlage der Sterilität sein könnte (Leyendecker et al., 1996; Kunz et al., 2005).

Bereits bei kleineren adenomatösen Herden kann eine Dysperistaltik beobachtet werden. Derartige Läsionen stören offenbar, indem sie die korrekte Interaktion der archimetralen Mikroeinheiten unterbrechen, ein ungehindertes Fortschreiten der zervikofundalen Kontraktionswellen, das für den gerichteten Samentransport in die dominante Tube zwingend erforderlich ist. Weiterhin interferiert vermutlich die parakrine Wirkung von Estradiol aus dem TIAR-Prozess mit der ovariellen endokrinen Kontrolle der uterinen Peristaltik. Die langen, regulären zervikofundalen Kontraktionswellen des Archimyometriums bei gesunden Frauen werden bei jenen mit Endometriose durch ein mehr konvulsives Kontraktionsverhalten des gesamten Uterus ersetzt (Kunz et al., 2000).

Inwieweit sonstige Faktoren, wie z. B. die verstärkte Besiedlung des Endometriums mit Makrophagen, die Fertilität reduzieren, ist nicht geklärt (Leiva et al., 1994). Die Annahme einer primär gestörten Implantation (Moridi et al., 2017), wird durch die Ergebnisse der assistierten Reproduktion (ART), wie IVF und ICSI, nicht gestützt. Wohl aber ist nach ART die Abortrate bei Frauen mit Endometriose gegenüber gesunden Kontrollen erhöht (Martinz-Conjero et al., 2011). Dies könnte auf eine Behinderung der tiefen hämochorialen Plazentation infolge der lokal oder diffus zerstörten archimetralen Mikroeinheiten bei Adenomyose zurückzuführen sein.

Eine exakte Beurteilung, inwieweit bei Endometriose die beobachteten molekularbiologischen Veränderungen des eutopen Endometriums die Implantations- bzw. die Schwangerschaftsrate beeinträchtigen, ist derzeit nicht möglich. Nahezu ausnahmslos fehlt in diesen Studien, die Endometriumsbiopsien verwenden, die Berücksichtigung, ob und in welchem Ausmaß eine uterine Adenomyose vorliegt. So bleibt in diesen Studien völlig ungeklärt, ob die endometrialen Veränderungen, wie zum Beispiel die Transformation von normalen Stromazellen der endometrial-myometrialen Junktion in solche Zellen, die zur kompletten Steroidogenese von Cholesterin in Estradiol befähigt sind (Bernardi et at., 2018), die Progesteronresistenz des Endometriums oder andere Veränderungen molekularbiologischer Parameter bei Endometriose (Moridi et al., 2017), das ganze Endometrium betreffen oder nur die Stellen, an denen durch biomechanische Alteration z. B. der TIAR-Prozess mit der Bildung einer adenomyotischen Läsion in Gang gekommen ist. In einer eigenen Studie (unveröffentlicht) war die kumulative Schwangerschaftsrate nach drei Zyklen in ART signifikant abhängig von der lokalen Ausdehnung der uterinen Adenomyose: Sie betrug 78 % in Fällen von Endometriose mit kleineren fokalen Herden und nur 55 % in Fällen ausgedehnter Adenomyose. Die Beurteilung des reproduktiven Potentials von Frauen mit Endometriose ist daher ohne Berücksichtigung der assoziierten Adenomyose nur eingeschränkt möglich.

2.8 Nosologische Kategorisierung von Endometriose und Adenomyose

Die klinischen, morphologischen und funktionellen Daten sowie die immunhistochemischen und molekularbiologischen Ergebnisse charakterisieren das Krankheitsgeschehen als Folge einer Autotraumatisierung oder iatrogenen Verletzung der Archimetra auf der Ebene der endometrial-myometrialen Junktion. Chronische mechanische Belastung des Gewebes ist die Ursache vieler Erkrankungen, wie z. B. der Arteriosklerose sowie der Arthrose.

Mit dem Einsatz des basalen morphogenetischen Komplexes, bestehend aus dem ER-beta, dem Chemokin CXCL 12 und dem Rezeptor CXCR4 auf den mesenchymalen Stammzellen, nutzt die Erkrankung die *basale, evolutionär hochkonservierte Molekularbiologie*

- der *Zellwanderung* in der Embryologie (Wiermann et al., 2011),
- der *Gewebsregeneration*, wie z. B. der intestinalen Mucosa (Konstatzinopoulos et al., 2003; Wada-Hareike et al., 2006) und bei chronisch proliferativen Hauterkrankungen wie der Psoriasis (Zraggen et al., 2004),
- der *Wundheilung* nach verschiedenen Verletzungsarten (Hocking, 2015), wie z. B. Entzündung der Zahnpulpa (Zhang et al., 2015) und anderer Gewebe sowie nach mechanischem Trauma nahezu aller Körpergewebe (Wu et al., 2007).

Zur Beschleunigung der Wundheilung wird, von Makrophagen induziert und oben als „Notfallsystem" charakterisiert, der TIAR-Prozess in Gang gesetzt, der seinerseits über die parakrine Wirkung von Estradiol die Aktivität des basalen morphogenetischen Komplexes steigert. Primär wird offenbar versucht das „Ziel", also die durch Autotraumatisierung verletzten archimetralen Mikroeinheiten, wiederherzustellen. Dieser Heilungsprozess „schießt über das Ziel hinaus", da die Traumatisierung und damit der TIAR-Prozess fortbestehen. Die chronische Proliferation führt zu aberranten Müller'schen Strukturen. Cullen hat sie als *„Uteri en miniature"* beschrieben (Cullen, 1903). Adenomyose und Endometriose sind demnach in ihrem Wesen gestörte Prozesse der Wundheilung bei chronischem biomechanischem Trauma.

Diese Daten bestätigen die seit Langem bestehende Auffassung, dass die Endometriose/Adenomyose, allerdings in sehr viel komplexerer Weise als bisher verstanden, eine *estrogenabhängige Erkrankung* ist. Mit dem prämenarchealen Anstieg von Estradiol werden allmählich die biomechanischen Prozesse des Uterus aktiviert und erreichen ihre volle Stärke nach Etablierung eines stabilen menstruellen Zyklus. Dieser „funktionelle" Effekt von Estradiol im reproduktiven Prozess wird vorwiegend über den ER-alpha gesteuert und charakterisiert Estradiol als ein vom Ovar gebildetes Sexualhormon mit *endokriner* Wirkung. Im Zuge der Autotraumatisierung und Wundheilung wird mit dem TIAR-Prozess lokal Estradiol gebildet, welches *parakrin* seine Wirkung vermehrt über den ER-beta entfaltet und somit über die Bildung des *basalen morphogenetischen Komplexes* zur Anreicherung von mesenchymalen Stammzellen im Wundgebiet führt. Die Wirkung des Estradiols wird demnach im Krankheitsgeschehen über beide Estradiolrezeptoren vermittelt.

2.9 Zusammenfassung

Das Konzept der Autotraumatisierung des nicht-schwangeren Uterus und der Wundheilung, *Tissue Injury And Repair* (TIAR), schuf ein völlig neues Verständnis der Pathogenese und Pathophysiologie von Adenomyose und Endometriose. Es beruht auf neuen Einblicken in die Morphologie des nicht-schwangeren Uterus, seine biomechanischen Funktionen im frühen Reproduktionsprozess sowie deren endokrine und parakrine Steuerung, und in die molekularbiologischen Vorgänge sowohl auf der Ebene des Uterus als auch der Endometrioseherde. Wichtig waren bildgebende

Verfahren wie die Hysterosalpingoszintigraphie (HSSG), die Magnetresonanztomographie (MRT) und die Transvaginalsonographie (TVS). Sie erlaubten es, die Befunde in Beziehung zu anamnestischen Daten wie Sterilität und Dysmenorrhoe zu setzen. Zunächst wurde das Konzept der *archimetralen Hyper- und Dysperistaltik* als wesentliche biomechanische Autotraumatisierung des Uterus formuliert, das aber nach neuen Erkenntnissen über das Auftreten von Adenomyosen bei Fehlen einer fundocornualen Raphe und der hohen Prävalenz von primären Dysmenorrhoen bei den von Endometriose und Adenomyose betroffenen Frauen um die zusätzliche pathogenetische Wirkung der *„archimetralen Kompression durch die Neometra"* während der Menstruation ergänzt werden musste.

Etwa 60–80 % aller Frauen entwickeln eine prämenopausale Adenomyose/Endometriose, während etwa 10–15 % von ihr in jüngeren Jahren betroffen sind. Der Pathomechanismus ist grundsätzlich der gleiche. Beide biomechanischen Funktionen des Uterus werden von den ovariellen Steroiden, Estradiol und Progesteron, sowie Oxytocin gesteuert. Die primäre Dysmenorrhoe konnte als Leitsymptom der sich früh entwickelnden Form identifiziert werden. Vermutlich besteht ein *pathophysiologisches Kontinuum* der Oxytocin-/Oxytocin-Rezeptor-Aktivität (OT/OTR), das sich anamnestisch im Bestehen sowie in den unterschiedlichen Schweregraden einer primären Dysmenorrhoe äußert. In der Transvaginalsonographie zeigt es sich in verschiedenen Stärken der archimyometrialen Hyperperistaltik. Der Stärke der OT/OTR-Aktivität könnte eine hereditäre Komponente zugrunde liegen.

2.9.1 Die Pathogenese entwickelt sich in drei miteinander verflochtenen Prozessen

1. Die Traumatisierung der Archimetra im Bereich der endometrial-myometrialen Junktion durch organspezifische biomechanische Funktionen.
2. Die Aktivierung des nicht organspezifischen TIAR-Prozesses zur lokalen Produktion von Estradiol und Bildung des ebenfalls nicht organspezifischen basalen morphogenetischen Komplexes zur Attraktion von mesenchymalen Stammzellen (MSC) an den Ort des Traumas.
3. Die organspezifische Differenzierung der MSC in endometriale (ESC) oder archimetrale Stammzellen (ASC) und deren Proliferation und weitere Differenzierung in alle geweblichen Komponenten der Archimetra wie endometriales Epithel, Stroma und metaplastische Muskelfasern.

Die iatrogene Adenomyose entwickelt sich prinzipiell in gleicher Weise.

Fokale und diffuse Proliferationen des Müller'schen Gewebes zerstören die funktionelle Morphologie des *junctional zone myometrium* (Archimyometrium). In der MRT und TVS werden diese Proliferationen als „Verbreiterung" der Junktionalzone bzw. des „Halo" gesehen und dienen als diagnostisches Kriterium.

Es besteht eine hohe Assoziation von uteriner Adenomyose mit peritonealer Endometriose. Es liegen Hinweise vor, dass bei der chronischen uterinen Autotraumatisierung und während der Entwicklung der Adenomyose Fragmente basalen Endometriums transtubar in die Peritonealhöhle gelangen und dort Endometrioseherde bilden. Sie persistieren an Stellen chronischer mechanischer Belastung. Sie bestehen aus allen archimetralen Elementen („Mini primordiale Uteri") und stellen daher nach der Vorstellung Cullens peritoneale Adenomyome oder im Sinne der neuen Begriffsbildung eine peritoneale Archimetrose dar.

2.9.2 Paralipomena

Archimetrose: Vorsorge und Prävention
(Der basale morphogenetische Komplex in der Vorsorgeuntersuchung)
Wenn eine peritoneale Archimetrose (peritoneale Endometriose) durch molekularbiologische Parameter im peripheren Blut (Kuessel et al., 2017) und/oder eine uterine Archimetrose (uterine Adenomyose) durch bildgebende Verfahren, wie die hochauflösende TVS oder die MRT, nachgewiesen werden können, dann hat in der Regel bereits eine Zerstörung der Struktur der funktionellen Morphologie der Archimetra oder einiger archimetraler Mikroeinheiten mit konsekutiver Beeinträchtigung der Fertilität stattgefunden (Leyendecker et al., 2009) (Abb. 2.10, MRT oben links). Junge Frauen mit primärer Dysmenorrhoe sind jedoch offensichtlich bis zum Eintritt des biomechanischen Destruktionsprozesses, wie oben dargelegt wurde, hoch fertil. Vermutlich besteht eine Einwirkungsdauer der uterinen Autotraumatisierung unterschiedlicher Länge, bis letztere sich klinisch z. B. als eingeschränkte Fertilität oder Sterilität manifestiert. Die ersten molekularbiologischen Anzeichen eines beginnenden Proliferations- und Destruktionsprozesses in der Zeit nach der Menarche bestehen vermutlich wie bei der bereits manifesten Archimetrose im Auftreten von vitalen Gewebsfragmenten des basalen Endometrium (Leyendecker et al., 2002) (Abb. 2.8) und dem Nachweis molekularbiologischen Parameter des TIAR-Prozesses, wie z. B. die COX2 und der ER-beta, im Menstrualblut (Kissler et al, 2007). Es ist daher anzunehmen, dass der gesamte *basale morphogenetische Komplex*, bestehend aus ER-beta, CXCL 12 und CXCR4, bereits in einem sehr frühen Stadium der Erkrankung im Menstrualblut erfasst werden kann. Somit stünde in einem definierten Risikokollektiv von jungen Frauen mit primärer Dysmenorrhoe ein Vorsorgetest zur Verfügung (Leyendecker et al., 2017). Bei positivem Ausfall des Tests könnten adäquate Maßnahmen zur Prävention eines weiteren Fortschreitens der archimetralen Destruktion ergriffen werden.

Literatur

Adamson GD, Pasta DJ. Surgical treatment of endometriosis-associated infertility: analysis compared with survival analysis. Am J Obstet Gynecol. 1994;171:1488-1505.

American Fertility Society. Revised American Fertility Society classification of endometriosis. Fertil Steril. 1985;43:351-352.

Anaf V, Simon P, Fayt I, Noel J. Smooth muscles are frequent components of endometriotic lesions. Hum Reprod. 2000;15:767-771.

Barcena de Arellano ML, Gericke J, Reichelt U, et al. Immunohistochemical characterization of endo-metriosis- associated smooth muscle cells in human peritoneal endometriotic lesions. Hum Reprod. 2011 Oct;26(10):2721-30. 2011.

Bartelmez GW. The form and the functions of the uterine blood vessels in the rhesus monkey. Carnegie Contrib Embryol. 1957;36: 153-182.

Bartosik D, Jacobs SL, Kelly LJ. Endometrial tissue in peritoneal fluid. Fertil Steril. 1986;46(5):796-800.

Batt RE. A history of endometriosis, Springer New York, 2011.

Bernardi LA, Dyson MT, Tokunaga H, et al. The Essential Role of GATA6 in the Activation of Estrogen Synthesis in Endometriosis. Reprod Sci. 2018;Jan 1: 1933719118756751. doi: 10.1177/1933719118756751. [Epub ahead of print]

Blumenkrantz MJ, Gallagher N, Bashore RA, Tenckhoh H. Retrograde menstruation in women undergoing chronic peritoneal dialysis. Obstet. Gynecol. 1981;57:667-672.

Bombail V, MacPherson S, Critchley HO, Saunders PT. Estrogen receptor related beta is expressed in human endometrium throughout the normal menstrual cycle. Hum Reprod. 2008;23:2782-2790.

Borelli GM, Abrao MS, Mechsner S. Can chemokines be used as biomarketrs for endometriosis? A systematic review. Hum Reprod. 2013;29,253-266.

Brosens I, Gargett CE, Guo SW, et al. Origins and Progression of Adolescent Endometriosis. Reprod Sci. 2016;23(10):1282-1288.

Bulletti C, De Ziegler D, Polli V, et al. Characteristics of uterine contractility during menses in women with mild to moderate endometriosis. Fertil Steril. 2002;77:156-1161.

Bulun SE. Endometriosis. N Engl J Med. 2009 Jan 15;360(3):268-79.

Burnett MA, Antao V, Black A, et al. Prevalence of primary dysmenorrhea in Canada. J Obstet Gynaecol Can. 2005;27(8):765-770.

Burney RO, Giudice LC. Pathogenesis and pathophysiology of endometriosis. Fertil Steril. 2012;98(3):511-519.

Cahil DJ, Wardle PG, Maile LA, et al. Pituitary ovarian dysfunction as a cause for endometriosis-asso-ciated and unexplained infertility. Hum Reprod. 1995;10:3142-3146.

Chapron C, Souza C, Borghese B, et al. Oral contraceptives and endometriosis: the past use of oral contraceptives for treating severe primary dysmenorrhea is associated with endometriosis, especially deep infiltrating endometriosis. Hum Reprod. 2011;26:2028-2035.

Counseller VS. Endometriosis. A clinical and surgical review. Am J Obstet Gynecol. 1938;36:877-886.

Cullen TS. Adenomyoma uteri diffusum benignum. Johns Hopkins Hosp. 1896;Rep 6:133-157.

Cullen TS. Adeno-Myome des Uterus. (Festschrift Johannes Orth) Verlag von August Hirschwald, Berlin, 1903.

Cullen TS. Adenomyoma of the uterus. W.B. Saunders Company. Philadelphia and London, 1908.

Cullen TS. The distribution of adenomyoma containing uterine mucosa. Arch Surgery. 1920;1:215-283.

Dotan I, Werner L, Vigodman S, et al. CXCL 12 is a constitutive and inflammatory chemokine in the intestinal immune system. Inflamm Bowel Dis. 2010;16:583-592.

Du H, Taylor HS. Contribution of bone marrow-derived stem cells to endometrium and endometriosis. Stem Cells. 2007;25(8):2082-6. Epub 2007 Apr 26.

Ebert AD, Fuhr N, David M, Schneppel L, Papadopoulos T. Histological confirmation of endometriosis in a 9-year-old girl suffering from unexplained cyclic pelvic pain since her eighth year of life. Gynecol Obstet Invest. 2009;67:158-161.

Emge LA. The elusive adenomyosis of the uterus. It's historical past and it's present state of recognition. Am J Obstet Gynecol. 1962;83:1541-1563.

ESHRE Capri Workshop Group. Genetic aspects of female reproduction. Hum Reprod Update. 2008;14:293-307.

Franceschini I, Lomet D, Cateau M, et al. Kisspeptin immunoreactive cells of the ovine preoptic area and arcuate nucleus co-express estrogen receptor alpha. Neurosci Lett. 2006;401(3):225-230.

Freund WA. Klinische Notizen zu den voluminösen Adenomyomen des Uterus. In: Recklinghausen von, F. Die Adenomyomata und Cystadenomyomata des Uterus und der Tubenwandung: ihre Abkunft von Resten des Wolff'schen Körpers. August Hirschwald Verlag, Berlin 1896.

Fuchs AR, Behrens O, Maschek H, Kupsch E, Einspanier A. Oxytocin and vasopressin receptors in human nonpregnant endometrium, myometrium and uterine myomas during menstrual cycle and early pregnancy: characterisation, cellular localisation and comparison with rhesus monkey. Hum. Reprod. Update. 1998;4:594-604.

Fujii S, Konishi I, Mori T. Smooth muscle differentiation at endometrio-myometrial junction. An ultrastructural study. Virch Archiv A Pathal. Anat. 1989;414:105-112.

Fujii S. Secondary müllerian system and endometriosis. Am J Obstet Gynecol. 1991;165:219-225.

Garbern JC, Mummetry CL, Lee RT. Model systems for cardiovascular regenerative biology. Cold Spring Harb Perspect Med. 2013;3(4):a014019

Garcia-Segura LM. Aromatase in the brain: not just for reproduction anymore. J Neuroendocrinol. 2008;20(6):705-712.

Gargett CE, Schwab KE, Deane JA. Endometrial stem/progenitor cells: the first 10 years. Hum Reprod Update. 2016;22(2):137-163.

Gui Y, Zhang J, Yuan L, Lessey BA. Regulation of HOXA-10 and its expression in normal and abnormal Endometrium Mol Hum Reprod. 1999;5:866-873.

Guo S-W, Mao X, Ma Q, Liu X. Dysmenorrhea and its severity are associated with increased contractility and over-expression of oxytocin receptor (OTR) in women with symptomatic adenomyosis. Fertil Steril. 2013;99:231-240.

Halme J, Hammond MG, Hulka JF, Raj SG, Talbert LM. Retrograde menstruation in healthy women and in patients with endometriosis. Obstet Gynecol. 1984;64:151-154.

Hansen T, Vulgaris S, Siggelkow W, Kirkpatrick CJ. Massive adenomyosis in a patient with uterus septus completus. Zentralbl Gynäkol. 2006;128:153-156.

Hapangama DK, Kamal AM, Bulmer JN. Estrogen receptor ß: the guardian of the endometrium Hum Reprod. Update. 2015;21:174-193.

Hocking AM. The role of chemokines in mesenchymal stem cell homing to wounds. Adv Wound Care (New Rochelle). 2015;4:623-630. Review.

Hricak H, Alpers C, Crooks LE, Sheldon PE. Magnetic resonance imaging of the female pelvis: Initial experience. Am J Rad. 1983;141:119-1128.

Huber A. Das Auftreten von vaginalen Blutungen bei Neugeborenen. Zentralbl Gynäkol. 1976;98:1017-1020.

Hull ME, Moghissi KS, Magyar DF, Hayes MF. Comparison of different treatment modalities of endometriosis in infertile women. Fertil. Steril. 1986;47:40.

Ibrahim MG, Chiantera V, Frangini S, et al. Ultramicro-trauma in the endometrial-myometrial junctional zone and pale cell migration in adenomyosis Fertil Steril. 2015;104:1475-1483.

Iwanoff, NS Drüsiges zystenhaltiges Uterusfibromyom kompliziert durch Sarkom und Karzinom (Adenofibromyoma Cysticumsarcomatodescarcinomatosum). Mschr. Geburtsh. 1898;7:295-300.

Janssen EB, Rijkers AC, Hoppenbrouwers K, Meuleman C, D'Hooghe TM. Prevalence of endometriosis diagnosed by laparoscopy in adolescents with dysmenorrhea or chronic pelvic pain: a systematic review. Hum Reprod Update. 2013;19(5):570-582.

Kennedy S, Bergqvist A, Chapron C, et al. ESHRE Special Interest Group for Endometriosis and Endometrium Guideline Development Group (2005) ESHRE guideline for the diagnosis and treatment of endometriosis Hum Reprod. 2013;20:2698-2704.

Kindermann G. Endometriose: Wesen und Entstehung. In: Käser O, Friedber V, Ober KG, Thomsen K, Zander J (Hsg.) Gynäkologie und Geburtshilfe Band III. Teil 2 13.1-13.27, 1988, Thieme, Stuttgart.

Kissler S, Schmidt M, Keller N, et al. Real-Time PCR-Analyse für Östrogen-Rezeptor beta, Progesteronrezeptor und P-450-Aromatase im Menstrualblut – eine Pilotstudie über die Bedeutung des basalen Endometriums in der Pathogenese der Endometriose. Geburtshilfe Frauenheilkd. 2007; 67 – A24 DOI: 10.1055/s-2007-989163.

Konstantzinopoulos PA, Kominea A, Vandoros G, et al. Oestrogen receptor beta (ERbeta) is abundantly expressed in normal colonic mucosa, but declines in colon adenocarcinoma pralleling the tumour's differentiation. Eur J Cancer. 2003;39:1251-1258.

Kossmann, R. Die Abstammung der Drüsenschläuche in dem Uterus und in den Tuben. Arch Gynäk. 1897;54:359-381.

Kuessel L, Wenzl R, Proestling K, et al. Soluble VCAM-1/soluble ICAM-1 ratio is a promising biomarker for diagnosing endometriosis. Hum Reprod. 2017;32:770–779.

Kunz G, Beil D, Deininger H, Wildt L, Leyendecker G. The dynamics of rapid sperm transport through the female genital tract. Evidence from vaginal sonography of uterine peristalsis (VSUP) and hysterosalpingoscintigraphy (HSSG). Hum. Reprod. 1996;11:627-632.

Kunz G, Beil D, Huppert P, Leyendecker G. Structural abnormalities of the uterine wall in women with endometriosis and infertility visualized by vaginal sonography and magnetic resonance imaging. Hum Reprod. 2000;15:76-82.

Kunz G, Beil D, Huppert P, et al. Adenomyosis in endometriosis – prevalence and impact on fertility. Evidence from magnetic resonance imaging. Hum Reprod. 2005;20:2309-2316.

Kunz G, Herbertz M, Beil D, Huppert P, Leyendecker G. Adenomyosis as a disorder of the early and late human reproductive period. Reprod Biomed. Online. 2007;15:681-685.

Laird SM, Widowson R, El-Sheilkhi M, Hall AJ, Li TC. Expression of CXCL 12 and CXCR4 in human endometrium; effects of CXCL 12 on MMP production by human endometrial cells. Hum Reprod. 2011;26:1144-1152.

Lander AD, Kimble J, Clevers H, et al. What does the concept of the stem cell niche really mean today? BMC Biol. 2012; 10:19. doi: 10.1186/1741-7007-10-19.

Larsen SB, Lundorf E, Forman A, Dueholm M. Adenomyosis and junctional zone changes in patients with endometriosis. Eur J Obstet Gynecol Reprod Biol. 2011;157:206-11.

Leiva MC, Hasty LA, Lyttle CR. Inflammatory changes of the endometrium in patients with minimal-to-moderate endometriosis. Fertil. Steril. 1994;62:967-972.

Leyendecker G, Wildt L. Induction of ovulation with chronic intermittent (pulsatile) administration of Gn-RH in women with hypothalamic amenorrhoea. J Reprod Fertil. 1983;69:397-409.

Leyendecker G, Kunz G, Wildt L, Beil D, Deininger H. Uterine hyperperistalsis and dysperistalsis as dysfunctions of the mechanism of rapid sperm transport in patients with endometriosis and infertility. Hum. Reprod. 1996;11:1542-1551.

Leyendecker G, Kunz G, Noe M, Herbertz M and Mall G. Endometriosis: A dysfunction and disease of the archimetra. Hum Reprod Update. 1998;4:752-762.

Leyendecker G, Kunz G, Noe M, et al. Die Archimetra als neues morphologisch-funktionelles Konzept des Uterus sowie als Ort der Primärerkrankung bei Endometriose. Reproduktionsmedizin. 1999;15:356-371.

Leyendecker G. Endometriosis is an entity with extreme pleiomorphism. Hum Reprod. 2000;15:4-7.

Leyendecker G, Herbertz M, Kunz G, Mall G. Endometriosis results from the dislocation of basal endometrium. Hum Reprod. 2002;17:2725-2736.

Leyendecker G, Kunz G, Kissler S, Wildt L. Adenomyosis and reproduction. Best Pract Res Clin Obstet Gynaecol. 2006;20:523-46.

Leyendecker G, Wildt L, Mall G. The pathophysiology of endometriosis and adenomyosis: tissue injury and repair. Arch Gynecol Obstet. 2009;280:529-538.

Leyendecker G, Wildt L. A new concept of endometriosis and adenomyosis: Tissue injury and repair (TIAR). Hum Mol Biol Clin Invest. 2011;5:125-142.

Leyendecker G, Wildt L. Neue Erkenntnisse zur Pathophysiologie von Endometriose und Adenomyose: Tissue Injury and Repair (TIAR). Fortschritte in der Endometrioseforschung. Exzellenzforschung in der Medizin. 2012;3:12-23.

Leyendecker G, Bilgicyildirim A, Inacker M, et al. Adenomyosis and endometriosis. Re-visiting their association and further insights into the mechanisms of auto-traumatisation. An MRI study. Arch Gynecol Obstet. 2015;291:917-932.

Li X, Guo SW. Clinical profiles of 710 premenopausal women with adenomyosis who underwent hysterectomy. J. Ocstet Gynaecol Res. 2014;40:485-494.

Maggi M, Magini A, Fiscella A, et al. Sexsteroid modulation of neurohypophysial hormone receptors in human nonpregnant myometrium. J clin Endocrinol Metab. 1992;74:385-392.

Mäkäräinen L. Uterine contractions in endometriosis: effects of operative and danazol treatment. J. Obstet Gynecol. 1988;9,134-138.

Marcoux S, Maheux R, Berube S. Laparoscopic surgery in infertile women with minimal or mild endometriosis. Canadian Collaborative Group on Endometriosis. N Engl J Med. 1997;337:217-22.

Marsh EE, Laufer MR. Endometriosis in premenarcheal girls who do not have an obstructive anomaly. 2005 Fertil Steril. 1988;83:758-760.

Martinez-Conjero JA, Morgan M, Montesinos M, et al. Adenomyosis does not affect implantation, but is associated with miscarriage in patients undergoing oocyte donation Fertil Steril. 2011;96:943-950.

Mechsner S, Weichbrodt M, Riedlinger WF, et al. Estrogen and progestogen receptor positive endometriotic lesions and disseminated cells in pelvic sentinel lymph nodes of patients with deep infiltrating rectovaginal endometriosis: a pilot study. Hum Reprod. 2008 Oct;23(10):2202-9. doi: 10.1093/humrep/den259. Epub 2008 Jul 16.

Meyer R. Über den Stand der Frage der Adenomyositis und Adenome im Allgemeinen und insbesondere über Adenomyositis seroepithelialis und Adenomyometritis sarcomatosa. Zbl Gynäkol. 1919;43:745-750.

Meyer R. Adenomyosis, Adenofibrosis und Adenomyom. In: W. Stoeckel (ed) Handbuch der Gynäkologie. Sechster Band / Erste Hälfte; p. 356–669, J.F. Bergmann, München, 1930.

Mirzatoni A, Spence RD, Naranjo KC, Saldanha CJ, Schlinger BAJ. Injury-induced regulation of steroidogenic gene expression in the cerebellum. Neurotrauma. 2010 Oct;27(10):1875-82.

Moen MH, Muus KM. Endometriosis in pregnant and non-pregnant women at tubal sterilisation. Hum. Reprod. 1991;6:699.

Moen MH. Is a long period without childbirth a risk factor for developing endometriosis? Hum Reprod. 1991;6:1404-1407.

Moridi I, Mamillapalli R, Cosar E, Ersoy GS, Taylor HS. Bone marrow stem cell chemotactic activity is induced by elevated CXCL 12 in endometriosis. Reprod Sci. 2017;24:526-533.

Nezhat C, Nezhat F, Nezhat C. Endometriosis: ancient disease, ancient treatments. Fertil Steril. 2012;98(6 Suppl):1-62.

Nisolle M, Donnez J. Peritoneal endometriosis, ovarian endometriosis, and adenomyotic nodules of the rectovaginal septum are three different entities. Fertil Steril. 1997;68:585-596.

Noe M, Kunz G, Herbertz M, Mall G, Leyendecker G. The cyclic pattern of the immunocytochemical expression of oestrogen and progesterone receptors in human myometrial and endometrial layers: Characterisation of the endometrial-subendometrial unit. Hum Reprod. 1999;14:101-110.

Okkels H, Engle ET. Studies on the finer structure of the uterine blood vessels of the macacus monkey. Acta Patho Microbiol Scand. 1938;15:150-168.

Padykula HA, Coles LG, Okulicz WC, et al. The basalis of the primate endometrium: a bifunctional germinal compartment. Biol. Reprod. 1989;40:681-690.

Parazzini F, Vercellini P, Panazza S, et al. Risk factors for adenomyosis. Hum Reprod. 1997;12: 1275-1279.

Philipp E, Huber H. Die Entstehung der Endometriose, gleichzeitig ein Beitrag zur Pathologie des interstitiellen Tuben Abschnittes. Zbl Gyn. 1939;63:7-40.

Recklinghausen von F. Die Adenomyomata und Cystadenomyomata des Uterus und der Tubenwandung: ihre Abkunft von Resten des Wolff'schen Körpers. August Hirschwald Verlag, Berlin, 1896.

Reinhold C, Tafazoli F, Wang L. Imaging features of adenomyosis. Hum Reprod Update. 1998;4:337-349.

Ridley JH. The histogenesis of endometriosis. Obstet Gynec Surv. 1968;23:1-35.

Rogers PAW. Structure and function od endometrial blood vessels Hum Reprod Update 2. 1996:57-62.

Rokitansky von K. Über Uterusdrüsen-Neubildung. Z. Gesellschaft Ärzte. 1860;16:577-581.

Rudolph-Owen LA, Slayden OVD, Matrisian LM, Brenner RM. Matrix metalloproteinase expression in macaca mulatta endometrium: Evidence for zone-specific regulatory tissue gradients. Biol Reprod. 1998 ;59:1349-1368.

Ruiz A, Salvo VA, Ruiz LA, et al. Basal and steroid hormone-regulated expression of CXCR4 in human endometrium and endometriosis. Reprod Sci. 2010;17(10):894-903.

Salamanca A, Beltran E. Subendometrial contractility in menstrual phase visualised by transvaginal sonography in patients with endometriosis. Fertl. Steril. 1995;64:193-195.

Sampson JA. The life history of ovarian hematomas (hemorrhagic cysts) of endometrial (Müllerian) type. Am J Obstet Gynecol. 1922;4:451-512.

Sampson JA. Peritoneal endometriosis due to the menstrual dissemination of endometrial tissue into the peritoneal cavity. Am. J. Obstet. Gynecol. 1927;14:422-429.

Schwalm H, Dubrauszky V. The structure of the musculature of the human uterus – muscles and connective tissue. Am. J. Obstet. Gynecol. 1966;94:391-404.

Su HY, Chen CH, Gao HW, Liu JY. A bicornuate uterus with a unilateral cornual adenomyosis. Obstet Gynecol. 2005;105:1191-3.

Takayama K, Zeitoun K, Gunby RT, et al. Treatment of severe postmenopausal endometriosis with an aromatase inhibitor. Fertil Steril. 1998;69:709-713.

Taylor AH, Al-Azzawi F. Immunolocalisation of oestrogen receptor beta in human tissues. J Mol Endocrinol. 2000;24:145-55.

Taylor HS, Vanden Heuvel GB, Igarashi P. A conserved HOX axis in the mouse and human female reproductive system: Late establishment and persistent adult expression of the HOXA cluster genes. Biol Reprod. 1997;57:1338-1345.

Tummon IS, Maclin VM, Rachwanska E, Binor Z, Dmowski PW. Occult ovulatory dysfunction in women with minimal endometriosis or unexplained infertility. Fertil Steril. 1988;50:716.

Van den Bosch T, Dueholm M, Leone FP. Terms, definitions and measurements to describe sonographic features of myometrium and uterine masses: a consensus opinion from the Morphological Uterus Sonographic Assessment (MUSA) group. Ultrasound Obstet Gynecol. 2015;46(3):284-98.

Wada-Hiraike O, Imamov O, Hiraike H, et al. Role of estrogen receptor beta in colonic epithelium Proc Natl Acad Sci U S A. 2006;103:2959-2964.

Wang X, Mamillapalli R, Mutlu L, Du H, Taylor HS. Chemoattraction of bone arrow-derived stem cells towards human endometrial stromal cells is mediated by estradiol regulated CXCL 12 and CXCR4 expression. Stem Cell Res. 2015;15:14-22.

Werth R, Grusdew W. Untersuchungen über die Entwicklung und Morphologie der menschlichen Uterusmuskulatur. Arch. Gynäkol. 1898;55:325-409.

Wetzstein R. Der Uterusmuskel: Morphologie. Arch Gynecol. 1965;202:1-13.

Wierman ME, Kisiljak-Vassiliades K, Tobert S. 2 Gonadotropin releasing hormone (GnRH) neurn migration: initiation, maintenance and cessation a critical steps to ensure normal reproductive function Front Neuroendocrinol. 2011;32:43-52.

Wildt L, Kissler S, Licht P, Becker W. Sperm transport in the human female genita+l tract and its modulation by oxytocin ass assessed by hysterosalpingography, hysterotonography, electrohysterography and Doppler sonography. Hum Reprod Update. 1998;4:655-666.

Wu Y, Wang J, Scott PG, Tredget EE. Bone marrow-derived stem cells in wound healing: a review. Wound Repair Regen. 2007 Sep-Oct;15(Suppl 1):18-26.

Zgraggen S, Huggenberger R, Kerl K, Detmar M. An important role of the SDF-1/CXCR4 axis in chronic skin inflammation. PLoS One. 2014 Apr 2;9(4):e93665. doi: 10.1371/journal.pone.0093665. eCollection 2014

Zhang LX, Shen LL, Ge SH, et al. Systemic BMSC homing in the regeneration of pulp-like tissue and the enhancing effect of stromal cell-derived factor-1 on BMSC homing. Int J Clin Exp Pathol. 2015;8(9):10261-71.

Zhou WH, Wu X, Hu WD, Du MR. Co-expression of CXCR4 and CXCR7 in human endometrial stromal cells is modulated by steroid hormones. Int J Clin Exp Pathol. 2015;8(3):2449-60.

Zhu W, Pao GM, Satoh A, et al. Activation of germline-specific genes is required for limb regeneration in the Mexican axolotl. Dev Biol. 2012;370(1):42-51.

Zingg HH, Rosen F, Chu K, et al. Oxytocin and oxytocin receptor gene expression in the uterus. Recent Progr. Hormone Res. 1995;50:255-273.

3 Ergänzende Konzepte, Epidemiologie und Risikofaktoren

Andreas D. Ebert

3.1 Molekularbiologische und Stammzellkonzepte

Endometriosezellen zeigen Eigenschaften maligner Tumore: Invasivität und Metastasierung. Eine Erklärungsmöglichkeit besteht in der modulierten Expression von Adhäsionsmolekülen (N-Cadherin) bei fehlender E-Cadherin-Expression. Damit ist die Gewebeintegrität gestört und der Weg für die Ablösung von Zellen aus dem Gewebeverband frei (Abb. 3.1, Abb. 3.2). Die Folge können Invasivität und Metastasierung sein (Starzinski-Powitz et al., 2001).

In den letzten Jahren wurde immer deutlicher, dass in der tiefsten Schicht des Endometrium, der Zona IV oder V der Basalis, Stammzellen existieren, die für die monatliche Regeneration der Gebärmutterschleimhaut eine essentielle Rolle spielen. Nach dem Abbluten der Functionalis müssen komplexe Reparaturmechanismen in Gang kommen, um die Schleimhaut (Stroma, Drüsen, Gefäße, Nerven) erneut aufzubauen. Dieser Prozess ist sehr dynamisch und wird derzeit aktiv untersucht. Für

Retrograde Menstruation in die Bauchhöhle

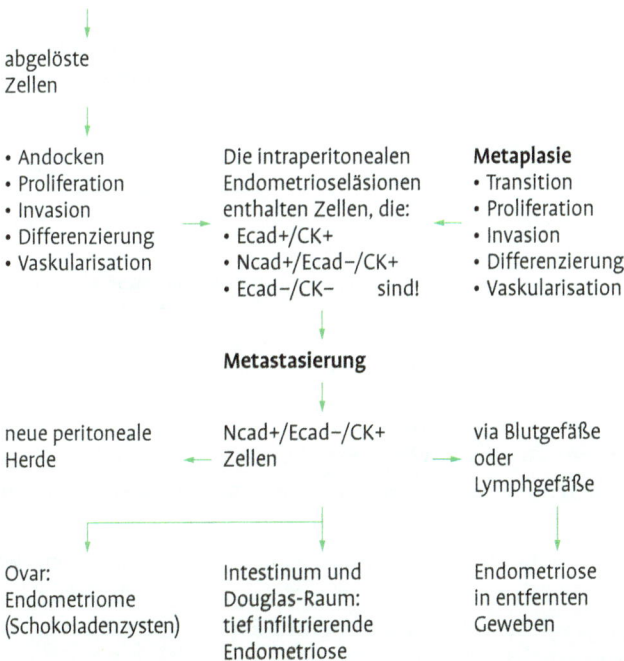

abgelöste Zellen

- Andocken
- Proliferation
- Invasion
- Differenzierung
- Vaskularisation

Die intraperitonealen Endometrioseläsionen enthalten Zellen, die:
- Ecad+/CK+
- Ncad+/Ecad−/CK+
- Ecad−/CK− sind!

Metaplasie
- Transition
- Proliferation
- Invasion
- Differenzierung
- Vaskularisation

Metastasierung

neue peritoneale Herde

Ncad+/Ecad−/CK+ Zellen

via Blutgefäße oder Lymphgefäße

Ovar: Endometriome (Schokoladenzysten)

Intestinum und Douglas-Raum: tief infiltrierende Endometriose

Endometriose in entfernten Geweben

Abb. 3.1: Zell- und molekularbiologisches Konzept zur Entstehung der Endometriose (nach Anna Starzinski-Powitz).

https://doi.org/10.1515/9783110561326-003

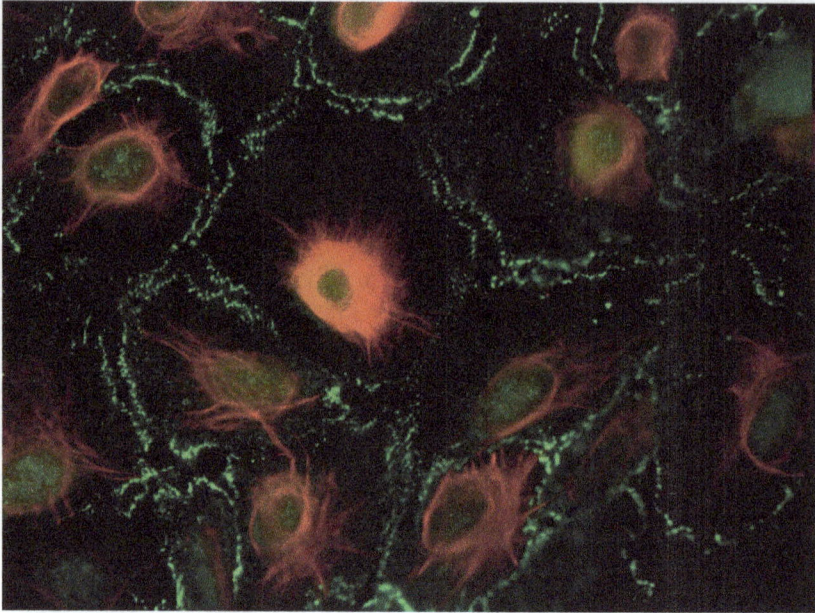

Abb. 3.2: Doppelimmunfluoreszensnachweis von N-Cadherin und Zytokeratin an Endometriosezellen: grüne Färbung = N-Cadherin im Bereich der Zellmembran, rote Färbung = Zytokeratindarstellung (Zytoskelett) (freundlicherweise überlassen von Anna Starzinski-Powitz).

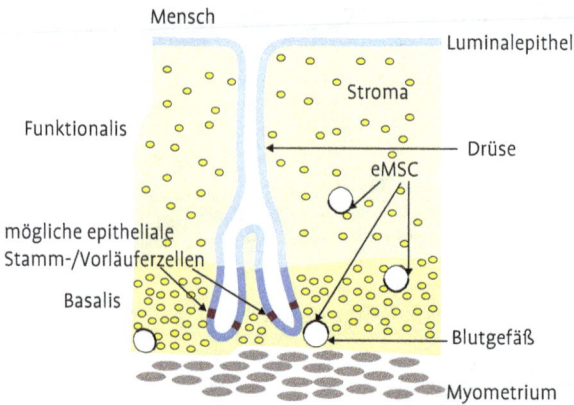

Abb. 3.3: Hypothetische Lokalisation von endometrialen Stamm-/Vorläuferzellen im humanen Endometrium. Im humanen Endometrium werden die epithelialen Vorläuferzellen an der Basis von Drüsen in der Basalis vermutet, während endometriale MSC-like-Zellen (eMSC) in der Nähe von Blutgefäßen der Basalis und Funktionalis lokalisiert werden.

die Erkrankung Endometriose wäre der folgende Mechanismus denkbar: durch den lokalen Hyperöstrogenismus (Aromataseexpression) im Rahmen der lokalen Repair-Mechanismen kommt es zum Abschilfern stammzellhaltiger Basalisanteile (Abb. 3.3), die über die Tuben in den Bauchraum und somit auf das Peritoneum gelangen, wo sie sich weiterentwickeln (Abb. 3.4). Es ist unwahrscheinlich, dass hochdifferenzierte Zellen der Funktionalis, die ja während der Menstruation abblutet, im Bauchraum der Apoptosis entgehen können.

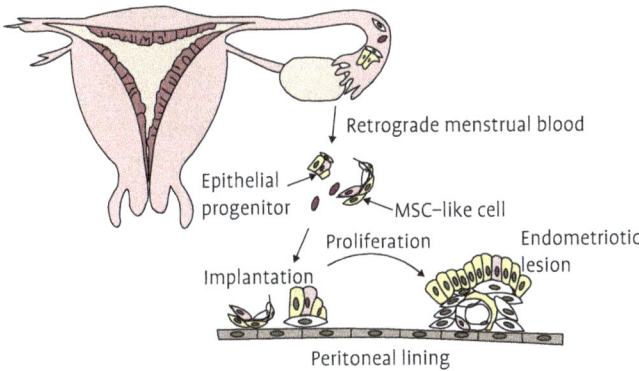

Abb. 3.4: Mögliche Rolle der endometrialen Stamm- und Vorläuferzellen in der Pathogenese der Endometriose (nach Gargett und Masuda, 2010).

Es wurden eine ganze Reihe von adulten Stammzellen im humanen und murinen Endometrium sowie in Endometrioseläsionen charakterisiert (Tab. 3.1). Beim Stammzellnachweis sind insbesondere folgende Oberflächenmarker von Bedeutung: EMA, CK, CD49f, CD90, Vimentin, Kollagen Typ-1, SOX-2, musashi-1 und oct-4.

Tab. 3.1: Funktionelle Identität und Differenzierungsmöglichkeiten von endometrialen Stamm- und Vorläuferzellen.

Stammzell-/ Vorläuferzelltyp	mögliche Differenzierung		
	Epithel-zellen	Bindegewebs-zellen	Andere Zelltypen
Humane Klonstammzellen des epithelialen Endometriums (CFU)	+		
Humane Klonstammzellen des Endometriums (CFU)		+	Adipozyten, Osteozyten, Zellen der glatten Muskulatur, Chondrozyten
Human endometrial CDI 46⁺PDGF-Rβ⁺MSC-like cells		+	Adipozyten, Osteozyten, Zellen der glatten Muskulatur, Chondrozyten
Human endometrial tissue-reconstituting cells	+	+	Endothelzellen
Endometriale Stammzellen		+	Chondrozyten, dopaminerge Neuronen, Endothelzellen, Zellen der glatten Muskulatur
Humane endometriale Vorläuferzellen	+	+	
Knochenmarksstammzellen	+	+	
Menstrual blood cells		+	Kardiomyozyten, Myozyten, Adipozyten, Osteozyten, Zellen der glatten Muskulatur, Chondrozyten, Neuronen
Endothel-Vorläuferzellen (aus dem Knochenmark)		?	Endothelzellen, perivaskuläre Zellen

3.2 Aromatasekonzept

Die Grundlagenforschung liefert wichtige Erkenntnisse für die Entwicklung neuer, spezifischer Therapiestrategien. So wurde kürzlich die Überexpression der Aromatase in Endometriosegewebe entdeckt (Abb. 3.5). Die Aromatase ist für die Konversion der C 19-Androgene in Östrogen in verschiedensten menschlichen Geweben verantwort-

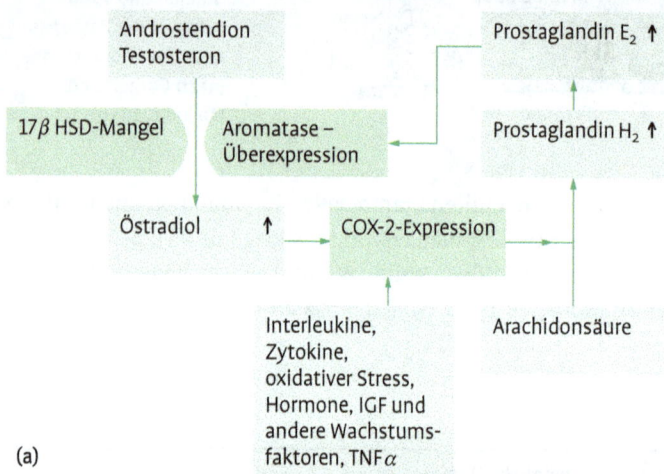

(a)

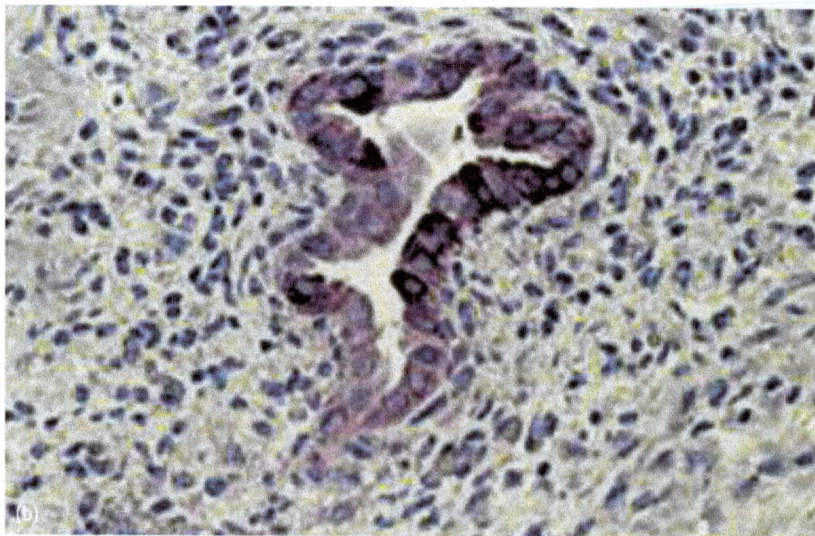

(b)

Abb. 3.5: (a) Vereinfachter Zusammenhang zwischen Aromatase (p450arom) und Prostaglandinsynthese (nach Bulun 2009). Es wird deutlich, dass insbesondere die Interleukine-1-itbeta und IL-6, aber auch verschiedene andere Zytokine, das VEGF und der oxidative Stress essentielle Rollen im Rahmen der Endometriaseentstehung sowie der Krankheitserhaltung übernehmen. (b) COX-2-Expression in einem peritonealen Endometrioseherd (Julia Bartley, Berlin).

lich. Die Aromataseüberexpression hat eine verstärkte lokale Östrogenbiosynthese zur Folge, die wiederum über die Hochregulation der Cyclooxygenase-2 (COX-2) eine Stimulation der Prostaglandin E_2-Produktion nach sich zieht. Dadurch entsteht eine Art positiver Feedbackmechanismus zwischen beiden Systemen. Außerdem wurde ein Mangel der 17 β-Hydroxysteroiddehydrogenase Typ II-Expression als weitere Anomalie in Endometriosegeweben beschrieben, was die lokale Umwandlung von Östradiol in Östron erschwert. Im Gegensatz zum normalen Endometrium führen diese molekularen Aberrationen zu einer steigenden lokalen Konzentration von Östradiol und Prostaglandin E_2. In verschiedenen menschlichen Zelllinien sind Östrogene und Prostaglandine mit Zellproliferation, Migration, Angiogenese, Apoptoseresistenz und sogar Invasivität assoziiert. Konsequenterweise werden die Aromatase und die COX-2

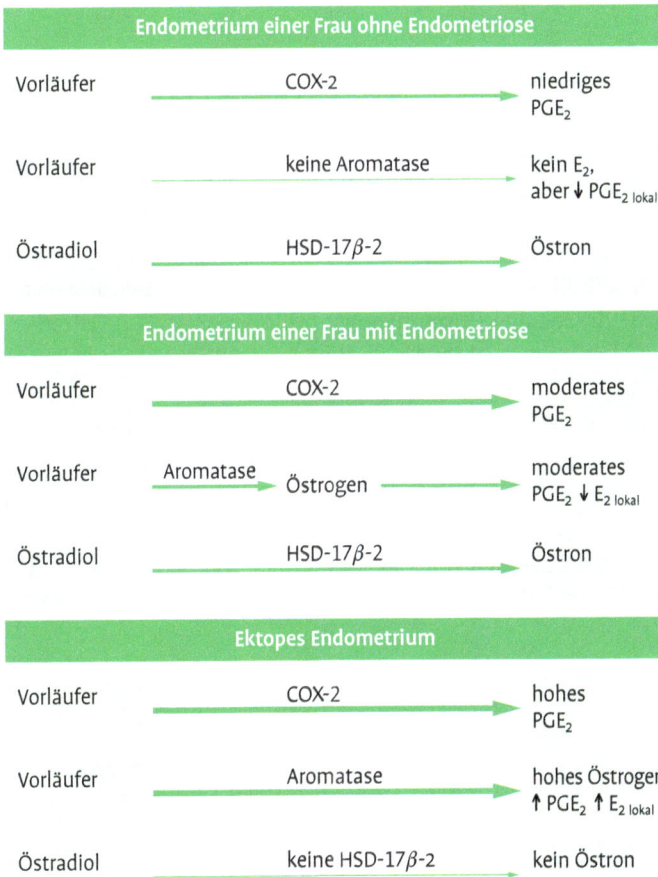

Abb. 3.6: Vereinfachte Darstellung der Unterschiede im Endometrium von Frauen ohne Endometriose sowie von Frauen mit Endometriose sowie im ektopen Endometrium.

als therapeutische Ziele *(Targets)* angesehen. Spezifische Aromataseinhibitoren oder selektive COX-2-Blocker sind vielversprechende, für andere Indikationen eingeführte Substanzen, die in kontrollierten klinischen Studien auf Sicherheit und Wirksamkeit bei Endometriose geprüft werden müssen, um das Spektrum der derzeit verfügbaren Therapieoptionen zu erweitern (Abb. 3.5, Abb. 3.6). Für das Progestin Dienogest wurde kürzlich gezeigt, dass es in der Lage ist, die Proliferation von Läsionen aus Endometriosezysten, deren endogene Aromataseexpression und die Angiogenese zu reduzieren, während die Apoptose gleichzeitig zunahm (Miyashita et al., 2014). Naheliegend sind Studien, die verschiedene Therapieansätze wissenschaftlich-klinisch untersuchen, so z. B. die Kombination GnRHa + Aromatasehemmer, GnRHa + COX-2-Hemmer, Aromatasehemmer + Gestagen, COX-2-Hemmer + Gestagen. Die hier denkbaren Kombinationen sind unendlich, die menschlichen, ökonomischen und zeitlichen Ressourcen jedoch leider begrenzt (ESHRE, 2014).

3.3 Immunologische Theorien

Endometriumzellen werden durch die verschiedenen körpereigenen Abwehr- und Reinigungsmechanismen nicht erkannt, nicht abgebaut oder nicht in ihrer Implantationskapazität gehemmt. Dies wird auf Veränderungen im originären Endometrium oder im peritonealen Kompartiment zurückgeführt. Zytokine (z. B. IL-1, IL-6, IL-8 und IL-11, TNF α, NF-κB u. a.), zelluläre Elemente (z. B. *natural killer cells*, Makrophagen), Wachstumsfaktoren sowie die lokalen Hormonkonzentrationen (z. B. 17 β-Östradiol, Progesteron, Insulin u. a.) im Douglassekret, im Peritoneum bzw. im Gewebe können eine Rolle spielen (Abb. 3.7).

Erst kürzlich konnte gezeigt werden, dass Progestine die Translokation des NF-κB in den Zellkernen hemmen können. Kombinierte man ein progestinhaltiges orales Kontrazeptivum (POK) mit einem natürlichen NF-κB-Hemmer (Pycnogenol), so resultierte nach einer dreimonatigen Behandlungsphase bei diesen Patientinnen eine signifikant bessere Schmerzfreiheit (entsprechend dem VAS Score) als bei den Patientinnen, die nur ein POK erhalten hatten.

Medikamentöse Therapie der Endometriose – Blick in die Zukunft

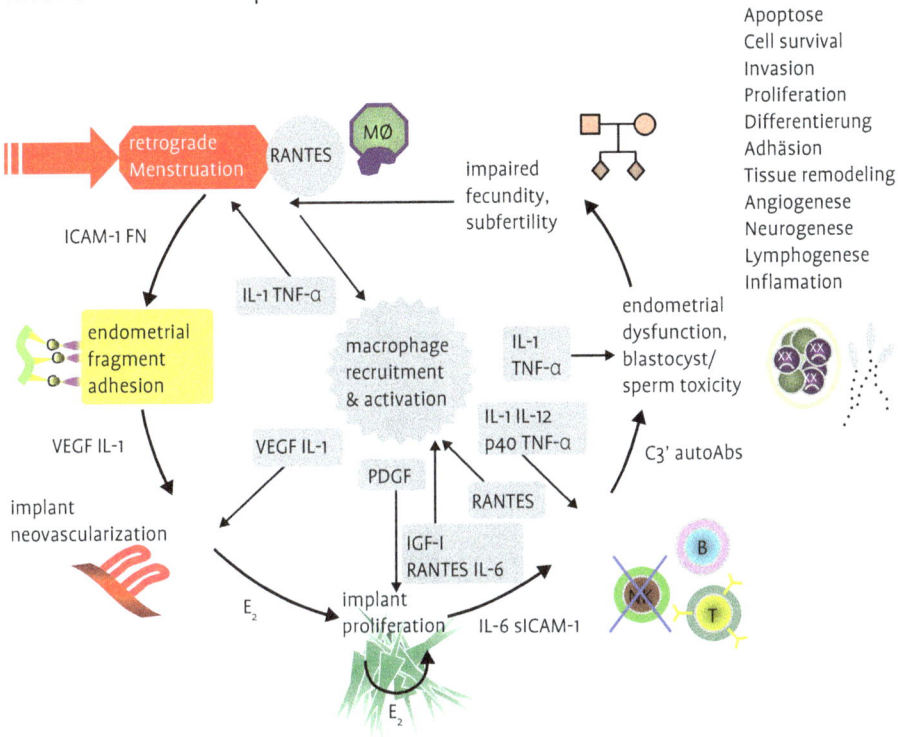

retrograde Menstruation

RANTES

MØ

impaired fecundity, subfertility

Apoptose
Cell survival
Invasion
Proliferation
Differentierung
Adhäsion
Tissue remodeling
Angiogenese
Neurogenese
Lymphogenese
Inflamation

ICAM-1 FN

IL-1 TNF-α

endometrial fragment adhesion

macrophage recruitment & activation

IL-1 TNF-α

endometrial dysfunction, blastocyst/ sperm toxicity

VEGF IL-1

VEGF IL-1

IL-1 IL-12 p40 TNF-α

C3' autoAbs

PDGF

RANTES

implant neovascularization

IGF-I RANTES IL-6

E_2

implant proliferation

IL-6 sICAM-1

B

T

E_2

Abb. 3.7: Medikamentöse Therapie der Endometriose – Blick in die Zukunft (mit herzlichem Dank von Prof. Michael Müller, Bern).

3.4 Epidemiologie und Risikofaktoren

Merke: Die Endometriose ist eine häufige Frauenkrankheit im reproduktionsfähigen Alter. !

Die geschätzte Prävalenz[1] beträgt ca. 10–15 %, d. h. bei einer geschätzten Prävalenz von 10 % kann man allein in Deutschland von ca. 1,2 Millionen Patientinnen mit Endometriose ausgehen. Mindestens 40 % von ihnen sind therapiebedürftig. Konkrete Daten liegen jedoch nicht vor, da nicht alle Frauen laparoskopiert werden und Endometriosen auch asymptomatisch verlaufen können. Die Angaben variieren in Abhängigkeit vom laparoskopisch untersuchten Patientinnenkollektiv (Tab. 3.2).

---

[1] Häufigkeit einer Erkrankung in der Bevölkerung zu einem bestimmten Zeitpunkt (Maßzahl in Querschnittsstudien).

Tab. 3.2: Häufigkeiten der Endometriose.

Sterilisation	2–43 %
Unterbauchschmerzen	45–80 %
Sterilität	20–48 %
junge Frauen (mit chronischen Unterbauchschmerzen, die nicht auf Schmerztherapie ansprechen)	ca. 70 %
Erkrankungsgipfel:	ca. 27. Lebensjahr
Risikofaktoren:	frühe Menarche, primäre Dysmenorrhö, starke Blutungen, kurze Zyklen (späte erste Gravidität, intrauterine Eingriffe (z. B. Abruptiones, Kürettagen), späte Einnahme oraler Kontrazeptiva, erkrankte Familienangehörige I. Grades (ca. 6 %), hoher sozialer Status (?), Bewegungsarmut, Alkohol (?), Koffein (?)

! **Merke:** Natürlich-rothaarige Frauen haben keine höhere Inzidenz als Frauen mit natürlichen nicht-roten Haaren (Missmer et al., 2006).

Die Autoren der Webseite www.endometriosis.org gehen von ca. 176 Millionen Frauen aus, die weltweit an Endometriose erkrankt sind.

Kürzlich wurde ein Locus auf 7p15.2 identifiziert, der mit Endometriose assoziiert ist (Painter et al., 2010). Man geht davon aus, dass in ca. 6 % aller Fälle eine genetische Komponente vorhanden ist (Erkrankung der Mutter, einer Schwester). Aktuell werden sogenannte *Genome Wide Association Studies* (GWAS) methodisch erfolgreich eingesetzt, um genetische Varianten zu identifizieren.

Von Bedeutung sind auch Ernährungseinflüsse. 2013 konnte gezeigt werden, dass eine höhere 25(OH) D-Konzentration im Blutplasma bzw. eine Spezialdiät mit einem geringeren Endometrioseerkrankungsrisiko verbunden sein kann (Harris et al., 2013). Dennoch ist die Datenlage noch dünn, so dass man nicht breitenwirksam von einer „Endometriose-Diät" sprechen sollte. Rotwein, jedenfalls sein Inhaltsstoff *Resveratrol*, kann nach Angaben verschiedener Autoren endometrioseassoziierte Beschwerden senken, da im Zellmodell eine Hemmung der Zellproliferation und der Vaskularisation nachgewiesen werden konnte. Dennoch gehen wir heute nicht davon aus, dass nun im Vino auch die Veritas der Endometriosetherapie liegt (s. Kap. 20).

! **Merke:** Frauen mit einem geringen Body-Mass-Index (BMI) sind von tiefinfiltrierender Endometriose häufiger betroffen als Frauen mit einem hohen BMI.

Hier drängt sich – in Analogie zum Endometriumkarzinom – die Frage nach der Existenz von zwei phänotypisch divergenten Endometrioseentitäten auf.

Eine relative Östrogendominanz spielt auch bei folgenden Erkrankungen eine Rolle:
- proliferative Erkrankungen der Brust
- Myome
- Erkrankungen der Gebärmutterschleimhaut
- kardiovaskuläres System
- ZNS
- Gastrointestinaltrakt

Merke: Nicht selten spricht man heute bereits von einem „Endometriose-Syndrom" !

Weiterführende Literatur

Siehe Anhang.

4 Endometriose in der Adoleszenz

Andreas D. Ebert

Obwohl die Endometriose als eine Erkrankung der geschlechtsreifen Frau interpretiert wird, gibt es Daten, die belegen, dass die Endometriose auch bei prämenarchealen Mädchen auftreten kann. So wird berichtet, dass Mädchen in der Altersgruppe von 10–15 Jahren in 0,05 % und im Alter von 15–20 Jahren in 1,93 % betroffen sein können (Haas et al., 2012). Bisher konnten allerdings nur bei fünf Mädchen ohne obstruktive Anomalien des Genitaltraktes, die an chronischen Unterbauchschmerzen litten, endometrioseähnliche Läsionen beobachtet werden. Sie wurden zwar laparoskopisch beschrieben, es gelang diesen Autoren jedoch nicht, den histologischen Beweis zu führen (Marsh und Laufer, 2005). Erst unsere Gruppe konnte weltweit erstmalig histologisch die Existenz von Endometriosedrüsen und Stroma bei einem 9-jährigen Mädchen beweisen, die bisher noch nie menstruiert hatte, und die seit dem 8. Lebensjahr unter zyklischen Unterbauchschmerzen litt (Ebert et al., 2008) (Abb. 4.1).

Hinweise für das Vorkommen von Endometriose bei Kindern fanden sich bereits in vorangegangenen Publikationen, ohne dass jedoch der histologische Beweis erbracht werden konnte. Grundsätzlich kann man davon ausgehen, dass im Rahmen der Reifung der hypothalamisch-hypophysär-ovariellen Achse die Aktivitäten des hypothalamisch-hypophysären Taktgebers weit früher einsetzten als dies landläufig angenommen wird. Von einer „endokrinen Ruhe" kann und sollte man insbesondere in den letzten Jahren vor der Menarche nicht ausgehen. Nächtliche FSH-Spiegeländerungen wurden beschrieben und untermauern diese Vermutung.

Natürlich ist die Endometriose im Kindes- und Jugendalter ein spezielles Problem, insbesondere solange das Knochenwachstum nicht abgeschlossen ist. Andererseits sind natürlich auch Unterbauchschmerzen in diesen kindlichen Entwicklungsjahren nicht ungewöhnlich. Während in Deutschland die Diskussion nicht besonders aktiv geführt wird, hat die ACOG einen Evaluations- bzw. Therapieplan für Adoleszente mit Unterbauchschmerzen und Endometriose publiziert (Abb. 4.2). Es ist ganz klar, dass dieser Plan in Deutschland so nicht durchgeführt werden kann, weshalb wir ein anderes Vorgehen vorschlagen (Abb. 4.3).

https://doi.org/10.1515/9783110561326-004

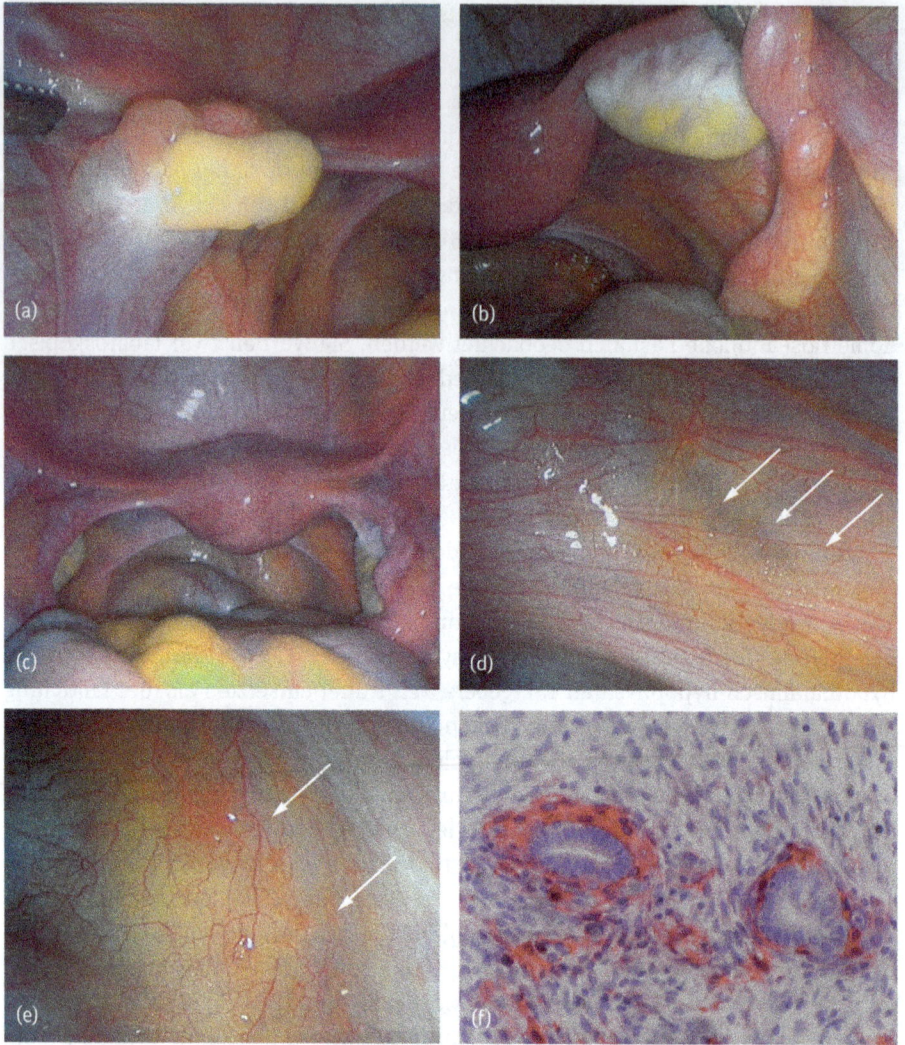

Abb. 4.1: Darstellung einer prämenarchalen Endometriose bei einem 9-jährigen Mädchen, das seit dem 8. Lebensjahr unter zyklischen Unterbauchschmerzen litt und bei dem die endokrinen Werte komplett prämenarchal dargestellt wurden. (a) Linkes, unauffälliges Ovar. (b) Rechtes, unauffälliges Ovar mit Tube. (c) Uterus unauffällig in Mittelposition. (d) Rechte Fossa ovarica mit *flammery-like leasons* (Pfeile). (e) Rechter Douglas mit kleinen frischen Endometrioseherden (Pfeile), die biopsiert wurden. (f) Histologischer Beweis von Drüsen und Stroma. (Ebert et al. 2009)

History
physical examination
consider radiologic imaging
pain diary

↓

cyclic CHT and NSAIDs

↓

if persistent ——→ empiric GnRH agonist (if older than 18 years):
pain   if improved diagnosis is endometriosis

↓

Laparoscopy
diagnosis of endometriosis by visualization
or biopsy surgical treatment
(ablation/resection/laser) of endometriosis

↓   ↓

Endometriosis   **No Endometriosis**
identified visually   visually and
or by pathology   histologically negative

↓   ↓   ↓

< 16 years   > 16 years   gastrointestinal or
                           urologic evaluation
                           pain management service

↓   ↓

continuous   symptoms
CHT   persist

↓

————————— GnRH agonist (± add-back)* or continuous CHT

↓   ↓

continuous   continued
CHT   pain

↓   ↓

no pain   laparoscopy with resection of endometriosis
             and/or long-term GnRH agonist with add-back and
↓   pain management service
continue   complementary or alternative therapies
CHT

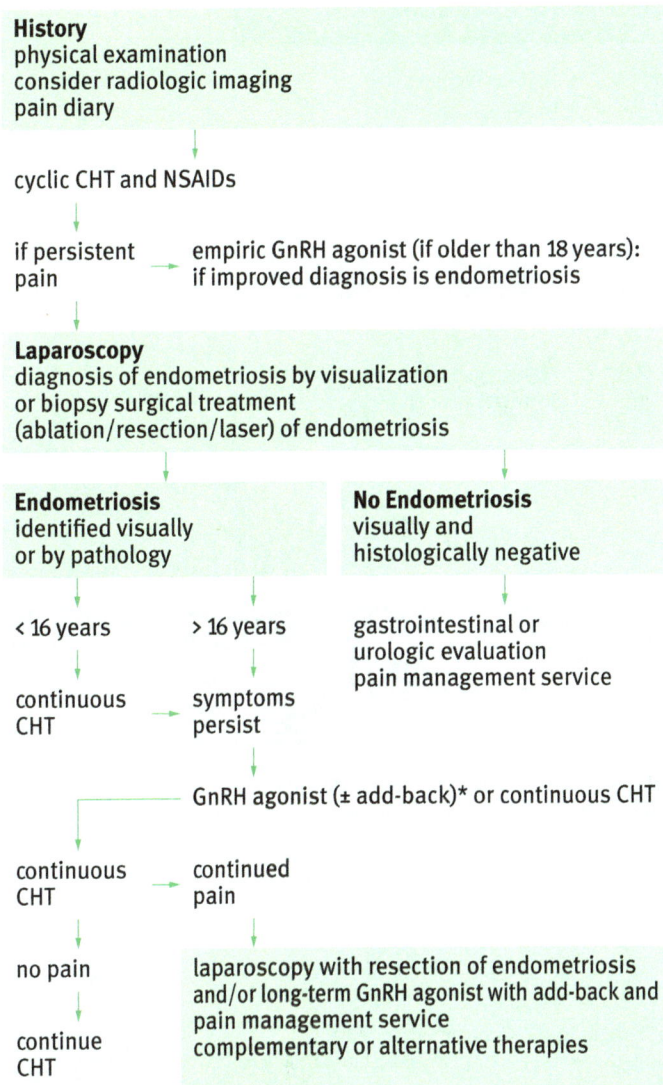

Abb. 4.2: Darstellung eines möglichen Diagnostik- und Therapieablaufes bei Endometriose von
Kindern oder Adoleszenten (nach ACOG); CHT: zyklische Hormontherapie; NSAIDs: nichtsteroidale
Antiphlogistika.

Verdacht auf Endometriose bei Kindern und Adoleszenten

Anamnese (ggf. mit Eltern), körperliche Untersuchung, Abdominlasonografie, ggf. Vaginalsonografie

vor Menarche

kindergynäkologisches Konsil

Kinderendokrinologie (LH, FSH, E2, P – nächtliche Abnahme!)

nach Menarche

frauenärztliches Konsil + kindergynäkologisches Konsil

Zyklustagebuch Schmerzkalender

nein ← OC

negativ ← Laparoskopie → ja

Schmerztherapie z.B. NSAIDs
• Entspannungstherapie
• Sport/Yoga
• autogenes Trainig
• Ausschluss z.B. von Laktose-Fruktoseintoleranz Zöliakie sonstige Darmerkrankungen

positiv

— zyklisch

— Langzyklus (3 Monate)

— ultralang (6–12 Monate)

— keine Besserung

Endometriose-Sanierung histologische Sicherung

OC für 6 Monate
+/– Schmerztherapie
+/– psychosomatische Mitbetreuung +/– Komplementärmedizin
Daran denken: GnRH-Analoga-Gabe erst nach Epiphysenschluss möglich.

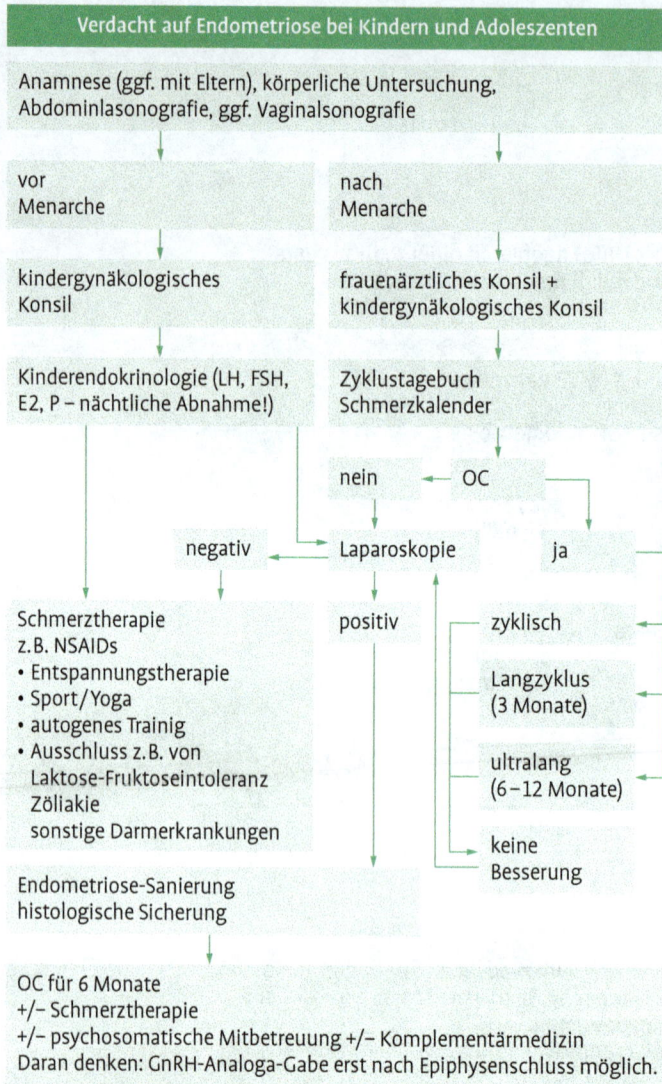

Abb. 4.3: Modifizierter Diagnose- und Therapieablauf im Endometriosezentrum der Praxis für Frauengesundheit, Gynäkologie und Geburtshilfe.

Literatur

Audebert A, Lecointre L, Afors K, et al. Adolescent Endometriosis: Report of a Series of 55 Cases With a Focus on Clinical Presentation and Long-Term Issues. J Minim Invasive Gynecol. 2015;22(5):834-840.

Benagiano G, Guo SW, Puttemans P, Gordts S, Brosens I. Progress in the diagnosis and management of adolescent endometriosis: an opinion. Reprod Biomed Online. 2018;36:102-114.

Brosens I, Gargett CE, Guo SW, et al. Origins and Progression of Adolescent Endometriosis. Reprod Sci. 2016;23:1282-1288.

DiVasta AD, Vitonis AF, Laufer MR, Missmer SA. Spectrum of symptoms in women diagnosed with endometriosis during adolescence vs adulthood. Am J Obstet Gynecol. 2018;218:324.e1-324.e11.

Ebert AD, Dong L, Merz M, et al. Dienogest 2 mg Daily in the Treatment of Adolescents with Clinically Suspected Endometriosis: The VISanne Study to Assess Safety in ADOlescents. J Pediatr Adolesc Gynecol. 2017;30:560-567.

Ebert AD, Fuhr N, David M, Schneppel L, Papadopoulos T. Histological confirmation of endometriosis in a 9-year-old girl suffering from unexplained cyclic pelvic pain since her eighth year of life. Gynecol Obstet Invest. 2009;67:158-161.

Gallagher JS, Missmer SA, Hornstein MD, et al. Long-Term Effects of Gonadotropin-Releasing Hormone Agonists and Add-Back in Adolescent Endometriosis. J Pediatr Adolesc Gynecol. 2018;31:376-381.

Janssen EB, Rijkers AC, Hoppenbrouwers K, Meuleman C, D'Hooghe TM. Prevalence of endometriosis diagnosed by laparoscopy in adolescents with dysmenorrhea or chronic pelvic pain: a systematic review. Hum Reprod Update. 2013;19:570-582.

Kapczuk K, Friebe Z, Iwaniec K, Kędzia W. Obstructive Müllerian Anomalies in Menstruating Adolescent Girls: A Report of 22 Cases. J Pediatr Adolesc Gynecol. 2018;31:252-257.

Laufer MR. Current approaches to optimizing the treatment of endometriosis in adolescents. Gynecol Obstet Invest. 2008;66(1):19-27.

Mama ST. Advances in the management of endometriosis in the adolescent. Curr Opin Obstet Gynecol. 2018;30(5):326-330.

Marsh EE, Laufer MR. Endometriosis in premenarcheal girls who do not have an associated obstructive anomaly. Fertil Steril. 2005;83:758-760.

Shafrir AL, Farland LV, Shah DK, et al. Risk for and consequences of endometriosis: A critical epidemiologic review. Best Pract Res Clin Obstet Gynaecol. 2018:1521-1569.

Suvitie P. Dysmenorrhea in teenagers. Duodecim. 2017;133(3):285-291.

Weiterführende Literatur

Siehe Anhang.

5 Endometriose in der Postmenopause

Andreas D. Ebert

Grundsätzlich kann Endometriosegewebe eine Veränderung hin zu einem sexualsteroidunabhängigen Gewebe durchlaufen. Die älteste Patientin, bei der ich Endometriose *histologisch* nachweisen konnte war 78 Jahre alt. Aber: Die Endometriose war nur ein Zufallsbefund und nicht die Ursache der chirurgischen Intervention. Heute gehen wir aufgrund fehlender „harter Daten" davon aus, dass Endometriose in 2–5 % auch postmenopausale Frauen betreffen kann. Die Frage, ob es sich um Frauen handelt, die prämenopausal bereits eine Endometriose hatten – oder um Frauen, die erst in der Postmenopause an Endometriose erkrankten, wird derzeit zugunsten der ersten Möglichkeit entschieden.

Hinzu kommt, dass die meisten Frauen mit einer postmenopausalen Endometriose unter einer Hormonersatztherapie (HRT) standen. Aber auch andere Präparate können bei postmenopausalen Frauen eine Rolle spielen, wie folgender Fallbericht zeigt:

Die 53-jährige, etwas adipöse Patientin, wurde in die Klinik zur operativen Sanierung einer Hydrosactosalpinx rechts aufgenommen (Abb. 5.1). Nebenbefundlich war eine Tamoxifeneinnahme wegen eines therapierten, rezeptorpositiven Mammakarzinoms sowie ein Myom bekannt. Die laparoskopische Operation begann problemlos, doch im Douglasraum fand sich hochsuspektes Gewebe (Abb. 5.2). Dieses wurde unter Malignomverdacht zum intraoperativen Schnellschnitt geschickt. Dieser ergab „Endometriose". Der Douglas wurde komplett deperitonealisiert und die gesamten Läsionen entfernt. Der Schnellschnitt wurde durch die Paraffinhistologie inklusive der Immunhistochemie bestätigt. Es ist m. E. unwahrscheinlich, dass die Tamoxifen-Einnahme (Wirkmechanismus über ER-α und ER-β) eine Endometriose des Douglas-

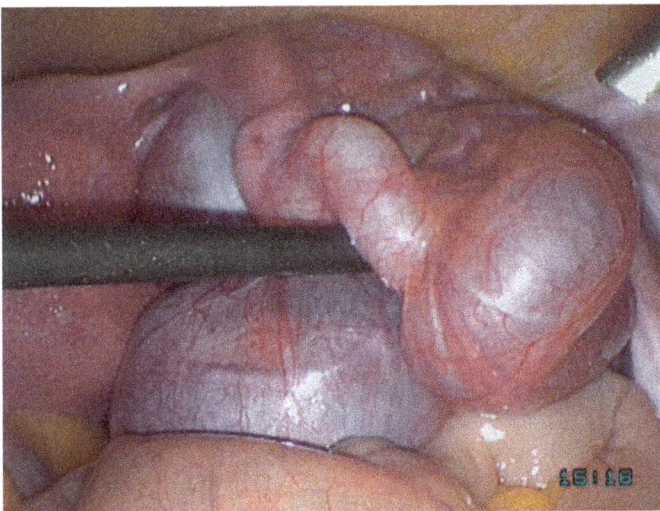

Abb. 5.1: Uterus myomatosus mit Hydrosactosalpinx bei einer postmenopausalen Patientin, die Tamoxifen im Rahmen einer Mammakarzinomtherapie nahm.

https://doi.org/10.1515/9783110561326-005

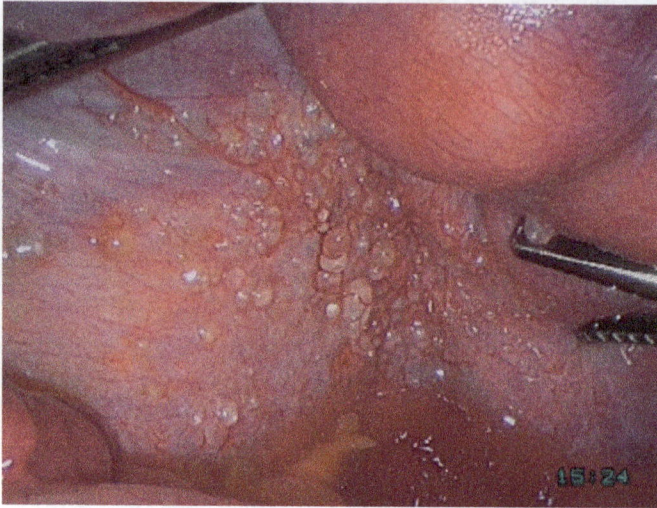

Abb. 5.2: Gleiche Patientin. Retrouterin finden sich im Douglas hochauffällige Proliferate, die makroskopisch nicht wirklich an Endometriose erinnern. Schnellschnitt: Endometriose!

peritoneums *de novo* induziert hat. Wahrscheinlicher ist es, dass Tamoxifen eine bestehende (inaktive) Endometriose aktivieren kann.

> **Merke:** Manche endokrin-wirksame Präparate (SERM, HRT, TAM) können u. U. eine Endometriose auch in der Postmenopause zum Blühen bringen.

Klimakterische Symptome können auch bei jungen Endometriosepatientinnen nach radikaler Sanierung durch Östrogen/Progesteron- oder Tibolonbehandlungen behoben werden (ESHRE, 2014). Die Therapie sollte etwa bis zum Alter des Einsetzens der natürlichen Menopause fortgeführt werden.

Literatur

Bain C. Managing women with a previous diagnosis of endometriosis. J Br Menopause Soc. 2006;12:28-33.

Bendon CL, Becker CM. Potential mechanisms of postmenopausal endometriosis. Maturitas. 2012;72:214-219.

Ebert AD, Rosenow G, David M, et al. Co-occurrence of atypical endometriosis, subserous uterine leiomyomata, sactosalpinx, serous cystadenoma and bilateral hemorrhagic corpora lutea in a perimenopausal adipose patient taking tamoxifen (20 mg/day) for invasive lobular breast cancer. Gynecol Obstet Invest. 2008;66:209-213.

Oxholm D, Knudsen UB, Kryger-Baggesen N, Ravn P. Postmenopausal endometriosis. Acta Obstet Gynecol Scand. 2007;86:1158-1164.

Palep-Singh M, Gupta S. Endometriosis: associations with menopause, hormone replacement therapy and cancer. Menopause Int. 2009;15:169-174.

6 Endometriose bei Männern – nichts ist unmöglich?

Andreas D. Ebert

In der Literatur (und der Laienpresse) wird immer wieder über Endometriose bei Männern berichtet (Giannarini et al., 2006; Fukanaga, 2012; Rei et al., 2018; Zamečnik und Hoštakova, 2013). Wenn *Endometriose* als die Präsenz von *endometriumähnlichem* Gewebe außerhalb des Cavum uteri infolge einer Erkrankung des Uterus definiert wird, dann kann es bei Männern per definitionem keine *Endometriose* geben. Es kann aber durchaus in seltenen Fällen *endometriumähnliches* Gewebe auch beim Mann nachgewiesen werden, das im Zusammenhang mit Müller-Gang-Resten beim Mann steht – ohne dass es Endometriose ist. Die Estradiolspiegel von normgewichtigen Männern entsprechen den Werten der frühen Follikelphase bei Frauen – eine Stammzellaktivierung über verschiedene molekulare Wege wäre denkbar (G. Göretzlehner, persönliche Mitteilung, 2010). Die häufig zitierten Arbeiten über Endometriose bei Männern, die wegen eines *Prostatakarzinoms* eine hochdosierte Östrogentherapie erhielten, beziehen sich aber auf endometriumähnliche Läsionen im Prostatagewebe und nicht auf entsprechende Läsionen auf dem Peritoneum! Das *endometroide* Gewebe wurde im eigentlichen Karzinomgewebe gefunden, was auf den Müller-Gang-Rest, den Utriculus prostaticus, hinweist (G. Leyendecker, persönliche Mitteilung, 2010). Andererseits sind Müller-Gang-Reste natürlich auch bei der Frau vorhanden.

Literatur

Al-Obaidy KI, Idrees MT. Endometriosis With Cystic Degeneration: A Rare Disease of Males. Int J Surg Pathol. 2018: doi: 10.1177/1066896918797438. [Epub ahead of print]

Fukunaga M. Paratesticular endometriosis in a man with a prolonged hormonal therapy for prostatic carcinoma. Pathol Res Pract. 2012;208:59-61.

Giannarini G, Scott CA, Moro U, Grossetti B, Pomara G, Selli C. Cystic endometriosis of the epididymis. Urology 2006;68: 203.e1–3.

Rei Ch, Williams T, Feloney M. Endometriosis in a Man as a Rare Source of Abdominal Pain:A Case Report and Review of the Literature. Hindawi Case Reports in Obstetrics and Gynecology. Volume 2018, Article ID 2083121.

Zámečník M, Hoštáková D. Endometriosis in a mesothelial cyst of tunica vaginalis of the testis. Report of a case. Cesk Patol. 2013;49:134-136.

Weiterführende Literatur

Siehe Anhang.

https://doi.org/10.1515/9783110561326-006

7 Endometriose ist keine „Orchideenkrankheit"

Andreas D. Ebert

Merke: Endometriosezentren sollen Spitzenqualität in der Breite gewährleisten und Forschung sowie Aus- und Weiterbildung fördern. **!**

Neben den Faktoren Zeit, Geld und Empathie bedarf es eines konsequenten Trainings der Ärzte, die sich dem Problem Endometriose stellen. Dies schließt die Kenntnisse der modernen Behandlungsmöglichkeiten ein, denn komplexe Therapieoptionen stellen komplexe Anforderungen.

Merke: Das aktuelle Therapiemanagement ist abhängig von der individuellen Lebenssituation, dem Leidensdruck und dem Alter der Patientin, wobei die Fragen nach dem Bestehen eines Kinderwunsches (aktuell oder prospektiv?) oder endometriosebedingter Schmerzen im Vordergrund stehen. **!**

Das Therapiespektrum kann also als Minimum umfassen:
- die chirurgischen Sanierung der sicht- und/oder tastbaren Läsionen,
- die medikamentös-endokrinen Therapieansätze,
- die Kinderwunschbehandlung,
- schmerztherapeutische Optionen,
- Kombinationstherapien,
- psychosomatische Mitbetreuung, Partnerschafts- und Sexualberatung und Rehabilitation
- sowie komplementäre Behandlungsmaßnahmen.

Wie umfassend die differentiellen Anforderungen in den einzelnen Punkten tatsächlich sind wird durch die *exemplarische* Besprechung allein der operativen Therapieansätze veranschaulicht, wobei der primär behandelnde Arzt eine Schlüsselfunktion innehat. Die operative Behandlung der Endometriose ist anspruchsvoll. In ausgedehnten Fällen kann die Komplexität des operativen Vorgehens nur mit der gynäkologischen Onkochirurgie verglichen werden.
- endoskopische, laparoskopisch-assistiert-vaginale oder offen-chirurgische Therapie der peritonealen, ovariellen und tiefinfiltrierenden Endometriose
- Therapie der Adenomyose
- Therapie und Prophylaxe der Adhäsionen
- Profertilitätsoperationen (Tubenchirurgie in Kombination mit diagnostischer und/oder operativer Hysteroskopie +/– Fallopioskopie
- Chirurgie bei Darm- oder distantem Organbefall (z. B. Urogenitalsystem, Zwerchfell, Retroperitoneum)

https://doi.org/10.1515/9783110561326-007

– Komplikationsmanagement und Nachsorge
– Endometriose-Register, interdisziplinäre Fallbesprechung

In diesem Zusammenhang sind Qualifikationen zu wünschen, die in Deutschland der speziellen Weiterbildung für operative Gynäkologie bzw. gynäkologischer Endokrinologie und Reproduktionsmedizin entsprechen. Bereits die Facharztausbildung sollte diesen Forderungen Rechnung tragen. Es ist sicherlich keine neue „Endometriose"-Subspezialisierung, kein „Endometriose-Facharzt" zu fordern, wohl aber eine drastische Verbesserung der Ausbildung (*advanced trainings*) an spezialisierten Ausbildungsstätten, wie sie sich in Deutschland im Rahmen der zertifizierten Endometriosezentren und der Ausbildungszentren der AGE beispielhaft herausbilden.

Merke: Ein sehr deutsches Manko ist der bekannte Fakt, dass sich die Aus- und Weiterbildungskompetenz für die gynäkologische Endokrinologie und Reproduktionsmedizin aus monetären Gründen kaum noch an Ausbildungskliniken befindet. Die Ausbildungsdefizite in der Breite sind bereits jetzt spürbar.

Schon diese unvollständige Aufzählung der Arbeits- und Forschungsgebiete sowie das Wissen um die menschliche, soziale und volkswirtschaftliche Relevanz der Erkrankung Endometriose weisen darauf hin, dass eine Fokussierung der vorhandenen Kräfte in Deutschland notwendig ist. Die Endometriose ist eine fachübergreifende Erkrankung, die durchaus exemplarisch für die Entwicklung des Fachgebiets Frauenheilkunde stehen könnte. Dabei bleibt zu betonen, dass die betroffene Patientin, zunehmend durch Selbsthilfegruppen, Publikationen, Presse, Funk und Internet gut informiert, die zentrale Partnerin bei allen diagnostischen, therapeutischen und/oder wissenschaftlichen Schritten ist. Aufklärung im weitesten Sinne des Wortes ist somit eine zentrale Aufgabe des Qualitätsmanangements.

Konkrete inhaltliche Kooperationen mit folgenden Fachdisziplinen werden obligat:
– Pathologie
– Chirurgie
– Urologie
– Gastroenterologie
– Schmerztherapie
– Neurologie
– Psychosomatik

Zu einem Endometriosezentrum gehören aber auch folgende Voraussetzungen:
– Zusammenarbeit mit Grundlagenforschung
– Zusammenarbeit in der klinischen Forschung
– Ernährungsberatung

- Partnerschafts- und Sexualberatung
- Zusammenarbeit mit Rehabilitationseinrichtungen
- Schulung der ärztlichen Mitarbeiter
- Schulung der Mitarbeiter im Pflegebereich
- Enge Kooperation mit den Selbsthilfegruppen, die in Deutschland speziell von der Endometriose-Vereinigung Deutschland e. V. in Leipzig vertreten werden.
- Externe Netzwerke: Traditionell wird die Endometriose in Deutschland von ambulant und klinisch tätigen Operateuren behandelt und überwiegend von niedergelassenen Frauenärzten medikamentös versorgt und ggf. nachgesorgt.
- Mitarbeit an der Entwicklung von Leitlinien

Ein wichtiger Schritt war seit 2005 die Entwicklung eines Zertifizierungskonzeptes für spezielle Endometriosezentren unter der Federführung der SEF (siehe www.endometriose-sef.de). Dieses Stufenkonzept zielt konsequent auf die Verbesserung der Forschungs-, Struktur- und Ergebnisqualität. Im August 2006 wurde dieser Prozess in Deutschland mit der Zertifizierung des Humboldt-Klinikums in Berlin begonnen, um dieses einmalige Konzept erfolgreich umzusetzen (www.endemetriose-sef.de, www.endometriose-vereinigung.de).

Im Rahmen der Zertifizierung werden folgenden Aspekte und Informationen, für die z. T. sehr konkrete Vorgaben entwickelt wurden, differentiell abgefragt und durch persönliche Audits bestätigt:
- *Kernpartner des Endometriosezentrums*
  - Viszeralchirurgie/Allgemeinchirurgie
  - Urologie
  - Radiologie
  - Pathologie
  - Gynäkologie
- *Kooperationspartner des Endometriosezentrums*
  - Selbsthilfegruppen
  - Ernährungsberatung
  - Physiotherapie
  - Schmerztherapie
  - Sterilitätstherapie
  - Rehabilitationseinrichtungen, z. B. Eisenmoor-Bad Schmiedeberg, Bad Salzuflen u. a.
- *Struktur des Netzwerks*
  - Qualitätsziele
  - Verantwortlichkeiten Organigramm/Leitungsebenen
  - Personelle Beschreibung der Akteure (CV, Qualifikationen, Publikationen)
  - definierte vertragliche Kooperationspartner
  - Entscheidungsabläufe
  - ggf. Finanzen

- *Interdisziplinäre Zusammenarbeit*
  - Häufigkeit der interdisziplinären Fallbesprechungen
  - Definition von Ansprechpartnern
- *Kooperation mit niedergelassenen Ärzten*
  - Therapieplanung
  - Überleitungsmanagement/Nachsorge
  - Gewährleistung der Erreichbarkeit der Partner
  - Entwicklung eines Rückmeldesystems
  - gemeinsame Fortbildungen
  - Schaffung eines verbindlichen Endometriose-Netzwerkes
- *Zugang zur Selbsthilfe*
  - Definition und Identifizierung der Kooperationspartner
  - Zugang und Integration
  - Informationsübermittlung
- *Informationsveranstaltungen für Patientinnen*
  - Art und Häufigkeit der durchgeführten Veranstaltungen, Symposien oder Kongresse
  - Schriftliche Information
- *Information und Weiterbildung für Ärzte*
  - Art und Häufigkeit der durchgeführten Veranstaltungen, Symposien oder Kongresse
  - Art und Häufigkeit der durchgeführten praktischen Trainingskurse
  - Organisation und Teilnahme von/an Qualitätszirkeln
- *Wissenschaftliche Untersuchungen*
  - Welche eigenen Studien wurden/werden durchgeführt?
  - Infrastruktur
  - An welchen Studien wird teilgenommen?
- *Endometriose-Dokumentation*
  - Definition der Ziele der Endometriose-Dokumentation
  - Charakterisierung der Dokumentation (Stammdaten): Anamnese, Diagnostik, Therapie, Verlauf und Nachsorge
  - Erstellung eines Jahresberichtes: Zahl der diagnostizierten und behandelten Patientinnen; Zahl der Operationen; Zahl der medikamentösen Therapien
- Angaben zur *Chirurgie:* personelle Ressourcen, Leistungsspektrum, Leistungsumfang, Verfügbarkeit
- Angaben zur *Urologie:* personelle Ressourcen, Leistungsspektrum, Leistungsumfang, Verfügbarkeit
- Angaben zur *Pathologie:* personelle Ressourcen, Leistungsspektrum, Leistungsumfang, Verfügbarkeit
- Angaben zur *Radiologie:* personelle Ressourcen, Leistungsspektrum, Leistungsumfang, Verfügbarkeit

- Angaben zu *weiteren Kooperationspartnern*: personelle Ressourcen, Leistungsspektrum, Leistungsumfang, Verfügbarkeit
- Angaben zur *Endometriose-Sprechstunde*:
  - personelle Qualifikation, Leistungsspektrum, Leistungsumfang
  - Zeit, Ort
  - Erstdiagnosen, Ersttherapien, Rezidiverkrankungen, Schmerzpatientinnen, Sterilitätsproblematik
  - Zahl der veranlassten Maßnahmen: Einleitung/Überweisung zur Schmerztherapie, Einleitung/Überweisung zur Ergänzungstherapie, Akupunktur, physikalische Maßnahmen usw., Einleitung/Überweisung zu rehabilitativen Maßnahmen oder AHB
- Angaben zur *operativen Endometriosetherapie:*
  - personelle Qualifikationen, Leistungsspektrum, Leistungsumfang
  - Bettenkapazität/Gesamtzahl der operierten Patientinnen/Jahr
  - Gesamtzahl der operierten Patientinnen mit Endometriose/Jahr
  - rASRM-Stadien-Verteilung
  - ENZIAN-Klassifikation
  - Laparotomien und Laparoskopien
  - Anteil von schwierigen Siten,
  - Darmoperationen,
  - Blasen-Harnleiter-Operationen
  - Anteil von Schmerzpatientinnen
  - Anteil von Infertilitätspatientinnen
  - Anzahl und Qualifikation des ärztlichen Hilfspersonals (Arzthelferin, Schwester, OP-Personal)
  - Interne Weiterbildungsmaßnahmen

Aus diesen Angaben ist ersichtlich, dass eine Zertifizierung kein Selbstläufer ist. Die Kooperationen und Verantwortlichkeiten werden fachübergreifend vertraglich geregelt, die Dokumentation ist bindend. Die Angaben der Antragsteller werden von einem Gremium begutachtet und das antragstellende Zentrum im Sinne eines Audits visitiert. Die Zertifizierung wird zeitlich für 3 Jahre befristet und dann die Entwicklung abgefragt. Die Zertifizierung kann bei Nichterfüllung der Qualitätskriterien aberkannt werden. Eine Re-Zertifizierung ist nicht selbstverständlich. Die Qualitätskriterien werden permanent weiterentwickelt. Qualitätsmanagement ist nach diesem Verständnis strukturierte, dokumentierte und transparente Leistung mit dem Ziel der ständigen Verbesserung. Die Zertifizierung soll somit nicht als neuer Marketingansatz dienen, sondern Ziel und Ausgangspunkt täglicher Leistungsoptimierung sein, was bei der heutigen dramatischen „Verschlankung" personeller und ökonomischer Ressourcen seitens der Kostenträger und der politisch Verantwortlichen nicht gewürdigt wird. Dennoch: In Deutschland und Europa ist die Idee der Qualitätsverbesserung auf dem Gebiet der Endometriose angekommen. Verschiedene Institutionen und

Umweltmedizin   Metastasierung   Angiogenese +
                 und Invasion   Neurogenese

Immunologie   Endokrinologie

                                               Embryologie

Epidemologie   **Endometriose**   Onkologie

Genetik   Pathologie

        Reproduktions-   Sexualität und   Psychologie
        medizin   Partnerschaft   Psychosomatik

Klinische Diagnostik   **OP-Team**   **EndoBoard**
• Ultraschall   • Endoskopie   • Gynäkologe
• Kolposkopie   • offene Chirurgie   • Operateur
• MRT   • Endokrinologe
• Darmdiagnostik   • Ultraschaller
                                                  • Schmerztherapeut
Aus- und Weiter-   • Psychosomatik
bildung/   • Darmchirurg
Öffentlichkeitsarbeit   **Endometriose-**   • Pathologe
                            zentrum
Nachsorge   **Endokrinologie und**
• Niedergelassene   **Repruduktions-**
• Selbsthilfegruppen   **medizin**
• komplementäre   **Grundlagen-**
  Medizin   **forschung**   **Darmchirurgie**
• Rehabilitation   (translational research)
                           State-of-the-art-Labor **Pathologie**
Klinische Forschung   nationale und
• Pharma-Industrie   internationale   **Psychologie und**
• Data manager   Kooperation   **Psychosomatik**
• Epidemiologie   Biotechnologie-Partner

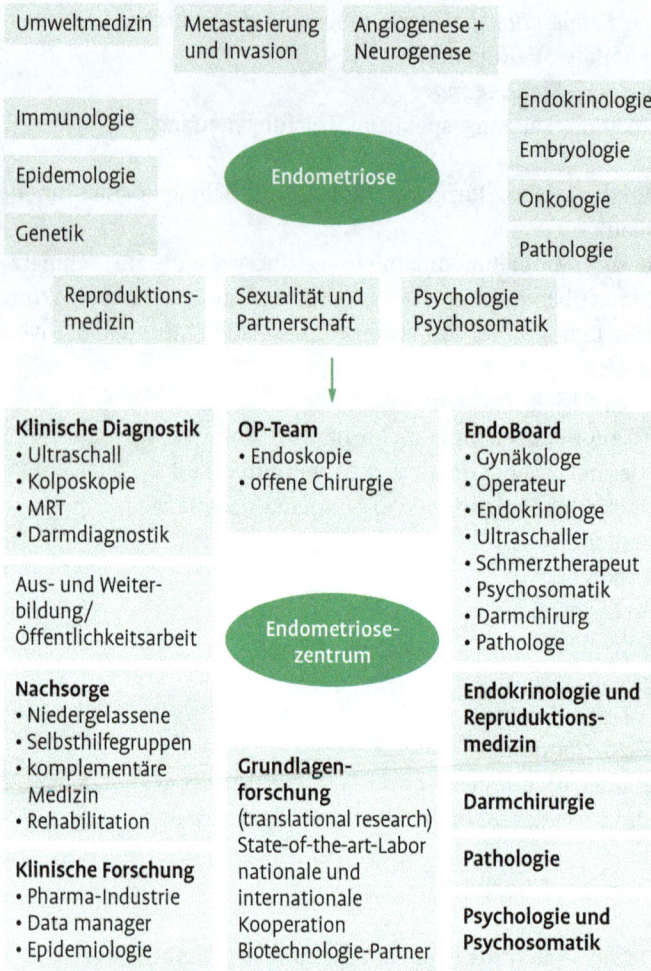

Abb. 7.1: Endometriose und Endometriosezentrum (Modell).

Gruppen arbeiten intensiv am gleichen Ziel. Die Bildung spezialisierter Endometrio-se-Zentren und die breite Qualifikation der Ärzte und des medizinischen Personals gehören, flankiert von der Forcierung der Forschung, ebenso in dieses Spektrum wie die Schulung und Information der betroffenen Frauen sowie die Sensibilisierung der Gesundheitspolitik, der Kostenträger und der Industrie. Vor dem Hintergrund knapper Ressourcen ist eine Fokussierung des vorhanden nationalen und internationalen Engagements absehbar und notwendig. Die Gründung von nationalen Endometriose-Gruppen als Fundament einer Europäischen Dachgesellschaft ist anzustreben.

Inzwischen hat sich das Erfolgskonzept ausgeweitet. Neben zahlreichen Zentren in Deutschland, Österreich und der Schweiz wurde 2013 ein Endometriosezentrum in Baku (Azerbaijan) sowie 2017 in Tiflis (Georgien) auditiert und zertifiziert.

Mit dem Erfolg stellen sich weitere Aufgaben. Nun gilt es zu zeigen, dass die verbesserte Strukturqualität auch eine verbesserte Ergebnisqualität nach sich ziehen kann. Eine Herausforderung!

Merksätze zur Endometriose
- Endometriose ist eine Erkrankung des Uterus und seiner Gewebe.
- Der wichtigste Risikofaktor ist der primär behandelnde Arzt.
- Der zweitwichtigste Risikofaktor ist der Erstoperateur!
- Endometriose ist eine chronische Erkrankung – man muss daran denken!
- Endometriose kann vor der Menarche und in der Postmenopause auftreten.
- Endometriose nicht als „Frauenleiden" bagatellisieren – früh und konsequent diagnostizieren und behandeln!
- Menstruationsbeschwerden, die zu Bettlägerigkeit oder zu Medikamentenabusus führen sind definitiv nicht „normal"!
- Lebenspartner in das Behandlungskonzept einbeziehen
- Interdisziplinäre Kooperation anstreben – Nachsorge und Rehabilitation organisieren!
- Die Hauptkomplikationen bei Endometriose sind das Rezidiv und die Chronifizierung der Beschwerden mit den medikamentösen und operativen Folgebehandlungen!

Endometriose ist weder „teuer" noch „günstig" für einen Klinikverwalter zu haben, aber Endometriose wird durch falsche Behandlung sehr teuer für die Patientin und unsere Gesellschaft.

Literatur

D'Hooghe T, Hummelshoj L. Multi-disciplinary centres/networks of excellence for endometriosis management and research: a proposal. Hum Reprod. 2006;21:2743-2748.

Ebert AD, Ulrich U, Keckstein J, et al. Endometriosis Research Foundation, and the European Endometriosis League: Implementation of certified endometriosis centers: 5-year experience in German-speaking Europe. Gynecol Obstet Invest. 2013;76(1):4-9.

Simsa P, Mihalyi A, Kyama CM, et al. Future of endometriosis research. Womens Health (Lond). 2007;3:647-654.

Ulrich U, Buchweitz O, Greb R, et al. German and Austrian Societies for Obstetrics and Gynecology: National German Guideline (S2k): Guideline for the Diagnosis and Treatment of Endometriosis: Long Version - AWMF Registry No. 015-045. Geburtshilfe Frauenheilkd. 2014;74:1104-1118.

www.endometriose-sef.de

www.endometriose-vereinigung.de

8 Klinische Symptome

Andreas D. Ebert

Die Endometriose ist ein Chamäleon unter den gynäkologischen Erkrankungen.

Leitsymptome: Dysmenorrhö, Dyspareunie, Darmsymptome/Dyschezie, Dysurie, Blutungsstörungen, Sterilität, zyklische, azyklische oder chronische Unterbauchschmerzen sowie die auffallende Häufung „uncharakteristischer Symptome". Die Symptome treten meist kombiniert auf.

8.1 Dysmenorrhö und Blutungsstörungen

Auffällig ist die große Variabilität dieses schwer quantifizierbaren Symptoms: schmerzbedingte Ohnmachtsanfälle, Übelkeit/Erbrechen, Ausstrahlen in die Beine/den Rücken, Bettlägerigkeit. Die Menstruationsschmerzen können einige Tage vor dem Einsetzen der Menstruation beginnen. Sie kumulieren mit Blutungseintritt und halten eine variable Zeit danach an. Prämenstruelle Schmierblutungen, Hypo- und Hypermenorrhöen, langes „Nachbluten" treten auf. Ein Problem der Beurteilbarkeit ist die variable individuelle Schmerztoleranz.

Merke: Dysmenorrhöen, die zu Arbeitsunfähigkeit führen, sind definitiv nicht normal. Primäre Dysmenorrhöen sind pathognomonisch für Endometriose! **!**

8.2 Dyspareunie

Schmerzen beim oder nach dem Geschlechtsverkehr können stellungsabhängig und stellungsunabhängig auftreten. Eine stellungsabhängige Dyspareunie wird von vielen Patientinnen bei tiefer Penetration beschrieben. Häufig findet sich in diesen Fällen ein endometriotischer Befall der Ligamenta sacrouterina und/oder des Douglas-Raumes.

Tiefe Infiltrationen der sacrouterinen Bänder, die Obliteration des Douglas-Raumes oder des rektovaginalen Septums sowie Verwachsungen im kleinen Becken können auch stellungsunabhängig zu massiven Schmerzsensationen mit konsekutivem Libidoverlust führen. Die Schmerzen können auch nach dem Verkehr als Folge der sexuellen Aktivität auftreten. Ursächlich hierfür sind Nervenfasern, die in Endometrioseherden nachgewiesen werden konnten (Mechsner et al. 2007, Mechsner 2009).

Deshalb sollte in diesen Fällen eine Paarberatung angestrebt werden, da auch heute noch viele Männer das ihnen unverständlich zurückhaltende Sexualverhalten

https://doi.org/10.1515/9783110561326-008

ihrer Partnerinnen fehlinterpretieren. Andererseits kann die Entwicklung zu einem „sehr verständnisvollen Ehemann" (oder Partner) langfristig auch zu schweren Beziehungsproblemen führen.

8.3 Dyschezie, Darmsymptome und Unterbauchschmerzen

Angegeben werden perimenstruelle oder bereits permanente Schmerzen beim Stuhlgang (Rektuminfiltration?), wechselnde Stuhlkonsistenz und Durchfälle (vor allem kurz vor der Menstruation), Blähungen, Spasmen (Krämpfe), Tenesmen, gelegentliche Darmblutungen, Völlegefühl/Inappetenz, Magenschmerzen, Übelkeit. Der Wechsel von zyklusabhängigen zu zyklusunabhängigen Schmerzen kann ein Hinweis auf die Progredienz oder die Chronifizierung der Endometriose (Verwachsungen) sein. Überschneidungen mit psychosomatischen Krankheitsbildern sind möglich, eine Kombination häufig.

> **!** **Merke:** Blut im Stuhl bei Darmsymptomen muss abgeklärt werden!

Dabei bitte immer im Hinterkopf haben, dass auch eine Darmspiegelung mit Schleimhautbiopsie in der Hand des erfahrenen Gastroenterologen falsch-negative Ergebnisse liefern kann. Die Biopsie ist sogar überwiegend falsch-negativ, da die zarten endoskopischen Biopsieinstrumente die harte Adenomyofibrohyperplasie, bei der es sich ja bei den Darmendometriosen handelt, nicht greifen, sondern nur die darüberliegende Schleimhaut fassen.

8.4 Dysurie

Schmerzhafte Miktionen und Inkontinenz während der Menstruation werden gehäuft angegeben. Endometrioseherde und/oder Verwachsungen im Bereich des Blasendaches sowie die mögliche Einbeziehung vegetativer Nervenfasern können die Ursachen sein. Nicht immer ist eine Hämaturie wegweisend. Insbesondere während der Menstruation kann ein Urintest falsch-positiv sein. Eine Blasenspiegelung kann – in Abhängigkeit vom Infiltrationsgrad der Endometriose – ein bullöses Ödem in Kombination mit den typischen blauschimmernden Herden belegen.

Bei der Laparoskopie können ausgedehnte Einziehungen, Auftreibungen bzw. Infiltrationen des Ligamentum rotundum auf eine Blaseninfiltration hinweisen (Victory-Zeichen, Abb. 8.1a, b). Ein begleitender Nierenstau muss immer sonographisch ausgeschlossen werden (endometriosebedingte Harnleiterstenose).

Das Victory-Zeichen findet man häufig als Zufallsbefund bei der Laparoskopie. Es besagt, dass die beiden Ligamenta rotunda durch die Blasenendometriose so V-för-

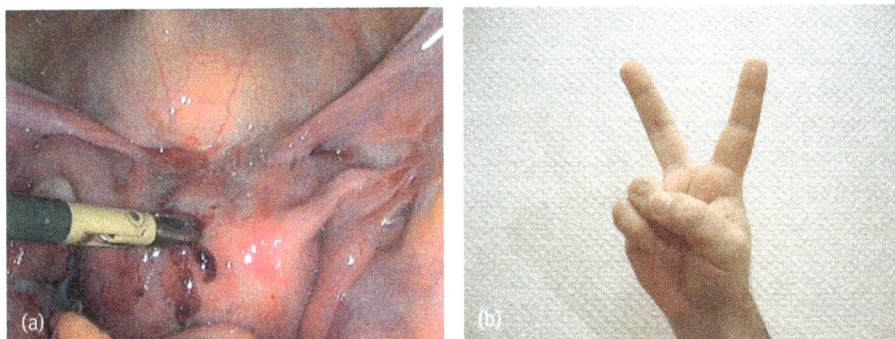

Abb. 8.1: Das Victory-Zeichen. (a) Die Ligamenta rotunda werden durch die Adenomyosis uteri der Vorderwand so im Spatium vesico uterinum zusammengezogen, dass der Scheitel des V auf die Stelle zeigt, wo die Infiltration der Adenomyosis uteri in die Blase stattfindet [ähnelt dem Handzeichen (b)].

mig vor den Uterus gezogen werden, dass die Spitze der beiden Schenkel auf jene Stelle zeigt, an der die Endometriose die Blase infiltriert. Sieht man dieses Victory-Zeichen, so empfiehlt es sich intraoperativ zu zystoskopieren, damit der Patientin postoperativ eine suffiziente Therapieempfehlung gegeben werden kann. Als weitere Diagnostik sollte ein Vaginalultraschall mit voller Blase oder ein MRT mit voller Blase durchgeführt werden, wobei der Uterus mit beurteilt werden muss (Adenomyosis?).

Merke: Bildgebende Diagnostik (z. B. Ultraschall, MRT) immer mit voller Blase durchführen! ❗

8.5 Rücken- und Gliederschmerzen

Rückenschmerzen und Schmerzen in den unteren Extremitäten können viele Ursachen haben. Differenzialdiagnostisch sollte immer auch an eine Endometriose gedacht werden. Neben der transperitonealen Infiltration von Beckenwand, Gefäßen und Harnleitern können auch der Plexus hypogastricus und der Plexus sacralis involviert sein. Hierzu gibt es zahlreiche Beispiele. Selbst eine Endometrioseinfiltration des Nervus femoralis wurde beschrieben. Daran (und an induzierte Osteoporose) sollte gedachte werden, wenn zyklisch Beinschmerzen von den Frauen angegeben werden.

Merke: Perimenstruelle Rücken- oder Beinschmerzen immer ernst nehmen! ❗

8.6 Sterilität und Kinderwunsch

Die endometrioseassoziierte Sterilität stellt ein außerordentlich gravierendes persönliches, klinisches und gesellschaftliches Problem dar (s. Kap. 14). Man geht davon aus, dass bis zu 30–70 % aller Kinderwunschpatientinnen eine Endometriose unterschiedlicher Stadien aufweisen, die nicht selten erst im Rahmen der Sterilitätsdiagnostik festgestellt wird, da die Endometriose durchaus asymptomatisch verlaufen kann. Auch wenn eine Endometriose oder Adenomyose bereits bekannt ist oder aber erst kürzlich diagnostiziert wurde, sollten sämtliche weiterführenden Untersuchungen bei der betroffenen Frau und ihrem Partner durchgeführt werden, um alle anderen Ursachen einer Sterilität auszuschließen bzw. diese nicht zu übersehen. Wichtig ist, ob ungeschützter, regelmäßiger Verkehr seit mindestens 12 Monaten besteht. Der *male factor* muss unbedingt abgeklärt werden (Spermiogramm). Eine diagnostische bzw. operative Laparoskopie sollte mit der Patientin im Gesamtkonzept der Behandlung frühzeitig besprochen werden.

Symptome (Zusammenfassung aus verschiedenen Literaturstellen):
- Dysmenorrhö 60–88 %
- Menorrhagie 25–57 %
- Hypermenorrhö 16–75 %
- Unterbauchschmerzen 38–84 %
- Dyspareunie 25–76 %
- Abdominalschmerzen 16–63 %
- Dysurie? 8–14 %
- Hämaturie 6–8 %
- Darmbluten 4–7 %
- Tenesmen (N. pudendus) 7–24 %
- Adnexbefunde 28–61 %
- Unerfüllter Kinderwunsch 30–61 %
- Erschöpfungssyndrom (10–33 %)
- Schmerzsyndrom (6–25 %)
- Hashimoto-Thyreoiditis (6–35 %)

> **!** **Merke:** Für eine definitive Diagnose der Erkrankung Endometriose muss eine histologische Sicherung mit Befunddokumentation durch eine Laparoskopie oder eine Laparotomie erfolgen. Die Laparoskopie ist heute der „Goldstandard" der Diagnostik.

Weiterführende Literatur

Siehe Anhang.

9 Diagnostik

Andreas D. Ebert

Es gibt (noch) keine relevante Screening-Methode. Die exakte Diagnose durch laparoskopische Visualisierung und histologische Sicherung wird fast immer um 6–8 Jahre verzögert gestellt. Die alleinige Verdachtsdiagnose „Endometriose" ist nicht ausreichend für eine rationelle und konsequente Therapieentscheidung.

Liegen Schmerzen, eine ungewollte Kinderlosigkeit oder gar Organbefall (Blase, Darm, Niere) vor, so sollte eine Abklärung erfolgen.

Die folgenden diagnostischen Methoden werden als präoperative Basisdiagnostik empfohlen (Kap. 9.1 bis Kap. 9.6).

9.1 Anamnese (Minimum)

Gezielt abgefragt werden sollte:
– Alter, Menstruations- und Schwangerschaftsanamnese: Parität, Aborte? Kürettagen?
– Dysmenorrhö: Dauer? Intensität? Bettlägerigkeit? Arbeitsunfähigkeit? Bewältigungsstrategien? Primäre Dymenorrhö? Sekundäre Dysmenorrhö?
– Dyspareunie: Stellungsabhängigkeit? Libidoverlust?
– Stuhlgang: menstruationsabhängige Schmerzen oder/und wechselnde Stuhlkonsistenz? Blut?
– Dysurie?
– Voroperationen: Arztbriefe? OP-Protokolle?
– Medikamentenanamnese: Kontrazeptiva? Schmerzmedikamente? Quantifizierung? Selbstmedikation?
– Nikotinabusus?
– Sozialanamnese: Partnerschaft? Konflikte? beruflicher Stress?
– Familienanamnese: Karzinomhäufung? Endometriose? ca. 6–7 % familiäre Häufung!
– gehäufte genitale Infektionen?
– Erschöpfung?
– Depressive Verstimmung?
– Hashimoto?

https://doi.org/10.1515/9783110561326-009

Tab. 9.1: Diagnostisches Minimum bei Verdacht auf tiefinfiltrierende Endometriose. Es gibt keine aktuellen Leitlinienempfehlungen zur Diagnostik der Endometriose. Die Tatsache, dass keine Empfehlungen *für* eine Methode abgegeben werden kann, bedeutet nicht, dass dies als Empfehlung *gegen* diese Methode zu interpretieren ist.

Anamnese

Die Anamnese ist die einzige Möglichkeit die Patientin und ihre Beschwerden umfassend kennenzulernen und die Symptome in Einklang mit den diagnostischen Befunden, z. B. Vaginalsonographie oder MRT, zu bringen.

Immer die Dynamik und den zeitlichen Verlauf der Symptome beachten!

– Wann war die erste Regel? War sie damals schon schmerzhaft? Führte die Menstruation zu schmerzbedingtem Schulausfall? Zu abususähnlichen Schmerzmitteleinnahmen? Zur Verabreichung oraler Kontrazeptiva?
– Seit wann bestehen Symptome? Wie haben sie sich in Ihrer Qualität über die Zeit entwickelt?
– Gibt es Blutungsstörungen (Vorschmieren, Nachschmieren, Hypermenorrhö mit und ohne Koagelabgang)?
– Die endometrioseassoziierten Beschwerden können zyklisch, azyklisch und chronisch auftreten.
– Wann wurden von wem wo welche Voroperationen mit welchem Erfolg durchgeführt? Liegen OP-Protokolle vor?
– Von wann bis wann wurde endokrine Therapien eingesetzt und mit welchem Erfolg?
– Von wann bis wann wurden sonstige Therapien (Akkupunktur, TCM, Naturheilverfahren, Homöopathie etc.) eingesetzt und mit welchem Erfolg?

Dysmenorrhoe
– Primär? Sekundär? (Alter)

Dyspareunie
– Stellungsabhängig?
– Stellungsunabhängig?
– Libidoverlust?
– Partnerschaftsprobleme?
– Psychogene Dyspareunie?
– Verkannte Vulvodynie?

Blutungsstörungen
– Regeltempostörungen?
– Regeltypusstörungen?
– Hypermenorrhoe?
– Zusatzblutungen?
– Zykluskalender empfehlen!

Unterbauchschmerzen
– Zyklusabhängig?
– Zyklusunabhängig?
– Chronisch?
– Ischialgiforme Beinschmerzen
– Perimenstruelle Rückenschmerzen

Urogenitalsymptome
– Dysurie? Poliurie? Pollakisurie?
– „Reizblase"?
– Gehäufte Blasenentzündungen?
– Mikrohämaturie?
– Makrohämaturie?
– Perimenstruelle Inkontinenz?
– Harnstau?
– „Interstitielle Zystitis" ?

Gastrointestinale Symptome
– Obstipation
– Pseudodiarrhoe
– Postprandiale Krämpfe
– Hämatochezie
– Dyschezie
– „Reizdarm"
– Perimenstruelle Tenesmen und schmerzhafte Blähungen
– Perimenstruelle Stuhlwechsel? (z. B. von Obstipation zu Diarrhoe)

Tab. 9.1: (fortgesetzt) Diagnostisches Minimum bei Verdacht auf tiefinfiltrierende Endometriose. Es gibt keine aktuellen Leitlinienempfehlungen zur Diagnostik der Endometriose. Die Tatsache, dass keine Empfehlungen *für* eine Methode abgegeben werden kann, bedeutet nicht, dass dies als Empfehlung *gegen* diese Methode zu interpretieren ist.

	Psychosomatische und psychiatrische Auffälligkeiten – Fatique? – Depressive Symptome/Störungen – Angststörungen? Somatisierungsstörungen? – Medikamentenabusus? – Sozialstatus? Soziale Probleme? – Partnerschaftsprobleme? **Voroperationen?** – Adnexoperationen – Endometriose-Operationen – Sonstige (Verwachsungen?) – Liegen die OP-Berichte gg. mit Bilddokumentation vor? **Vor- oder Begleiterkrankungen** – Diabetes? – Hypertonus? – Depressionen? – Schilddrüse? Hashimoto-Thyreoiditis? Fruktose-, Laktose- oder Gluten-Intoleranz? – Sonstige? (M-Crohn?) **Vor- oder Begleittherapien** – Kinderwunschtherapien? – Psychiatrische Therapien? Psychotherapie? Schilddrüsenbehandlungen? Neurologische Behandlungen? – Sonstige? (Schmerztherapien)? **Medikamenteneinnahme** – Orale Kontrazeptiva? – GnRH-Analoga? GnRH-Agonisten? – Gestagene? – Sonstige Medikamente? (z. B. Antidiabetika? Antidepressiva? Andere?)
Gynäkologischer Status	– **Spekulumeinstellung:** immer Fornix posterior et anterior vaginae zum makroskopischen Ausschluss einer bereits stattgefundenen Infiltration mitbetrachten! – **Inspektion**, ggf. Kolposkopie. Bei typischen Befunden in der Scheide kann eine Vaginalbiopsie in Lokalanästhesie sinnvoll sein. – Immer **rektovaginale Palpation**, ggf. auch als Narkoseuntersuchung.

Tab. 9.1: (fortgesetzt) Diagnostisches Minimum bei Verdacht auf tiefinfiltrierende Endometriose. Es gibt keine aktuellen Leitlinienempfehlungen zur Diagnostik der Endometriose. Die Tatsache, dass keine Empfehlungen *für* eine Methode abgegeben werden kann, bedeutet nicht, dass dies als Empfehlung *gegen* diese Methode zu interpretieren ist.

Sonographie	– **Transvaginalsonographie:** Ovarielle Endometriome? Adenomyosis uteri? Darmbefall? – **Abdominalsonographie:** Nierenultraschall und US mit voller Blase zur Abklärung einer Blasenendometriose. – **Transanalsonographie:** Endosonographie in Kombination mit Rektosigmoideoskopie zum Ausschluss einer Rektumendometriose. Darmbefall? Welche Schichten? Wahrscheinlich besonders wichtig bei höher gelegenen Infiltrationen der Rektosigma, die der tastende Finger nicht mehr erreicht.
Laborparameter	– CA 125, Urinstix, Bakteriologie, ggf. β-HCG, CRP, HE4 Der Tumormarker CA125 erreicht bei Endometriose nur selten so hohe Werte, wie sie beim Ovarialkarzinom auftreten. Ausnahmen bestätigen die Regel. Der Nutzen von HE4 bei Endometriose ist nicht ausreichend erprobt.
Bildgebende und invasive Diagnostik	– **Magnetresonanztomografie** (besser als CT) exzellente Methode bei Verdacht auf Adenomyosis oder tiefinfiltrierende Endometriose. Bei Verdacht auf Blaseninfiltration empfiehlt sich immer das MRT mit voller Blase, bei Verdacht auf Rektuminfiltration bringt die rektale KM-Füllung sehr klare Befunde. MRT-Rektalspulen werden derzeit in Studien untersucht. Das MRT spielt keine Rolle bei der Diagnostik der peritonealen Endometriose (ESHRE, 2014) – **i. v. Urogramm** (bei Verdacht auf Ureterbeteiligung) – **Zystoskopie** ggf. mit Biopsie (z. B. Ausschluss einer interstitiellen Zystitis), aber nie eine transurethrale Resektion (TUR) zur Therapie einer Blasenendometriose durchführen lassen! – **Rektosigmoidoskopie** möglichst zum Zeitpunkt der Menstruation („Blutstraße" als Leitspur) – (operative) Laparoskopie mit histologischer Sicherung und Stadieneinteilung ist der Goldstandard der Diagnostik. Es gibt keine „diagnostische" Laparoskopie bei Endometriose, die Laparoskopie ist immer operativ. – Bei zyklischem Bluthusten – Spiral-CT zum Ausschluss der extrem seltenen Lungenendometriose.

9.2 Rektovaginale gynäkologische Untersuchung

Die Untersuchung sollte möglichst zum Zeitpunkt der Menstruation durchgeführt werden: Inspektion von Vulva, Vagina (besonders retrozervikale Herde ausschließen) und Portio (koloskopieren!). Palpation des Uterus (weich: Adenomyosis?), der Adnexe (zystischer Tumor?), der Parametrien (Infiltrate? Dolenz?), des Douglas (Knoten? Verhärtungen? Schmerzen?), des Rektums (Infiltration im Septum rectovaginale?, Tumor?, Verschieblichkeit der Schleimhaut?), Blut?, Schmerzhaftigkeit der Untersuchung? Abstand des Tastbefunds vom Anus (in cm)?

9.3 Ultraschall (inklusive Transrektalsonographie und Nierensonographie)

Die vaginale Ultraschalldiagnostik spielt eine Rolle bei der Darstellung
– ovarieller Endometriose
– der Adenomyosis uteri
– der Blaseninfiltration (Ultraschall mit gefüllter Blase!)
– der Darminfiltration (Abb. 9.1a–d)

Die Vaginalsonographie ist die Methode der Wahl in der präoperativen Diagnostik der ovariellen Endometriosezysten. Charakterisierung der Ovarialzyste (Binnenstruktur) und Durchblutung. Weitere relevante Fragestellungen: Sonomorphologie des Endometriums und des Myometriums (Adenomyosis uteri? Halo-Phänomen?), Flow der Arteriae uterinae, Douglassekret. Blasentumore? Blasenendometriose? Beschreibung sonstiger Befunde (z. B. Myome, Nierenstau?). Peritoneale Endometrioseherde können nicht, rektovaginale Tumore nicht immer entdeckt werden.

Merke: Die Transrektalsonographie in der Hand eines erfahrenen Untersuchers kann wichtige präoperative Informationen über die Infiltration der Serosa oder der Muskelschichten des Rektums liefern (Abb. 9.2). Diese Methode ist für die präoperative Diagnostik von Darmläsionen in Kombination mit einer Rektosignoidoskopie aber auch zum Monitoring beim konservativen Vorgehen geeignet. Außerdem besteht die Möglichkeit bei suspekten Läsionen eine Biopsie zu versuchen.

Merke: Bedingt durch die Härte des Knotens (Adenofibromyohyperplasie!) sind Schleimhautbiopsien (fast) immer negativ, weil die kleinen Zangen nur Schleimhaut abgreifen. Die Endometriose lauert aber trotzdem unter der Darmmukosa (Abb. 11.7).

Mit zunehmender Erfahrung des Untersuchers kann die Transrektalsonographie durch die Vaginalsonographie ersetzt werden. Frauenärzte haben den Vorteil, dass sie die rektovaginalen Befunde selbst tasten und somit auch gezielt schallen können.

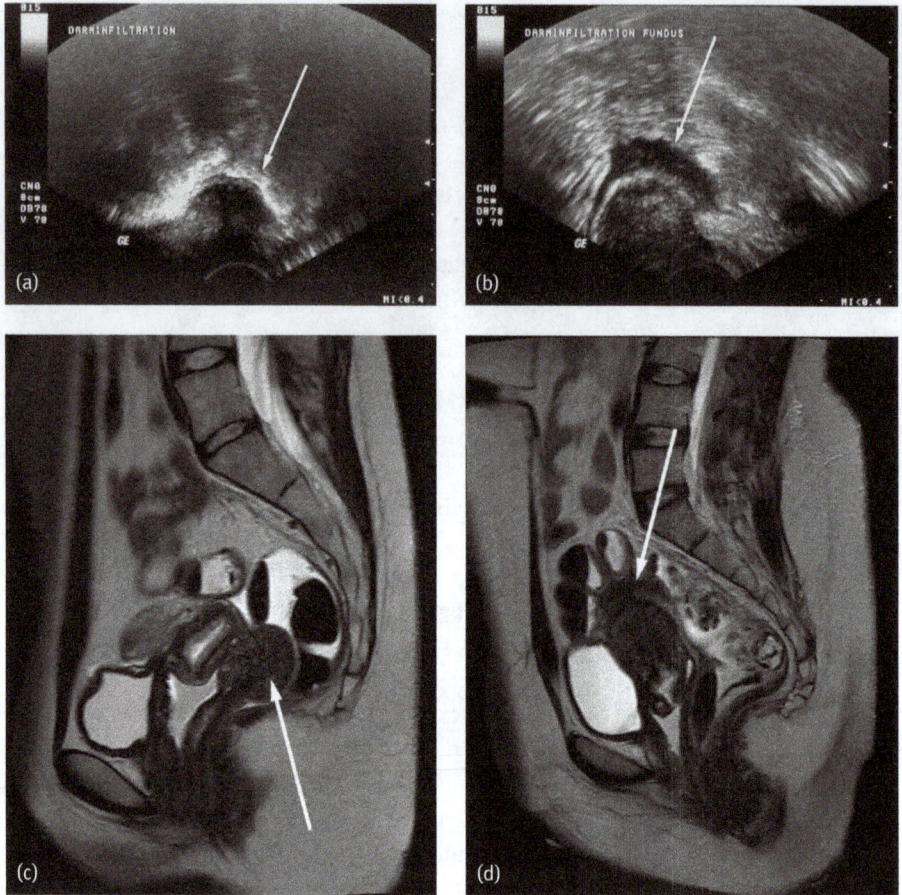

Abb. 9.1: Darmendometriose. (a) und (b) Die tiefinfiltrierende Endometriose kann mit einiger Übung auch transvaginal gesichert werden, wobei die Bilder umso besser sind, je besser die vorhandene Ultraschalltechnik ist. (c) Exzellente Ergebnisse liefert die Kernspintomographie. Insbesondere bei hochsitzenden infiltrierenden Darmläsionen kann die Transvaginalsonographie sogar der Transrektalsonographie überlegen sein, da diese hier keine zuverlässigen Daten liefert. Die Übereinstimmung mit dem MRT (d) ist frappierend. Sinnvoll ist ein MRT mit vaginaler Füllung zur besseren Darstellung des rektovaginalen Übergangs.

Bei Patientinnen mit rektovaginaler Endometriose empfiehlt sich immer die Durchführung einer bilateralen Nierensonographie: oft ist das Parametrium durch die Endometriose entzündlich verändert oder gar infiltriert. So kann es zu eine Ureterstenose mit Harnstau kommen. Bei sogenannten *kissing ovaries* sollte auch ohne Verdacht auf Darminfiltration immer eine beidseitige Nierensonographie erfolgen. (Knabben et al., 2015)

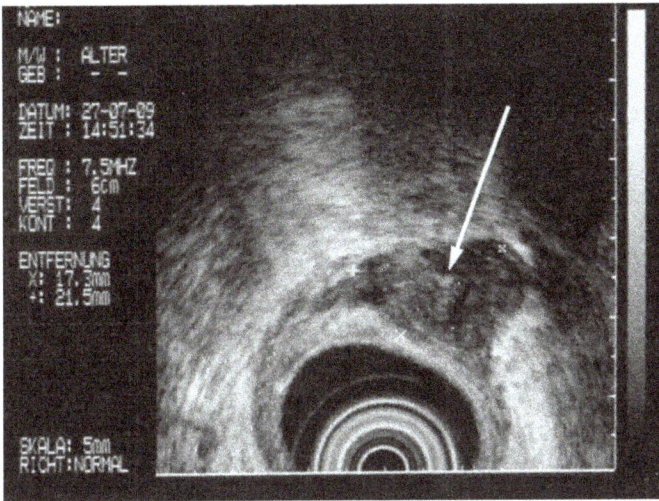

Abb. 9.2: Die tiefinfiltrierende rektovaginale Endometriose kann exzellent durch die Transrektalsonographie diagnostiziert und vermessen werden. Optimale Ergebnisse liefert diese Untersuchung, wenn der/die Untersucher/in selbst zuvor rektovaginal untersucht.

Merke: Viel selbst untersuchen, viel selbst tasten, viel selbst ultraschallen!

9.4 Labor

Der Tumormarker CA-125 hat in Fällen mit moderater oder schwerer Endometriose (präoperativer Tastbefund während der Menstruation) eine Sensitivität von 87 % und eine Spezifität von 83 %. Postoperativ weiterhin erhöhte CA-125-Werte (> 35 U/ml) sprechen eher für eine ungünstige Prognose. Bei ovariellen Endometriomen kann der CA-125-Wert erhöht sein (ESHRE guideline 2005, Ulrich et al., 2013). Selten erreicht er jedoch Werte, wie sie beim Ovarialkarzinom typisch sind.

Der Tumormarker HE4 (*human epididymis protein 4*), der beim Ovarialkarzinom in Kombination mit dem CA125 und CA72-4 differentialdiagnostische Bedeutung bekommt, spielt aufgrund der Studienlage bei Endometriose noch keine Rolle. Andererseits belegen einige Untersuchungen, dass HE4 bei gutartigen Ovarialbefunden nicht erhöht ist (Anastasi et al., 2013).

Merke: CA-125 ist nicht als Screening-Marker geeignet, HE4 wird weiterhin untersucht (ESHRE, 2014).

9.5 Laparoskopie: Visualisierung und Biopsie

Visualisierung der Herde, Biopsie und pathomorphologische Untersuchung der Präparate sind der Goldstandard der Endometriosediagnostik. Heute erfolgt die Visualisierung fast ausschließlich durch die Laparoskopie. Natürlich kann man auch die Diagnose Endometriose histologisch stellen, wenn in der hinteren (oder vorderen) Scheide ein sicht- und tastbarer Herd biopsiert werden kann (rektovaginale Endometriose), aber eine Stadieneinteilung bzw. intraoperative Klärung der Ausbreitung lässt sich so nicht treffen.

Die Laparoskopie dient der Diagnostik *und* der Therapie durch:
- Inspektion, Stadieneinteilung, Entfernung typischer und atypischer Endometrioseherde mit histologischer Beurteilung (Exzision), Destruktion (Thermokoagulation, Laser, Ultraschall),
- Inspektion, Stadieneinteilung, komplette Entfernung der Endometriosezysten mit histologischer Aufarbeitung *(Stripping)*,
- komplette Resektion von Adhäsionen und Restauration der normalen tubo-ovariellen Verhältnisse zur Verbesserung der Fertilität (Laser, Ultraschall, stumpf, scharf); Prüfung der Tubendurchgängigkeit (Chromopertubation),
- ggf. Schmerzausschaltung (Laser, Koagulation, Ultraschall),
- Rezidivrisikominimierung durch komplette Herdentfernung oder Herddestruktion (Koagulation, Laser, Ultraschall).

Eine Laparotomie erfüllt die gleichen Aufgaben, wobei Morbidität und Krankenhausverweildauer höher sind als bei der operativen Laparoskopie; postoperative Adhäsionen finden sich öfter beim offenen Vorgehen.

Es gilt aber: besser gut laparotomiert als schlecht laparoskopiert. Der Operateur ist ein dominierender Risikofaktor!

9.6 Wichtige Zusatzuntersuchungen

Magnetresonanztomographie (MRT): Präoperativer Einsatz bei schweren rektovaginalen Endometriosen, Rezidivdiagnostik, Diagnose oder Ausschluss einer Adenomyosis uteri (Abb. 9.3, Abb. 9.4). Wertvolle Methode im kleinen Becken – auch für Kinderwunschpatientinnen zur Bestätigung oder zum Ausschluss einer Adenomyosis uteri. Möglichst als Kontrastmittel-MRT einsetzen!

Transrektalsonographie: Essentiell bei Verdacht auf rektovaginale Endometriose.

Rektosigmoidoskopie: Bei Verdacht auf Darmbefall (Defäkationsschmerzen, Blutungen); möglichst zum Zeitpunkt der Menstruation mit Biopsie (hohe Rate falschnegativer Befunde: Endometriose respektiert Mukosa)

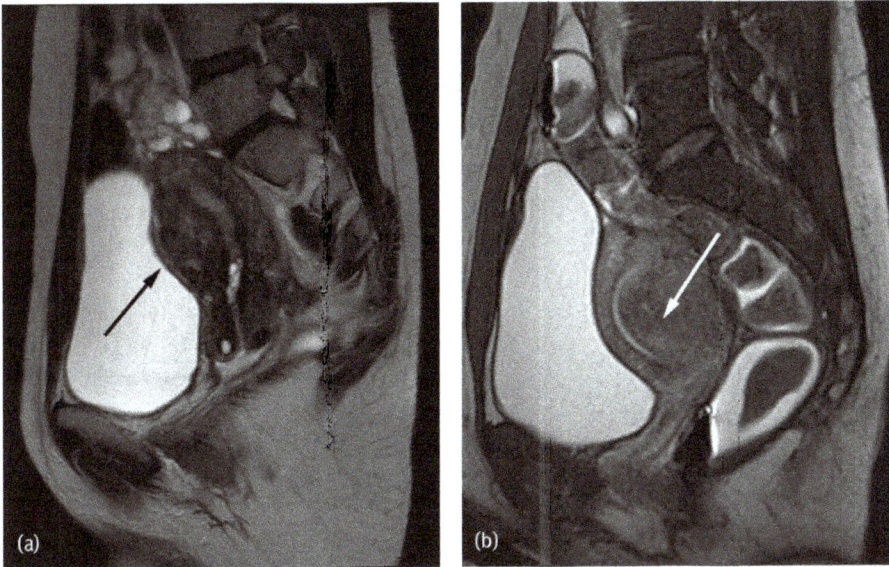

Abb. 9.3: Adenomyosis uteri. (a) Deutliche Adenomyosis uteri, gut zu erkennen an der Vorderwand-Hinterwandasymmetrie zu Gunsten der Vorderwand bei gefüllter Blase. (b) Hinterwandadenomyosis uteri mit deutlicher Asymmetrie zu Gunsten der Hinterwand (Pfeile).

Kolonoskopie: Bei Verdacht auf oberhalb des Sigmas gelegenen Infiltrationen, wobei hier die falsch-negativen Befunde zunehmen.

Zystoskopie: Bei Verdacht auf Blasenendometriose (Dysurie, Hämaturie, Polyurie); Biopsie. Cave: Transuretrale Operationen geben keinen Aufschluss über intraabdominale Gesamtsituation!

Nierenultraschall (Abb. 9.5): Bei bekannter Endometriose und anhaltenden Rücken- und Nierenschmerzen (Harnstau durch Ureterummauerung? Parametriuminfiltration?); immer bei rektovaginaler Endometriose!

i. v. Urogramm: Harnleiterverlagerung? Nierenstau? Stumme Niere? Fehlanlagen? Doppelanlagen?

Nierenfunktionsszintigraphie: Spielt eine wichtige Rolle, wenn bereits eine gestaute Niere vorliegt und nicht klar ist, ob diese noch arbeitet. Wichtige Frage: ist die Nephrektomie eventuell in das Therapiekonzept zu integrieren?

PET-CT: Das PET-CT hat bisher die in diese moderne Technik gesetzten Hoffnungen aus verschiedenen Gründen nicht bestätigen können.

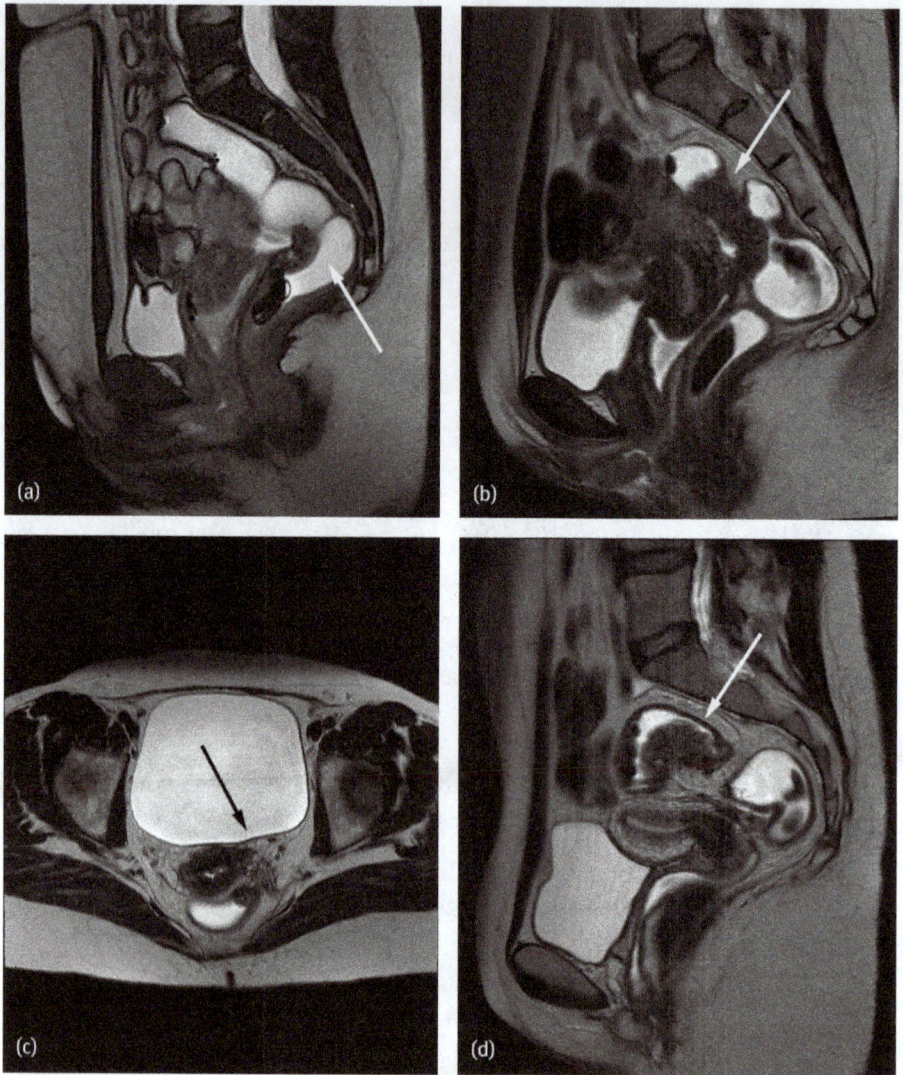

Abb. 9.4: Typische MRT-Bilder von tiefinfiltrierenden Darmendometriosen. (a), (b) Langstreckiger Verlauf mit mindestens 2 Herden, die im Zervixbereich bzw. im cervicoisthmischen Übergang den Uterus kontaktieren. (c) Typische Infiltration des linken Parametriums mit Infiltration des Rektums bei Adenomyosis uteri. (d) Ausgedehnte, fast blumenkohlartige Infiltration des Rektosigma (Pfeile).

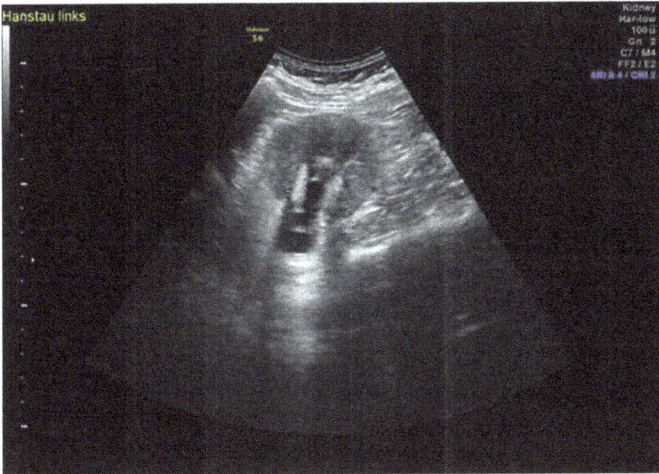

Abb. 9.5: Nierenultra-
schall: Vor und nach
einer komplexen En-
dometrioseoperation
immer beide Nieren
schallen! Hier ein be-
ginnender Nierenstau
vier Jahre nach Primär-
operation (anteriorer
Rektumresektion).

Merke: Sollte bei einer ausgedehnten rektovaginalen Endometriose die Indikation zu einer CT-
oder MRT-Untersuchung diskutiert werden, so ist aufgrund der höheren Gewebespezifität dem
MRT der Vorzug zu geben. Der Radiologe braucht jedoch eine konkrete Beschreibung des gynäkologischen Befundes. Immer den Uterus mit der Fragestellung Adenomyosis uteri (Abb. 9.3a, b)
mitbeurteilen lassen! Ovarialbefunde, z. B. ovarielle Endometriome, sind noch eine Domäne der
Vaginalsonographie!

Merke: Glaube keinem schriftlichen Befund! Schau Dir die „Scans" immer selbst an und vergleiche
sie mit Deinen eigenen Untersuchungsbefunden. Erst dann entsteht ein realistisches Bild von der
Ausdehnung der Erkrankung.

Weiterführende Literatur

Siehe Anhang.

10 Aktuelle molekulare und histopathologische Grundlagen der Schmerzentstehung bei Endometriose

Sylvia Mechsner

10.1 Endometrioseassoziierte zyklische und azyklische Unterbauchschmerzen

Die Pathogenese der Endometriose-assoziierten Unterbauchschmerzen (UBS) ist noch weitgehend ungeklärt und Gegenstand intensiver Untersuchungen. Es wird vermutet, dass die Synthese von Schmerzmediatoren durch die Endometrioseläsion, die Anzahl der Läsionen, deren Aktivität und die Infiltrationstiefe einen Einfluss auf die Schmerzgenese haben (Vernon et al., 1986; Perper et al., 1995; Vercellini, 1997; Chapron et al., 2003). Dabei werden verschiedene Schmerzmediatoren, wie z. B. Prostaglandine (PG), Histamine, Kinine und Interleukine, von den Endometrioseläsionen gebildet und sezerniert, die peritoneale Nozizeptoren aktivieren können (Drake et al., 1981; Vernon et al. 1986; Moon et al., 1981). Die Hochregulation der COX-2 Expression und damit indirekt eine PG-Synthese in den peritonealen endometrioseassoziierten Makrophagen (Wu et al., 2002) sowie in ektopen Implantaten wurden beschrieben (Ota et al., 2001). Dabei korreliert die COX-2 Expression mit der Konzentration von PG E2 in der Peritonealflüssigkeit und der Ausprägung der Endometriose (Wu et al., 2002a und b). Das erklärt die inflammatorische (nozizeptive) Schmerzkomponente und begründet den weitverbreiteten klinischen Einsatz der PG-Syntheseinhibitoren, zu denen die nicht-steroidalen Antiphlogistika gehören (s. Kap. 15.11).

Die Stärke und Ausprägung der endometrioseassoziierten Schmerzen korreliert nicht mit dem rASRM-Stadium der Erkrankung (Fedele et al., 1992; Gruppo Italiano per lo studio dell'endometriosi, 2001; Vercellini et al., 1996a und b). Adenomyosis uteri, rektovaginale Endometriose oder extragenitale Endometriose werden im rASRM-Klassifikationssystem zudem nicht adäquat berücksichtigt.

Andrerseits ist es naheliegend, dass peritoneale Läsionen prinzipiell Schmerzen verursachen können, was aufgrund der physiologischen Innervation des Peritoneums und dem Peritonismus bei anderen entzündlichen Erkrankungen (Appendizitis oder PID) bekannt ist. Demgegenüber verursachen ovarielle Endometrioseläsionen oftmals keine oder erst sehr spät Beschwerden. Das Ovar scheint hinsichtlich der Schmerzgenese relativ unsensibel zu sein. Es kann beeindruckende Ausmaße annehmen (Ovarialkarzinome, Ovarialkystome, Dermoide) bevor Schmerzen auftreten, die scheinbar aus der peritonealen Reizung resultieren.

https://doi.org/10.1515/9783110561326-010

> **!** **Merke:** Es ist ein noch ungeklärtes Phänomen, warum peritoneale Endometrioseläsionen oft ausgeprägte Schmerzen verursachen – während hingegen eine ausgedehnte peritoneale Metastasierung bei Ovarialkarzinomen lange asymptomatisch verlaufen kann.

Die tief infiltrierenden Läsionen des Septum rektovaginale, der Scheide, der Blase und des Darmes hingegen wachsen in reich innerviertes Gewebe ein und führen so durch eine neuronale Irritation zu Schmerzen.

Jeder Kliniker weiß, dass es auch Fälle gibt, wo die tiefinfiltrierende Endometriose, die bereits erstaunliche Ausmaße angenommen hat, dennoch keine oder kaum Beschwerden macht. Möglicherweise sind grade in diesen Läsionen keine Nervenfasern involviert, inhibiert oder zentrale Modulationen limitieren die Transmission von den Schmerzstimuli zum Schmerzzentrum (Vercellini, 1997).

Auch wird die Schmerzentstehung durch Adhäsionen diskutiert, die sich mit fortschreitender Endometrioseerkrankung stark ausbilden können und möglicherweise den Übergang der zyklischen Schmerzen in azyklische Schmerzen widerspiegeln. Der Stellenwert von Adhäsionen, z. B. auch postoperativer Adhäsionen, als Ursache für chronische Unterbauchschmerzen wird aber seit vielen Jahren kritisch hinterfragt, zeigte doch eine prospektive Studie, dass durch die operative Adhäsiolyse keine signifikant verbesserte Schmerzreduktion im Vergleich zur Laparoskopie ohne Adhäsiolyse erzielt werden kann (Swank et al., 2003). Nur wenn sehr dichte, stark vaskularisierte Adhäsionen gelöst werden, kann ein therapeutischer Effekt erzielt werden. Dennoch ist die Datenlage hier unklar. Zum einen lassen der Nachweis von sensiblen Nervenfasern in postoperativen und Endometriose-bedingten Adhäsionen eine Beteiligung an der Schmerzpathogenese vermuten (Sulaiman et al., 2001; Tulandi et al., 1998), zum anderen scheinen adhäsionsbedingte Schmerzen eher ein gynäkologisches Problem darzustellen und hauptsächlich bei Frauen aufzutreten, obwohl auch bei Männern Adhäsionen beobachtet werden (Hammoud et al., 2004). Möglicherweise liegt es daran, dass wenn die inneren Genitalorgane der Frau von Adhäsionen betroffen sind, diese schmerzempfindlicher sind. Zudem können endokrine Faktoren dazukommen, so ist z. B. die Mastzelldegranulation, also ein wesentlicher Moment in der Freisetzung von Schmerzmediatoren, ein östrogenabhängiger Vorgang, der ebenfalls insbesondere bei Frauen auftritt (Hammoud et al., 2004).

Auch die Adenomyosis uteri macht einen nicht unerheblichen Faktor in der Schmerzgenese aus (Kap. 2), denn auch nach operativer Entfernung aller peritonealer Endometrioseläsionen kann ein Persistieren von zyklischen Unterbauchschmerzen beobachtet werden (Parker et al., 2006).

10.2 Neurogene Faktoren und endometrioseassoziierte Nervenfasern

Zunehmend häufiger werden insbesondere bei der Persistenz der UBS auch neurogene Faktoren als pathogenetischer Mechanismus diskutiert (Vercellini et al., 2009; Gillett et al., 2009). Tatsächlich besteht eine enge topographische Beziehung zwischen
peritonealen Nervenfasern und peritonealen Endometrioseläsionen (Tokushige et
al., 2006a und b; Mechsner et al., 2007). Sie konnten als sensorische myelinisierte
Aδ und unmyelinisierte C-Fasern charakterisiert werden und sind oftmals von lym-
phozytären Infiltraten begleitet (Scheerer et al., 2016). Es könnten also neben der
allgemein angenommenen inflammatorischen, nozizeptiven Schmerzkomponente
auch ein neuropathischer Schmerzcharakter sowie neurogene Entzündungsprozesse vorliegen (Vercellini et al., 2009; Gillett et al., 2009). Dafür spricht der Übergang
der zunächst zyklischen Unterbauchschmerzen in azyklische und/oder chronische
Schmerzen. Diese werden oft von den betroffenen Frauen als „brennend" und „spitz"
beschrieben und sind gegenüber hormonellen Therapien und nicht-steroidalen Antiphlogistika resistent.

Diese Hypothese wurde durch den Nachweis endometrioseassoziierter Makrophagen mit hoher Affinität zu den endometrioseassoziierten Nervenfasern in peritonealen
Läsionen unterstützt (Tran et al., 2009). Interessanterweise waren die Makrophagen
auch in makroskopisch unauffälligem Peritoneum von Endometriosepatientinnen
nachweisbar. Die peritoneale und perineurale Akkumulation von Makrophagen und
die Freisetzung von ihren Stoffwechselprodukten sind möglicherweise an der Entwicklung von Endometrioseläsionen beteiligt (Tran et al., 2009).

Klinische Relevanz endometrioseassoziierter Nervenfasern

In einer prospektiven klinischen Studie konnte gezeigt werden, dass das Vorkommen
von endometrioseassoziierten Nervenfasern in Korrelation zur Schmerzintensität
steht (Mechsner et al., 2008). In peritonealen Endometrioseläsionen von Patientinnen mit starken zyklischen/azyklischen Unterbauchschmerzen sowie starker Dysmenorrhoe fanden sich signifikant häufiger Nervenfasern in unmittelbarer Umgebung
der Endometrioseläsionen als bei Patientinnen mit wenig oder keinen Schmerzen
(85 % vs. 33 %) (Mechsner et al., 2008). Die operative Entfernung dieser peritonealen Endometrioseherde führte in der postoperativen Phase zu einer signifikanten
Schmerzreduktion (Mechsner et al., 2009). Diese Daten wurden inzwischen bestätigt
(McKinnon et al., 2012). Somit liegen erste Beweise dafür vor, dass peritoneale endometrioseassoziierte Nervenfasern einen Einfluss auf die Schmerzpathogenese haben
und die Endometriose neurotrophe Eigenschaften besitzt, die z. B. zum Einsprossen
von Nervenfasern in das Gewebe führt (Mechsner et al., 2008; McKinnon et al., 2012).

10.3 Immunmodulation durch Neurotransmitter

Die neurogene Modulation, also die Veränderungen in der Innervation von entzünd-lich betroffenen Geweben, weist wichtige Parallelen zwischen der Endometriose und anderen chronisch-entzündlichen Erkrankungen auf. Dabei scheinen Immunzellen, endokrine Faktoren und Nervenfasern miteinander gezielt zu interagieren. Bei der Rheumatoiden Arthritis (RA) konnten verschiedene Störungen des endokrinen Sys-tems charakterisiert werden, die mit dem peripheren und zentralen Nervensystem zusammenhängen. Aber auch das Nervensystem selbst ist direkt an der Induktion der Immunantwort beteiligt (Levine et al., 1985). Dazu bedient es sich der Neurotrans-mitter.

10.3.1 Die immunmodulatorische Funktion von Neurotransmittern

Die Neurotransmitter (Norepinephrine, Adenosine, NPY, SP, VIP und endogene Opio-ide) der verschiedenen Nervenfasertypen üben über die Bindung an spezifischen Rezeptoren der Immunzellen differentielle Effekte auf inflammatorische Prozesse aus. Darüber spielen Nervenfasern eine immunmodulatorische Rolle (Sanders et al., 2001; Nance et al., 2007). Die Expression der Neurotransmitter-Rezeptoren scheint vom Mikroumfeld abhängig zu sein (Baerwald et al., 1992; Heijnen et al., 1996; Kohm et al., 2000). Die Nervenfasern kommunizieren mit Immunzellen in einer synapsen-ähnlichen Weise und modulieren so die Immunzellenfunktion (Straub et al., 2007).

Das efferente Nervensystem besteht aus sympathischen und parasympathischen Nervenfasern, das afferente Nervensystem dagegen aus sensible Nervenfasern. So-wohl die efferenten (sympathischen und parasympathischen) als auch die afferenten (sensiblen) Nervenfasern interagieren mit den Immunzellen über die lokale Freiset-zung von Neurotransmittern (Nance et al., 2007). Die sympathischen Neurotransmit-ter und die endogenen Opioide führen zu antientzündlichen Effekten (z. B. die Inhi-bition der TNF-Sekretion), wenn diese im mikromolaren Konzentrationen vorliegen (Bouma et al., 1994; Spengler et al., 1994; Alicea et al., 1996).

Der Verlust von sympathischen Nervenfasern führt zu einer geringen Konzen-tration dieser antientzündlichen Neurotransmitter im Gewebe. Dies beeinflusst die chronische Phase einer entzündlichen Erkrankung. Im Gegensatz dazu führt das Neu-ropeptid Substanz P, ein in sensiblen Nervenfasern exprimierter Neurotransmitter, durch die Induktion von proinflammatorischen Zytokinen (TNF, IL 6 und 8) durch die Stimulation von Immunzellen zu überwiegend entzündlichen Effekten (Lotz et al., 1988; Kavelaars et al., 1994; Serra et al., 1994; Jancsó et al., 1967; Levine et al., 1984). Sympathische und sensible Neurotransmitter spielen somit eine gegensätzliche Rolle in der Regulation von Entzündungsreaktionen bei chronisch entzündlichen Erkran-kungen, die von den Immunreaktionen, der Rezeptorexpression auf den Immunzellen, der Neurotransmitterkonzentration sowie der Gewebeinnervation beeinflusst werden (Straub et al., 2007).

Bei zahlreichen chronisch-entzündlichen Erkrankungen, wie der Colitis ulcerosa, der RA und dem Diabetes mellitus Typ 1, konnte im entzündlich alterierten Gewebe ein umschriebener Verlust von sympathischen Nervenfasern nachgewiesen werden (Mapp et al., 1994; Harle et al., 2005). SP-positive Nervenfasern wurden hingegen vermehrt beschrieben (Ahmed et al., 1995). Mit dem Einsprossen sensibler Nervenfasern nimmt auch, wie bei der Colitis ulcerosa belegt, die Konzentration von Substanz P im Gewebe zu, was zur Aktivitätssteigerung der Erkrankung führt (Goode et al., 2000). Letztlich führt das zu einem umschriebenen Ungleichgewicht der sympathischen und sensiblen Nervenfasern im entzündlich alterierten Gewebe (Straub et al., 2007).

10.3.2 Neuro-Immun-Modulation bei Endometriose

Diese Mechanismen lassen sich auch in peritonealen Endometrioseläsionen nachweisen. Hier liegt ebenfalls ein Ungleichgewicht in der Verteilung von sensiblen und sympathischen Nervenfasern vor. Im Peritoneum von Frauen ohne Endometriose findet sich eine Verteilung von sympathischen zu sensiblen Nervenfasern im Verhältnis von 5:1. Im Peritoneum der Patientinnen mit Endometriose hingegen findet sich in unmittelbarer Umgebung zur Läsion ein inverses Verhältnis von 1:4. Diese Veränderungen sind auch noch bis in die Peripherie (um die Läsion herum gelegenes Peritoneum, das histologisch frei von Endometriose ist) zu verfolgen (Arnold et al., 2013).

Die IL-1 Expression und das Vorkommen von Immunzellinfiltraten deuten ebenfalls auf umfangreiche immunologische Reaktionen hin (Arnold et al., 2012). Doch nicht nur das von Endometriose veränderte Gewebe, sondern auch die Peritonealflüssigkeit scheint an diesen Effekten beteiligt zu sein. So konnte im Nervenwachstumsassay, in dem sensible Ganglien mit sympathischen Ganglien vergleichend untersucht wurden, gezeigt werden, dass die sensible Neuritenaussprossung durch die Douglasflüssigkeit von Patientinnen mit Endometriose induziert wurde. Die Aussprossung der sympathischen Neuriten wurde hingegen gehemmt. Bei Patientinnen ohne Endometriose waren diese Effekte invers (Arnold et al., 2012).

Somit scheint eine Beteiligung der Neuromodulation über sensible/sympathische Neurotransmitter auch in Endometrioseläsionen wahrscheinlich. Neben den Schmerzen, die durch das vermehrte Einsprossen von sensiblen Nervenfasern erklärbar wären, beschreiben viele Patientinnen auch unspezifische funktionelle Symptome, die nur schwer zuzuordnen waren. Möglicherweise können diese Symptome durch Veränderungen in der sympathischen Innervation, die das viszerale Peritoneum miterfassen, bedingt sein.

Die signifikant erhöhte Dichte von sensiblen Nervenfasern in der Umgebung der Endometrioseläsionen scheint ein entscheidender, sehr dynamischer Faktor in der Schmerzentstehung zu sein. Inwieweit der „Rückzug" der sympathischen Nervenfasern die Folge des entzündlichen Prozesses widerspiegelt oder aber auch die komplexe Schmerzproblematik mit beeinflusst, bleibt derzeit offen.

Es werden komplexe Zusammenhänge durch die Interaktionen zwischen der Endometrioseläsion, den Nervenfasern und den Zytokin-freisetzenden Immunzellen (Makrophagen und Mastzellen) vermutet, die neurogene inflammatorische Prozesse in Gang setzten oder diese unterhalten (Vercellini, 1997). So sezernieren die Endometrioseherde eine Reihe von Schmerzmediatoren, wie diverse Prostaglandine, womit zum einen die Makrophagen- und Mastzellaktivierung beibehalten und zum anderen die weitere Einwanderung von Immunzellen gefördert werden kann. Daraus resultiert eine neurogene inflammatorische Reaktion.

> **!** **Merke:** Die Interaktionen der eigentlichen Endometriose-Komponenten (Läsion, Immunzellen und Nervenfasern) führen zum Einsprossen von Nerven in diese Areale und zu Schmerzen.

Östrogene nehmen ebenfalls einen Einfluss auf die Ausbildung der peripheren neurogenen Inflammation, scheinen zentrale sensorische Impulse mit zu modulieren und auch eine wesentliche Rolle bei der Modulation der peritonealen Innervation in Endometrioseläsionen zu spielen (Börner et al., 2018). Über eine lokale Synthese kommt es zur Freisetzung mit erhöhten Spiegeln in der Peritonealflüssigkeit (Arnold et al., 2012; Arnold et al., 2013). Durch in vitro Studien wurde gezeigt, dass Östrogen konzentrationsabhängig die Aussprossung sensibler Nervenfasern stimuliert, aber die Aussprossung sympathischer Nervenfasern hemmt (Arnold et al., 2012; Arnold et al., 2013). Somit unterstützt das lokale, östrogenreiche Milieu, z. B. im Douglasraum, die neurogen inflammatorischen Prozesse (Börner et al., 2018).

Ob und welchen Einfluss die lokalen inflammatorischen Prozesse, die Anzahl der Nervenfasern oder das Vorkommen von Schmerzmediatoren tatsächlich auf die Schmerzintensität nehmen, ist derzeit noch unklar. Eine Analyse der NGF-Konzentration in der Peritonealflüssigkeit von Patientinnen mit Endometriose in Korrelation zur klinischen Schmerzintensität brachte keine richtungsweisenden Ergebnisse: Bei allen Patientinnen mit unterschiedlicher Schmerzintensität zeigten sich vergleichbare NGF-Konzentrationen (Barcena de Arellano et al., 2011a und b). Auch die Nervenaussprossung im Nerve Growth Assay – induziert durch die Peritonealflüssigkeit von Patientinnen mit Endometriose – war unabhängig von der Schmerzintensität der Patientinnen (Barcena de Arellano et al., 2011a und b). Somit konnte die unterschiedliche Schmerzintensität mit diesem Modell nicht ausreichend erklärt werden. Es scheint aber durch die lokal inflammatorischen Prozesse zu Gewebsschädigungen zu kommen, wie elektronenmikroskopische Untersuchungen von makroskopisch unauffälligen Peritoneum zeigen konnten (Lessey et al., 2012).

Merke: Schmerz ist ein komplexes Geschehen.

Der Schmerz ist abhängig vom Schmerzstimulus, von der Übertragung und der zentralen Verarbeitung. Diese wird durch subjektive Variablen der Schmerzwahrnehmung modifiziert. Die verantwortlichen Vorgänge können auch durch verschiedene Peptide, wie z. B. das β-Endorphin moduliert werden (Vercellini et al., 1992, Marchini et al., 1995). Neben den lokalen Läsionen ist bei der Schmerzweiterleitung die periphere Sensitivierung von peritonealen Nozizeptoren von entscheidender Bedeutung. Ruhende C-Fasern werden dabei aktiviert. Wichtige Rezeptoren sind der Vanilloidrezeptor, der Serotonintransporter (Rezeptor für 5-HT), Neurokininrezeptor (Rezeptor für Substanz P) und der Tyrosinkinaserezeptor (NGF-Rezeptor). Der Vanilloidrezeptor und der Serotonintransporter sind bei Endometriosepatientinnen, insbesondere bei Patientinnen mit starken Schmerzen, hochreguliert und scheinen einen wesentlichen Einfluss auf die periphere Sensitivierung zu nehmen.

Merke: Zentrale Sensitivierungsmechanismen, d. h. die mögliche Verstärkung der Schmerzwahrnehmung auf allen Ebenen des zentralen Nervensystems (Rückenmark und Gehirn), scheinen der Schlüssel zum individuellen Schmerzerleben zu sein.

Diese Mechanismen sind bei anderen chronischen Schmerzerkrankungen wie Fibromyalgie oder Rheumatoider Arthritis bereits sehr gut untersucht (Bajaj et al., 2003; He et al., 2010). Erstmals wurde eine präoperativ herabgesetzte Schmerzschwelle bei Endometriosepatientinnen nachgewiesen, die nach operativer Entfernung der Endometrioseläsionen im Vergleich zu Kontrollpatientinnen wieder den Normalbereich erreichte (He et al., 2010).

Merke: Auch zentrale Hyperalgesiemechanismen können durch eine adäquate periphere Therapie beeinflusst werden.

10.4 Neuronale Dysfunktion durch Gewebeschäden und Reinnervation

Möglicherweise begünstigen auch die Gewebsdefekte, wie sie z. B. durch Geburten entstehen, eine partielle Denervierung insbesondere in den Sakrouterin-Ligamenten. Die Reinnervation entlang der neurovaskulären Bündel resultiert in einer typischen Manifestation von Subfertilität, einer menstruellen Dysfunktion und chronischen Unterbauchschmerzen. Die progressive myometriale und perivaskuläre Reinnervation ist mit Neovaskularisation, Schmerzen und fortdauernder Gewebsschädigung assoziiert. Diese geschädigten Areale können bevorzugter Implantationsort von ektopem Endometrium sein und zur Manifestation der Endometriose führen (Sampson, 1927; Quinn, 2004). Auch bei anderen Erkrankungen mit Gewebsschädigung und Schmerzen konnten solche Reinnervationsphänomene mit konsekutiver Ausbildung einer neuronalen Dysfunktion beobachtet werden (Quinn and Kirk, 2002; Quinn et al., 2004).

10.5 Rektovaginale Endometriose und Dyspareunie

In tief infiltrierenden rektovaginalen Endometrioseläsionen konnten 2000 erstmals reichlich Nervenfasern nachgewiesen werden, die z. T. von Stromazellen infiltriert zu sein schienen (Anaf et al., 2000b). Mit zunehmender Nervenfaserdichte wurde auch eine zunehmende Hyperalgesie beschrieben, die durch Druck auf die Läsion auslösbar war (Anaf et al., 2002). Dies war ein erster Hinweis auf die Nervenbeteiligung der Schmerzpathogenese bei Endometriose. Insbesondere in tief infiltrierenden Läsionen findet man eine große Zahl endometrioseassoziierter Nervenfasern, die einen direkten Bezug zur Schmerzintensität haben (McKinnon et al., 2012). Unterstützt werden diese Beobachtungen dadurch, dass Mastzellen in enger topographischer Beziehung zu den Nervenfasern vorliegen und somit die Mastzelldegranulation möglicherweise die Hyperalgesiemechanismen verstärkt (Anaf et al., 2006)

10.6 Dysmenorrhoe und Adenomyosis

Ein schwerwiegendes Symptom der Adenomyosis/Endometriose ist die Dysmenorrhoe. Sie kann bis zur perimenstruellen Arbeitsunfähigkeit und Bettlägerigkeit führen. So wurde bei der primären Dysmenorrhoe, also der Dysmenorrhoe, die mit der ersten Regel auftritt und ohne erkennbare organische Erkrankung einhergeht, gezeigt, dass diesen Regelschmerzen ein Ungleichgewicht der uterotonen Substanzen Oxytocin (OT), Vasopressin (VP) und der Prostaglandine (PG) E2/F2α zu Ungunsten des vasodilatativen Prostacyclins zugrunde liegt (Akerlund et al., 1995; Akerlund et al., 1998).

Der Nachweis des Oxytocin-Rezeptors (OTR) in Adenomyoseläsionen, die morphologischen Veränderungen der Architektur des Myometriums mit seiner Adenomyose-assoziierten Muskelzellhyperplasie sowie die Beobachtung, dass der Übergang der Basalis in das angrenzende Myometrium bei Patientinnen mit Adenomyose im Vergleich zu Patientinnen ohne Adenomyose sehr unregelmäßig war, unterstützt die Theorie der Ruptur der Basalis infolge einer Hyperperistaltik (Mechsner et al., 2005; Mechsner et al., 2010; Ibrahim et al., 2015; Ibrahim et al., 2017; s. zur Diskussion auch Kap. 2). Sehr wahrscheinlich ist, dass die beobachtete Hyper- und Dysperistaltik des Myometriums die Dysmenorrhoe mit verursachen. Die OTR- und das VPR-Systeme sind potente Uterotonika und an der Koordination der uterinen Kontraktionsabläufe beteiligt (Kap. 2).

10.7 Zusammenfassung

Je nach Endometriosemanifestation können sowohl somatische als auch viszerale Schmerzen vorliegen. Anamnestische Angaben sind hier der Schlüssel zum Verständnis. Somatische Schmerzen, die eher oft von Beckenwand, Muskeln und Gelenken ausgehen, können meist gut lokalisiert werden. Die Frauen beschreiben sie eher als scharf oder spitz, während viszerale Schmerzen von intraperitonealen Organen ausgehen, die über das sympathische Nervensystem versorgt werden. Diese Schmerzen sind meist schlecht zu lokalisieren, werden als dumpf und krampfartig bezeichnet und können über mehrere Dermatome ausstrahlen. Häufig sind sie auch mit vegetativen Begleitsymptomen wie Übelkeit und Erbrechen assoziiert. Es bestehen weiterhin komplexe Wechselwirkungen zwischen den reproduktiven Organen, dem Urogenitaltrakt, dem Darm und dem Peritoneum, so dass eine klinische Differenzierung oft sehr schwierig oder gar unmöglich ist, vor allem, wenn der Schmerz bereits chronisch geworden ist. Erschwerend können im Verlauf der Endometrioseerkrankung verwachsungsbedingte Schmerzen (endometrioseassoziiert oder iatrogenbedingt) hinzukommen, die häufig durch den Übergang der zunächst zyklischen in die später azyklischen Unterbauchschmerzen charakterisiert sind. Aufgrund der chronischen Schmerzen entwickeln die Patientinnen nicht selten eine reaktive Depression sowie somatoforme Schmerzstörungen, die das Krankheitsbild Endometriose noch komplexer erscheinen lassen. Zu den wichtigsten Differentialdiagnosen der chronischen Unterbauchschmerzen gehören neben der Endometriose: die postoperative Adhäsion (nicht endometriosebedingt), die pelvine Varikosis (Varicosis uteri et adnexae), die interstitielle Zystitis sowie unspezifische Darmfunktionsstörungen, wie das Colon irritabile.

Literatur

Ahmed M, Bjurholm A, Schultzberg M, Theodorsson E, Kreicbergs A. Increased levels of substance P and calcitonin gene-related peptide in rat adjuvant arthritis. A combined immunohistochemical and radioimmunoassay analysis. Arthritis Rheum. 1995;38:699-709.
Akerlund M, Melin P, Maggi M. Potential use of oxytocin and vasopressin V1a antagonists in the treatment of preterm labour and primary dysmenorrhoea. Adv Exp Med Biol. 1995;395:595-600.
Akerlund M, Bossmar T, Brouard R, Steinwall M. Evidence for an involvement of vasopressin in mechanism of primary dysmenorrhea and effect of the non-peptide vasopressin V1a receptor antagonist, SR 49059, on the uterus of non-pregnant women. Adv Exp Med Biol. 1998;449:467-472.
Alicea C, Belkowski S, Eisenstein TK, Adler MW, Rogers TJ. Inhibition of primary murine macrophage cytokine production in vitro following treatment with the kappa-opioid agonist U50,488 H. J Neuroimmunol. 1996;64:83-90.

Anaf V, Simon P, El Nakadi I, et al. Relationship between endometriotic foci and nerves in rectovaginal endometriotic nodules. Hum Reprod. 2000a;15:1744-1750.

Anaf V, Simon P, Fayt I, Noel J. Smooth muscles are frequent components of endometriotic lesions. Hum Reprod. 2000b;15:767-771.

Anaf V, Simon P, El Nakadi I, et al. Hyperalgesia, nerve infiltration and nerve growth factor expression in deep adenomyotic nodules, peritoneal and ovarian endometriosis. Hum Reprod. 2002;17:1895-1900.

Anaf V, Chapron C, El Nakadi I, et al. Pain, mast cells, and nerves in peritoneal, ovarian, and deep infiltrating endometriosis. Fertil Steril. 2006;86:1336-1343.

Arnold J, Barcena de Arellano ML, Ruster C, et al. Imbalance between sympathetic and sensory innervation in peritoneal endometriosis. Brain Behav Immun. 2012;26:132-141.

Arnold J, Vercellino GF, Chiantera V, et al. Neuroimmunomodulatory alterations in non-lesional peritoneum close to peritoneal endometriosis. Neuroimmunomodulation. 2013;20:9-18.

Baerwald C, Graefe C, von Wichert P, Krause A. Decreased density of beta-adrenergic receptors on peripheral blood mononuclear cells in patients with rheumatoid arthritis. J Rheumatol. 1992;19:204-210.

Bajaj P, Madsen H, Arendt-Nielsen L. Endometriosis is associated with central sensitization: a psychophysical controlled study. J Pain. 2003;4:372-380.

Barcena de Arellano ML, Arnold J, Vercellino F, et al. Overexpression of nerve growth factor in peritoneal fluid from women with endometriosis may promote neurite outgrowth in endometriotic lesions. Fertil Steril. 2011a;95:1123-1126.

Barcena de Arellano ML, Arnold J, Vercellino GF, et al. Influence of nerve growth factor in endometriosis-associated symptoms. Reprod Sci. 2011b;18:1202-1210.

Börner C, Scheerer C, Buschow R, et al. Pain Mechanisms in Peritoneal Diseases Might Be Partially Regulated by Estrogen. Reprod Sci. 2018;25:424-434.

Bouma MG, Stad RK, van den Wildenberg FA, Buurman WA. Differential regulatory effects of adenosine on cytokine release by activated human monocytes. J Immunol. 1994;153:4159-4168.

Chapron C, Fauconnier A, Dubuisson JB, et al. Deep infiltrating endometriosis: relation between severity of dysmenorrhoea and extent of disease. Hum Reprod. 2003;18:760-766.

Drake TS, O'Brien WF, Ramwell PW, Metz SA. Peritoneal fluid thromboxane B2 and 6-keto-prostaglandin F1 alpha in endometriosis. Am J Obstet Gynecol. 1981;140:401-404.

Fedele L, Bianchi S, Bocciolone L, Di Nola G, Parazzini F. Pain symptoms associated with endometriosis. Obstet Gynecol. 1992;79:767-769.

Goode T, O'Connell J, Anton P, et al. Neurokinin-1 receptor expression in inflammatory bowel disease: molecular quantitation and localisation. Gut. 2000;47:387-396.

Gruppo Italiano per lo Studio dell' endometriosi. Relationship between stage, site and morphological characteristics of pelvic endometriosis and pain. Hum Reprod. 2001;16:2668-2671.

Hammoud A, Gago LA, Diamond MP. Adhesions in patients with chronic pelvic pain: a role for adhesiolysis? Fertil Steril. 2004;82:1483-1491.

Harle P, Mobius D, Carr DJ, Scholmerich J, Straub RH. An opposing time-dependent immune-modulating effect of the sympathetic nervous system conferred by altering the cytokine profile in the local lymph nodes and spleen of mice with type II collagen-induced arthritis. Arthritis Rheum. 2005;52:1305-1313.

He W, Liu X, Zhang Y, Guo SW. Generalized hyperalgesia in women with endometriosis and its resolution following a successful surgery. Reprod Sci. 2010;17:1099-1111.

Heijnen CJ, Rouppe van der Voort C, Wulffraat N, et al. Functional alpha 1-adrenergic receptors on leukocytes of patients with polyarticular juvenile rheumatoid arthritis. J Neuroimmunol. 1996;71:223-226.

Ibrahim MG, Chiantera V, Frangini S, et al. Ultramicro-trauma in the endometrial-myometrial junctional zone and pale cell migration in adenomyosis. Fertil Steril. 2015;104:1475-1483.

Ibrahim MG, Sillem M, Plendl J, et al. Myofibroblasts Are Evidence of Chronic Tissue Microtrauma at the Endometrial-Myometrial Junctional Zone in Uteri With Adenomyosis. Reprod Sci. 2017;24:1410-1418.

Jancsó N, Jancsó-Gabor A, Szolcsányi J. Direct evidence for neurogenic inflammation and its prevention by denervation and by pretreatment with capsaicin. Br J Pharmacol Chemother. 1967;31:138-151.

Kavelaars A, Broeke D, Jeurissen F, et al. Activation of human monocytes via a non-neurokinin substance P receptor that is coupled to Gi protein, calcium, phospholipase D, MAP kinase, and IL-6 production. J Immunol. 1994;153:3691-3699.

Kohm AP, Sanders VM. Norepinephrine: a messenger from the brain to the immune system. Immunol Today. 2000;21:539-542.

Lessey BA, Higdon HL, 3 rd Miller SE, Price TA. Intraoperative detection of subtle endometriosis: a novel paradigm for detection and treatment of pelvic pain associated with the loss of peritoneal integrity. J Vis Exp. 2012;21(70):4313.

Levine JD, Clark R, Devor M, et al. Intraneuronal substance P contributes to the severity of experimental arthritis. Science. 1984;226:547-549.

Levine JD, Collier DH, Basbaum AI, Moskowitz MA, Helms CA. Hypothesis: the nervous system may contribute to the pathophysiology of rheumatoid arthritis. J Rheumatol. 1985;12:406-411.

Lotz M, Vaughan JH, Carson DA. Effect of neuropeptides on production of inflammatory cytokines by human monocytes. Science. 1988;241:1218-1221.

Mapp PI, Walsh DA, Garrett NE, et al. Effect of three animal models of inflammation on nerve fibres in the synovium. Ann Rheum Dis. 1994;3:240-246.

Marchini M, Manfredi B, Tozzi L, et al. Mitogen-induced lymphocyte proliferation and peripheral blood mononuclear cell beta-endorphin concentrations in primary dysmenorrhoea. Hum Reprod. 1995;10:815-817.

McKinnon B, Bersinger NA, Wotzkow C, Mueller MD. Endometriosis-associated nerve fibers, peritoneal fluid cytokine concentrations, and pain in endometriotic lesions from different locations. Fertil Steril. 2012;97:373-380.

Mechsner S, Bartley J, Loddenkemper C, et al. Oxytocin receptor expression in smooth muscle cells of peritoneal endometriotic lesions and ovarian endometriotic cysts. Fertil Steril. 2005;83(1):1220-1231.

Mechsner S, Schwarz J, Thode J, et al. Growth-associated protein 43-positive sensory nerve fibers accompanied by immature vessels are located in or near peritoneal endometriotic lesions. Fertil Steril. 2007;88:581-587.

Mechsner S, Weichbrodt M, Riedlinger WF, et al. Estrogen and progestogen receptor positive endometriotic lesions and disseminated cells in pelvic sentinel lymph nodes of patients with deep infiltrating rectovaginal endometriosis: a pilot study. Hum Reprod. 2008;23:2202-2209.

Mechsner S, Kaiser A, Kopf A, et al. A pilot study to evaluate the clinical relevance of endometriosis-associated nerve fibers in peritoneal endometriotic lesions. Fertil Steril. 2009;92:1856-1861.

Mechsner S, Grum B, Gericke C, et al. Possible roles of oxytocin receptor and vasopressin-1alpha receptor in the pathomechanism of dysperistalsis and dysmenorrhea in patients with adenomyosis uteri. Fertil Steril. 2010;94:2541-2546.

Moon YS, Leung PC, Yuen BH, Gomel V. Prostaglandin F in human endometriotic tissue. Am J Obstet Gynecol. 1981;141:344-345.

Nance DM, Sanders VM. Autonomic innervation and regulation of the immune system (1987-2007). Brain Behav Immun. 2007;21:736-745.

Ota H, Igarashi S, Sasaki M, Tanaka T. Distribution of cyclooxygenase-2 in eutopic and ectopic endo-
    metrium in endometriosis and adenomyosis. Hum Reprod. 2001;16:561-566.
Parker JD, Leondires M, Sinai, N, et al. Persistence of dysmenorrhea and nonmenstrual pain after
    optimal endometriosis surgery may indicate adenomyosis. Fertil Steril. 2006;86:711-715.
Perper MM, Nezhat F, Goldstein H, Nezhat CH, Nezhat C. Dysmenorrhea is related to the number of
    implants in endometriosis patients. Fertil Steril. 1995;63:500-503.
Quinn M. Endometriosis: the consequence of neurological dysfunction? Med Hypotheses.
    2004;63:602-608.
Quinn M, Armstrong G. Uterine nerve fibre proliferation in advanced endometriosis. J Obstet
    Gynaecol. 2004;24:932-933.
Quinn MJ, Kirk N. Differences in uterine innervation at hysterectomy. Am J Obstet Gynecol.
    2002;187:1515-1519; discussion 1519-1520.
Sampson J. Peritoneal endometriosis due to menstrual dissemination of endometrial tissue into the
    peritoneal cavity. Am J Obstet Gynecol. 1927;14:422-469.
Sanders VM, Kasprowicz DJ, Kohm AP, Swanson MA. Neurotransmitter receptors on lymphocytes and
    other lymphoid cells. 2. Academic Press, San Diego, CA, 2001.
Scheerer C, Bauer P, Chiantera V, et al. Characterization of endometriosis-associated immune cell
    infiltrates (EMaICI). Arch Gynecol Obstet. 2016;294:657-664.
Serra MC, Calzetti F, Ceska M, Cassatella MA. Effect of substance P on superoxide anion and IL-8
    production by human PMNL. Immunology. 1994;82:63-69.
Spengler RN, Chensue SW, Giacherio DA, Blenk N, Kunkel S. Endogenous norepinephrine re-
    gulates tumor necrosis factor-alpha production from macrophages in vitro. J Immunol.
    1994;152:3024-3031.
Straub RH. Autoimmune disease and innervation. Brain Behav Immun. 2007;21:528-534.
Sulaiman H, Gabella G, Davis MC, et al. Presence and distribution of sensory nerve fibers in human
    peritoneal adhesions. Ann Surg. 2001;234;256-261.
Swank DJ, Swank-Bordewijk SC, Hop WC, et al. Laparoscopic adhesiolysis in patients with chronic
    abdominal pain: a blinded randomised controlled multi-centre trial. Lancet. 2003;361:1247-1251.
Tokushige N, Markham R, Russell P, Fraser IS. High density of small nerve fibres in the functional
    layer of the endometrium in women with endometriosis. Hum Reprod. 2006a;21:782-787.
Tokushige N, Markham R, Russell P, Fraser IS. Nerve fibres in peritoneal endometriosis. Hum Reprod.
    2006b;21:3001-3007.
Tran LV, Tokushige N, Berbic M, Markham R, Fraser IS. Macrophages and nerve fibres in peritoneal
    endometriosis. Hum Reprod. 2009;24:835-841.
Tulandi T, Chen MF, Al-Took S, Watkin K. A study of nerve fibers and histopathology of postsurgical,
    postinfectious, and endometriosis-related adhesions. Obstet Gynecol. 1998;92:766-768.
Vercellini P. Endometriosis: what a pain it is. Semin Reprod Endocrinol. 1997;15:251-261.
Vercellini P, Sacerdote P, Panerai AE, et al. Mononuclear cell beta-endorphin concentration in women
    with and without endometriosis. Obstet Gynecol. 1992;79:743-746.
Vercellini P, Somigliana E, Vigano P, et al. Chronic pelvic pain in women: etiology, pathogenesis and
    diagnostic approach. Gynecol Endocrinol. 2009;25:149-158.
Vercellini P, Trespidi L, De Giorgi O, et al. Endometriosis and pelvic pain: relation to disease stage
    and localization. Fertil Steril. 1996a;65:299-304.
Vercellini P, Trespidi L, Panazza S, et al. Laparoscopic uterine biopsy for diagnosing diffuse adeno-
    myosis. J Reprod Med. 1996b;41:220-224.
Vernon MW, Beard JS, Graves K, Wilson EA. Classification of endometriotic implants by morphologic
    appearance and capacity to synthesize prostaglandin F. Fertil Steril. 1986;46:801-806.
Wu MH, Sun HS, Lin CC, et al. Distinct mechanisms regulate cyclooxygenase-1 and -2 in peritoneal
    macrophages of women with and without endometriosis. Mol Hum Reprod. 2002a;8:1103-1110.

Wu YL, Wiltbank MC. Transcriptional regulation of the cyclooxygenase-2 gene changes from protein kinase (PK) A- to PKC-dependence after luteinization of granulosa cells. Biol Reprod. 2002b;66:1505-1514.

11 Klinisch-operative Erscheinungsbilder

Andreas D. Ebert

11.1 Extragenitale Befunde

Die extragenitalen Manifestationen der Endometriose können Haut, Knochen, Lymphknoten, die Lunge und andere innere Organe, vor allem Blase und Darm, betreffen. Trotz ihrer relativen Seltenheit stellen diese Manifestationen in Abhängigkeit von ihrer Lokalisation und Ausdehnung die größte Gefährdung für die betroffenen Frauen dar.

11.1.1 Kutane Manifestation

Darstellung eines Endometrioseherdes im Bereich des Einstichkanals vier Monate nach operativer Sanierung eines rot-polypösen peritonealen Endometrioseherdes. Offensichtlich gelangte aktives Endometriosematerial in den Stichkanal. Bei der Relaparoskopie, die die Herdresektion begleitete, war keine intraabdominale Endometriose mehr nachweisbar (Abb. 11.1).

Selten, aber beeindruckend sind die Bauchnabelendometriose (Abb. 11.2a–c), die zu monatlichen Bauchnabelblutungen führt, sowie die Leistenendometriose (Abb. 11.3), die eine inguinale Lymphadenektomie mit zusätzlicher laparoskopischer Kontrolle des Bauchraumes erfordert.

Merke: Extragenitale Befunde ohne gleichzeitige intraabdominale Befunde sind selten.

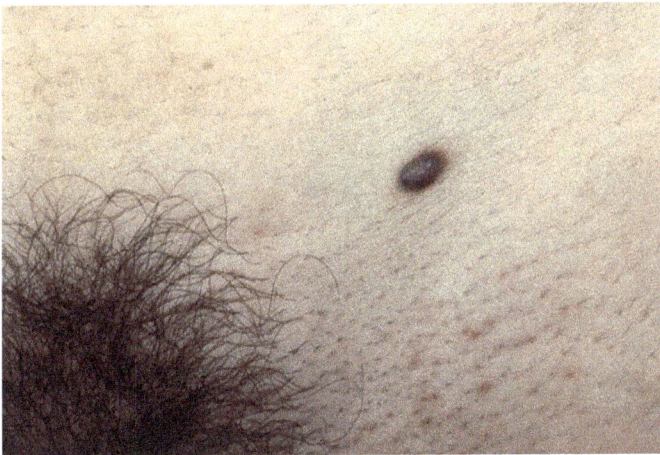

Abb. 11.1: Kutane Endometriose als Beispiel für Invasivität und Metastasierung von Endometriose-herden.

https://doi.org/10.1515/9783110561326-011

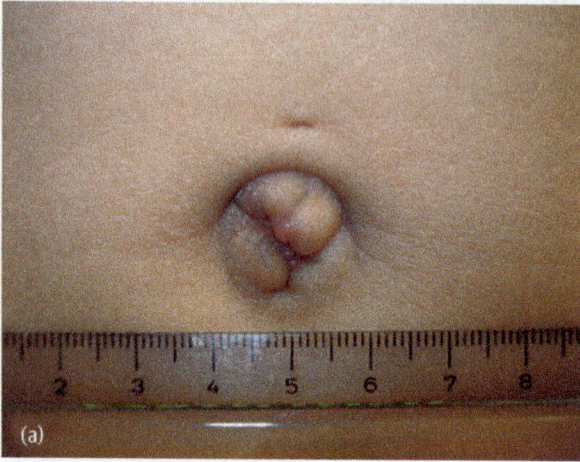

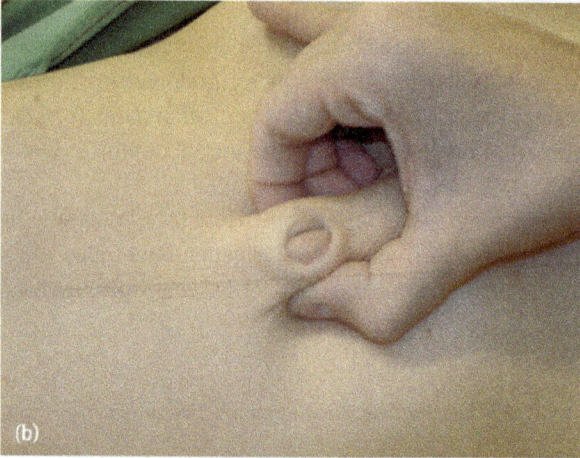

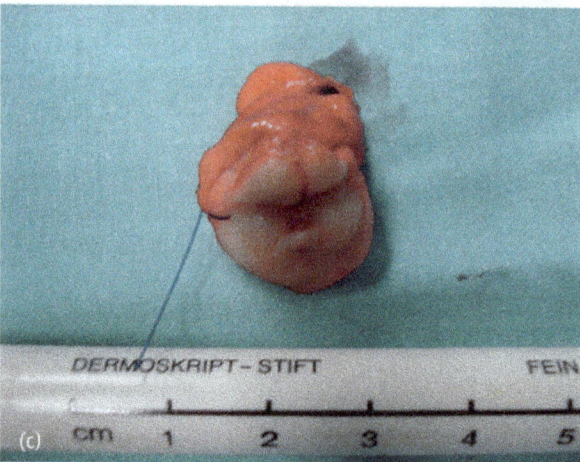

Abb. 11.2: Extragenitale Endometriose. (a) Infiltration einer typischen Bauchnabelendometriose. Die Patientin gab zyklische Monatsblutungen aus dieser Läsion an. Hier empfiehlt sich die Abdominalsonographie oder die MRT der Bauchdecke zum Zeitpunkt der Menstruation. In jedem Fall sollte abgeklärt werden, ob die Patientin auch eine intraabdominale Endometriose hat. Im englischen Sprachraum wird dieser Befund auch als *Sister Mary Joseph nodule* bezeichnet. (b) Bauchnabelendometriose nach Voroperation (siehe kleine Narbe). Der Befund kann palpatorisch, sonographisch und im MRT exzellent dargestellt werden. (c) Es kommt darauf an, den Knoten komplett zu resezieren. Gewöhnlich reicht er bis auf bzw. bis in die Faszie, so dass diese mit reseziert werden sollte und eine Bauchnabelplastik unumgänglich wird.

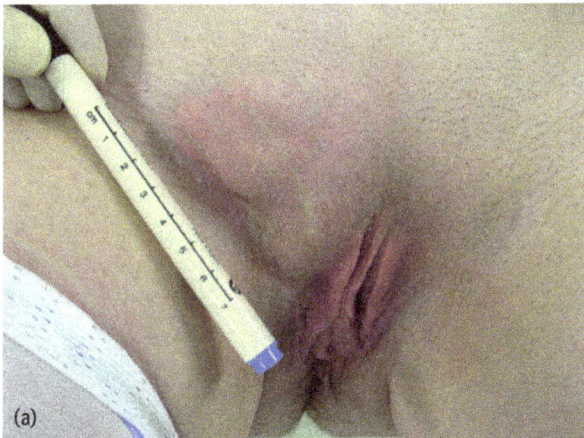

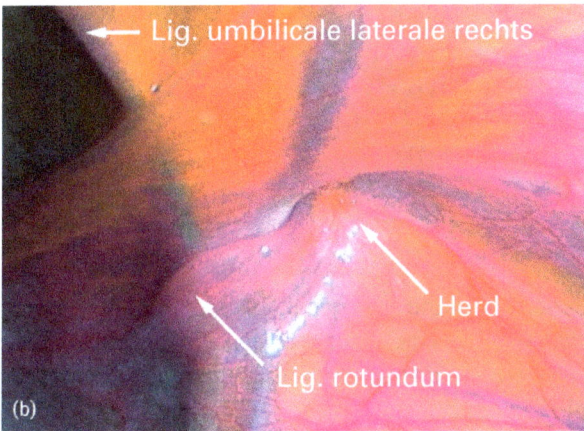

Abb. 11.3: Extragenitale Endometriose. (a) Inguinale Lymphknotenmetastase einer Endometriose, die bereits in einem ambulanten OP-Zentrum chirurgisch anoperiert wurde. Ohne Nachbehandlung kam es zu einem monströsen Rezidiv. Die Patientin wurde im onkologischen Sinne inguinal lymphadenektomiert. Vier Monate später wurde sie nach einer konsequenten endokrinen Therapie und Kinderwunschbehandlung schwanger. Intraabdominal fand sich ebenfalls eine Endometriose, die laparoskopisch entfernt wurde. (b) Möglicher Mechanismus, wie es zu Leistenlymphknotenabsiedlungen kommt. Dieses Bild stammt nicht von der gleichen Patientin, zeigt aber deutlich eine Endometrioseläsion, die entlang dem Ligamentum rotundum in den Inguinalkanal gelangt (Pfeil).

11.1.2 Rektovaginale Endometriose

Die präoperative Diagnostik beinhaltet (Bazot et al., 2010):

1. ausführliche Anamnese inklusive Stuhlanamnese und gastrointestinalen Beschwerden, aber auch Miktionsanamnese, Schmerzanamnese und Blutungsanamnese (viele Schmierblutungen stammen nicht aus dem Zervikalkanal, sondern aus den retrozervikalen Endometrioseherden in der Vagina/Fornix posterior)
2. Fragen nach Dyspareunie! Stellungsabhängigkeit? Konsekutiver Libidoverlust?
3. Rektovaginale bimanuelle gynäkologische Untersuchung (günstig während der Menstruation, ggf. auch in Narkose)
4. Vaginalsonographie
5. Transrektalsonographie und Endoskopie (Rektoskopie, Rektosigmoidoskopie), ggf. weiterführende Diagnostik (z. B. MRT, Darmdiagnostik)
6. Befundbesprechung und OP-Planung, ggf. mit einem erfahrenem Visceralchirurgen.

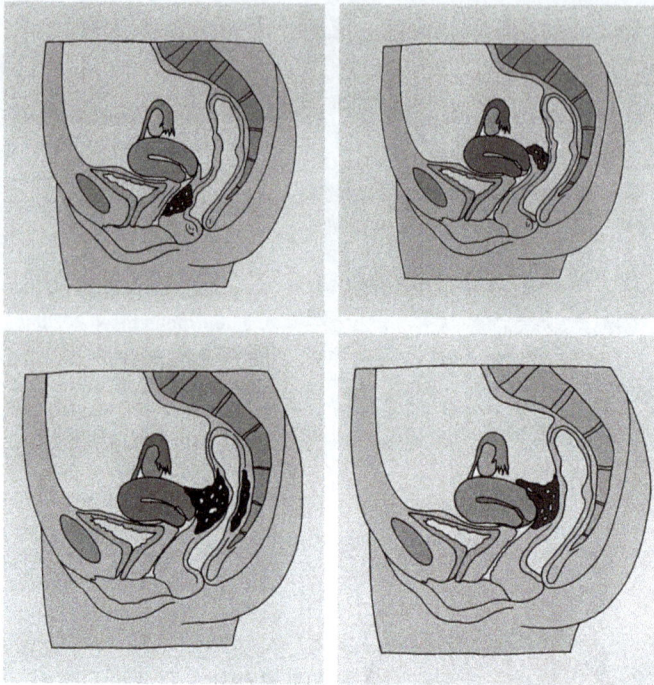

Abb. 11.4: Häufige Lokalisationen von vaginalen, retrouterinen und rektovaginalen Endometrioseherden (nach Martius, 1942).

Die *Kolposkopie* gehört zum Standardrepertoire der gynäkologischen Untersuchung. Die typischen Portiobefunde und vor allem die retrozervikalen Herde werden inspiziert und dokumentiert. Überwiegend handelt es sich um blau-schwarze, rote oder livide Herde, die hoch hinter der Zervix im hinteren Scheidengewölbe (oberes Drittel der Fornix posterior) lokalisiert sind (Abb. 11.5). Die Patientinnen geben teilweise Schmierblutungen an, die von diesen Herden stammen können. Diese Schmierblutungen werden als *azyklische Blutungen* fehlinterpretiert, wenn die Herde nicht gefunden (bzw. nicht gesucht) werden. Das retrozervikale Scheidengewölbe muss immer ausgiebig betrachtet werden, ebenso wie alle Scheidenanteile, die nicht durch das Cusco-Speculum verdeckt werden dürfen. Bei der rektovaginalen Palpation stellt man die Infiltration des Septum rectovaginale fest. Diese Untersuchung ist unangenehm für die Patientin jedoch extrem zielführend in der Diagnostik und Therapieplanung.

! **Merke:** Per Fingerlänge immer die Höhe des Herdes ab ano dokumentieren!

Bei tiefer rektovaginaler Endometriose sollte neben der rektovaginalen gynäkologischen Untersuchung sowie der Vaginalsonographie (Abb. 11.6) eine transrektale Endosonographie (TRES) durchgeführt werden. Dadurch kann der rektale Wandaufbau sowie eine eventuelle Infiltration bzw. die Infiltrationstiefe beschrieben werden.

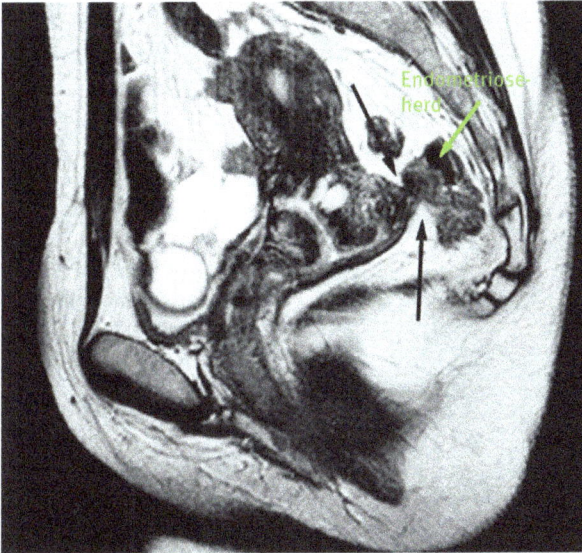

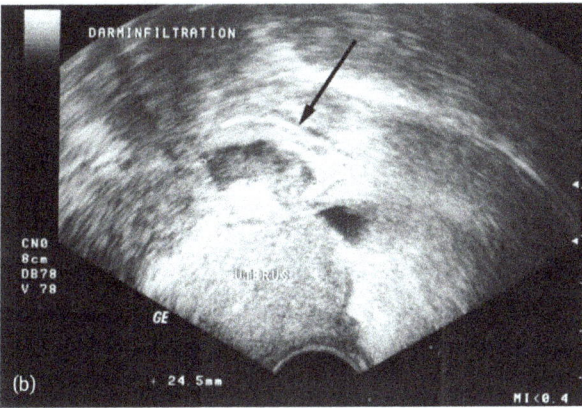

Abb. 11.5: (a) MRT: Adeno-myosis der Fundushinterwand und Rektuminfiltration (Pfeil) im Sinne des „Apfelgriebsch-Zeichens". (b) Darminfiltration im Fundusbereich (Schwach-stelle der sonografischen Diagnostik).

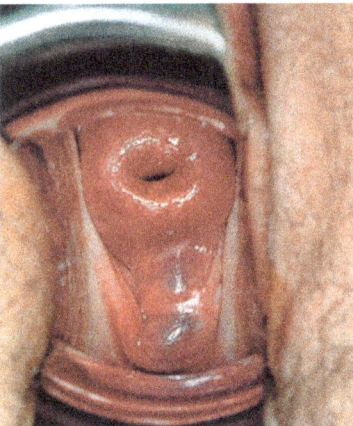

Abb. 11.6: Typisches Kolposkopiebild einer retrozervi-kalen Endometriose (mit freundlicher Genehmigung von Prof. Dr. med. J. Keckstein, Villach).

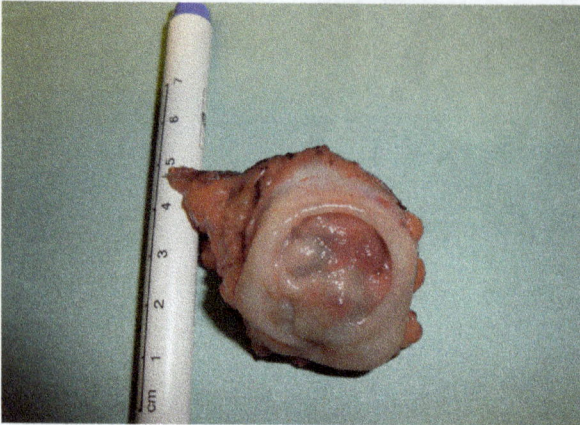

Abb. 11.7: Typischer Befund eines Rektumresektates mit Durchbruch der Endometriose durch die Mucosa – Endometriose bedingte Darmperforationen bzw. Fisteln sind selten.

Darmblutungen werden von den betroffenen Frauen häufig angegeben. Dennoch erhebt man im Rahmen einer Rektosigmoidoskopie oder Kolonoskopie nur selten typische Befunde, da die Endometriose *meist* die Mukosagrenze respektiert. Ist eine Rektosigmoidoskopie indiziert, so sollte diese zum Zeitpunkt der Menstruation stattfinden, da eventuelle Blutspuren aus der Mukosa des Darms wegweisend für den Endoskopiker sein können. Gleichzeitig sollten andere gastrointestinale Blutungsursachen ausgeschlossen werden (Abb. 11.7).

Zyklische Schmierblutungen bei Frauen nach Hysterektomie sollten an eine Scheidenstumpfendometriose mit/ohne Befall des Septum rektovaginale denken lassen.

Die extremste Komplikation der rektovaginalen Endometriose ist die *Rektumstenose*. Die Endometriose infiltriert die Serosa und Teile der Muskularis, scheint jedoch überwiegend (nicht immer) die Mukosa zu respektieren. Durch fibrotische Umbauvorgänge im Rahmen des Tumorwachstums kommt es zu klinisch relevanten Stenosen. Ein typisches Symptom ist die Dyschezie. Intestinale Symptome, wie Blähungen, Pseudodiarrhoen, wechselnde Stuhlkonsistenz u. a. können ebenfalls auftreten. Bei Progredienz droht Darmverschluss.

> **!** **Merke:** Anamnestisch hinweisend sind paradoxe Stühle (Obstipation-Diarrhoe-Wechsel) verbunden mit Darmkrämpfen.

Der dargestellte Endometrioseherd (Abb. 11.8) respektierte die Darmmukosa, hatte sonst aber sämtliche Schichten infiltriert. Der Befund war palpabel und wurde durch Transrektalsonographie gesichert. In diesem Fall wurde eine laparoskopische Rektumresektion mit protektiver Ileostoma-Anlage durchgeführt. Diese Operationen können in Abhängigkeit vom Infiltrationsgrad der Endometriose und der Adhäsionssituation sehr anspruchsvoll sein.

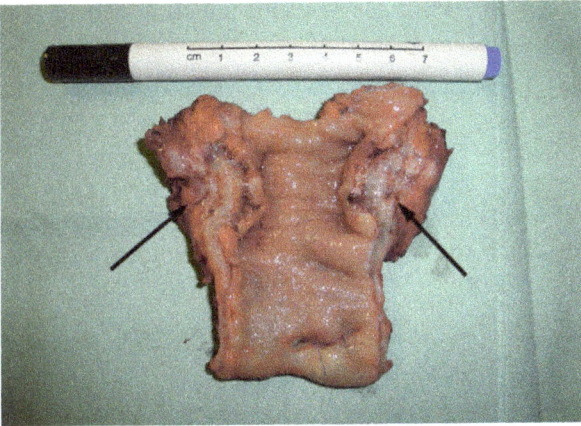

Abb. 11.8: Typisches auf-
geschnittenes Operations-
präparat bei einer symp-
tomatischen stenosierenden
rektovaginalen Endometriose
(Pfeile). Die Knoten haben
typischerweise eine Größe
von 2–4 cm. Die Mucosa ist
meist – allerdings nicht immer,
wie Abb. 11.7 zeigt – intakt.
Das Darmmesometrium kann
durchaus mitbefallen sein.

Merke: Den gesamten Darm immer penibel nach weiteren Herden absuchen – es finden sich intraoperativ oft zusätzliche Befunde!

11.1.3 Intestinale Endometriose

Die intestinale Endometriose gehört zu den extragenitalen Endometriosen. Darm-
beschwerden, wechselnde Stühle, Pseudodiarrhoen, Blähungen, postprandiale
Krämpfe und Schmerzen können hinweisend sein. Insbesondere bei ausgedehnten
genitalen Endometriosestadien sollte der Darm systematisch nach solchen Befunden
abgesucht werden. Wegweisend können kleine Endometriosezysten auf dem Darm
sein, wobei darunter oft Endometriose bedingte „krebsnabelähnliche" Einziehungen
zu finden sind. In Abhängigkeit vom Zyklustag und von der Ausdehnung der Erkrankung können diese vulnerabel sein und bei Berührung bluten. Die sanierende Ope-

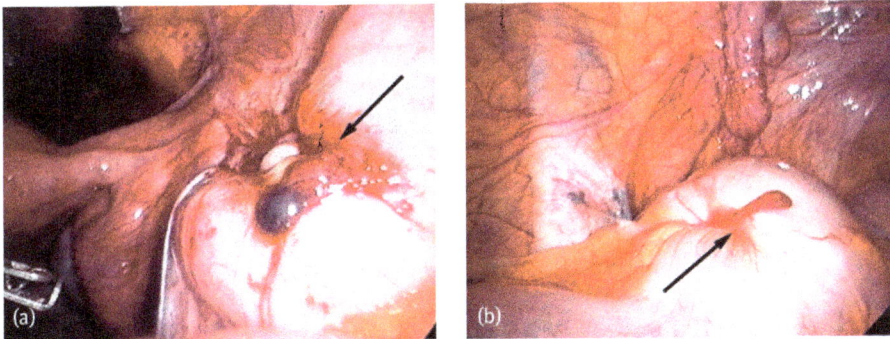

Abb. 11.9: Intestinale Endometriose (Pfeile) im Bereich des Coecum (a) und des Colon descendens (b).

ration sollte laparoskopisch oder offen, wenn nötig in Kooperation mit einem versierten Darmchirurgen durchgeführt werden (Abb. 11.9).

11.1.4 Zwerchfell- und Lungenendometriose

Insbesondere bei *ausgedehnten* Endometriosemanifestationen im kleinen Becken findet man nicht selten (ca. 13–15 %) auch an der Zwerchfellkuppel Endometrioseherde.

> **!** **Merke:** Bei der Laparoskopie nicht nur nach „unten", sondern immer auch nach „oben" schauen!

Dieses Ausbreitungsmuster weist auf einen Implantationsweg hin, der dem des Ovarialkarzinoms ähnelt. Redwine bezeichnet den ersten sichtbaren Endometrioseherd am Zwerchfell als *Sentinel lesion*. Zusätzliche Befunde findet der Operateur dann in der Tiefe hinter der Zwerchfellkuppel. Dazu müssen optimale Inzisionen geschaffen und die Instrumente optimal positioniert werden, um am Zwerchfell und im Leberbereich hantieren zu können. Die Herde sind in der Regel schwarz („inaktiv") und lassen sich bei entsprechender Positionierung der Trokare *(Palmer's Point)* und vorsichtigem Vorgehen bikoagulieren oder resezieren. Gelegentlich muss eine de-facto-Deperitonealisierung des Zwerchfells angestrebt werden. Rechtsseitige Befunde sind deutlich häufiger als linksseitige Diaphragmabefunde. Dennoch bleibt die bange Frage ungeklärt, ob nicht im tiefen Darmkonvolut ähnliche Befunde (intestinale Endometriose) vorhanden sind. Bei den in Abb. 11.10und Abb. 11.11 demonstrierten Fällen handelte es sich um Patientinnen mit einem Stadium rASRM III–IV.

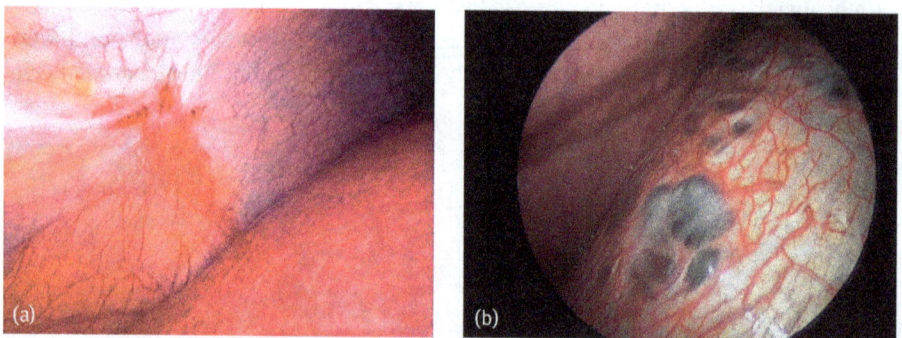

Abb. 11.10: Peritonealendometriose im Zwerchfellbereich (a) sowie eine seltene Lungenendometriose, die durch zyklusabhängiges Bluthusten auffallen kann (b).

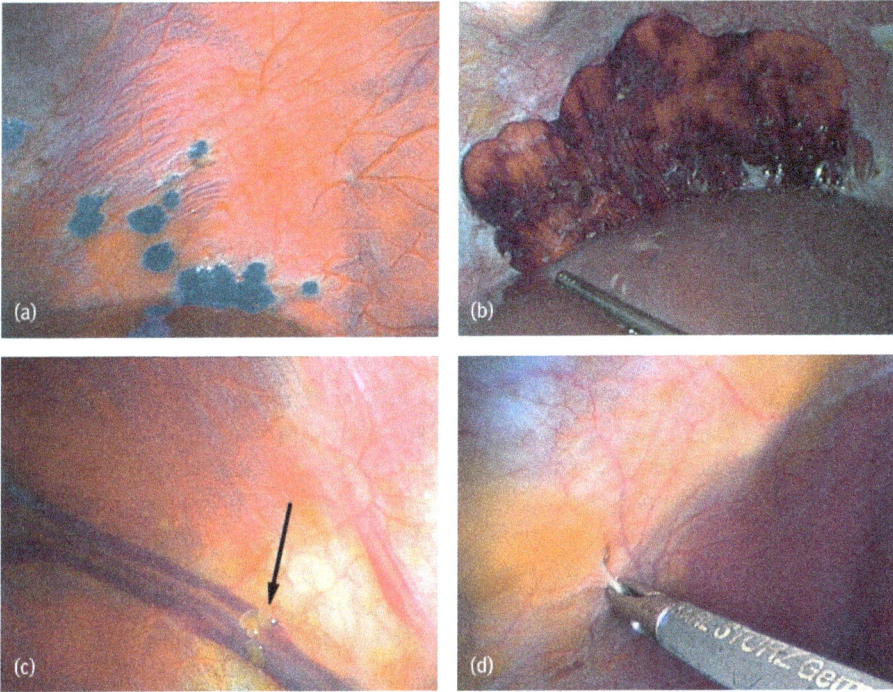

Abb. 11.11: Zwerchfellendometriose. (a) Üblicherweise befällt die Zwerchfellendometriose die rechte Zwerchfellkuppel. Eine Infiltration der linken Zwerchfellkuppel ist eher selten. Die Endometrioseläsionen können laparoskopisch durch einen zusätzlichen Einstich im Bereich des *Palmer-Points* dann im Sinne einer Deperitonealisierung operiert werden (b). (c) Im Falle von kleineren Endometrioseherden (Pfeil) besteht auch die Möglichkeit der Koagulation der Läsionen oder einer Miniresektion (d).

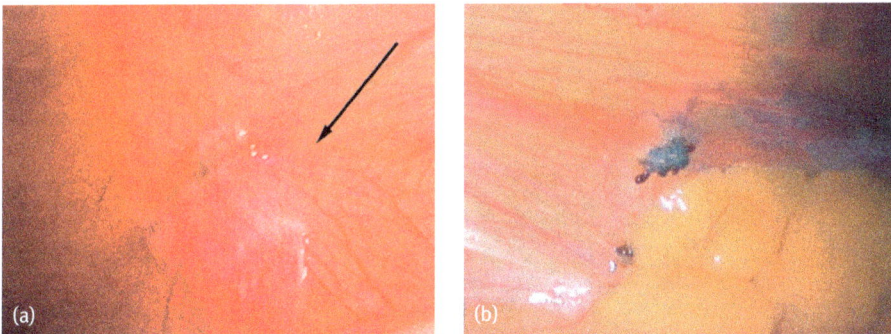

Abb. 11.12: Extragenitale Peritonealendometriose im linken Mittelbauch. Typischer schwarzer Herd mit Vaskularisation und letztendlich auch noch frischeren Umgebungsreaktionen.

11.1.5 Extragenitale Peritonealendometriose

Auch das Peritoneum des Mittel- und Oberbauches kann von Endometrioseherden befallen werden. In diesen Regionen überwiegen Befunde, die makroskopisch als inaktiv eingestuft werden (schwarz). Der in Abb. 11.12a abgebildete Herd befand sich an der rechten Wand des Oberbauches einer 24-jährigen Patientin. Er zeigt die typische weißliche Peritonealverdickung, die für Inaktivität spricht.

11.1.6 Blasenendometriose

Die Infiltration der Blasenwand gehört zu den schwerwiegenden Komplikationen der Endometriose. Laparoskopisch ist die Verdickung und Einziehung eines Ligamentum rotundum (oder beider Ligamenta) zu einem „V" (Victory-Zeichen, Abb. 11.13a, Abb. 8.1) wegweisend; zystoskopisch imponiert ein bullöses Ödem, hinter dem bläulich der Endometrioseherd durchschimmert, aus welchem intraoperativ gelegentlich bräunliche Flüssigkeit austreten kann (Abb. 11.13b). In Abhängigkeit vom Sitz des Befundes kann man laparoskopisch oder offen die komplette Resektion angehen. Im Bereich des tiefen Trigonum vesicae und der Ureterostien (präoperativer Harnstau?) ist eine Laparotomie mit Ureterprotektion und Blasenrekonstruktion oder auch eine Ureterneuimplantation oft unumgänglich.

Eine Dysurie kann auf eine Blasenendometriose hinweisen. Die Endometriose kann das Peritoneum des Blasendaches befallen, die Muskularis infiltrieren und selten auch das Blasenurothel durchbrechen. Neben der ausführlichen Anamnese (Hämaturie, Dysurie) sowie der Zystoskopie (möglichst mit Biopsie) sind bildgebende Verfahren hilfreich. In vielen Fällen lässt sich die Blasenendometriose durch die übliche transvaginale oder transabdominale Sonographie diagnostizieren. Eine gute Blasenfüllung ist obligat. Gegebenenfalls sollte eine retrograde Blasenauffüllung

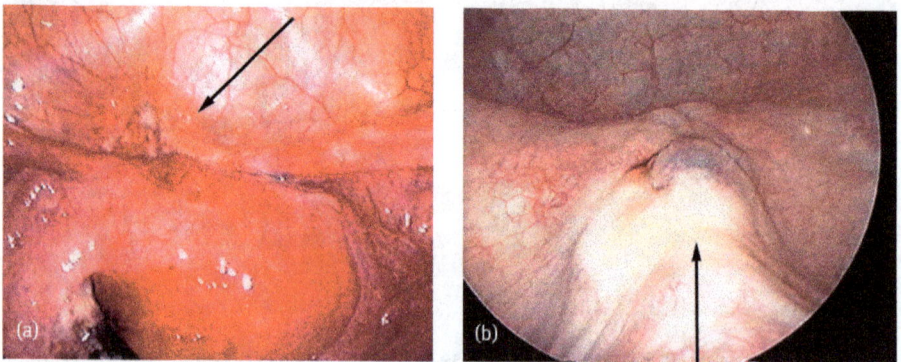

Abb. 11.13: Laparoskopischer und zystoskopischer Situs bei Blasenendometriose. Bei Nachweis des V-Zeichens (Pfeil) immer zytoskopieren (s. auch Abb. 8.1).

erfolgen (Abb. 11.14a). In Problemfällen ist eine Magnetresonanztomographie (MRT) (Abb. 11.15) indiziert, die wegen der höheren Gewebespezifität der Computertomographie (CT) vorzuziehen ist (Krüger et al., 2011).

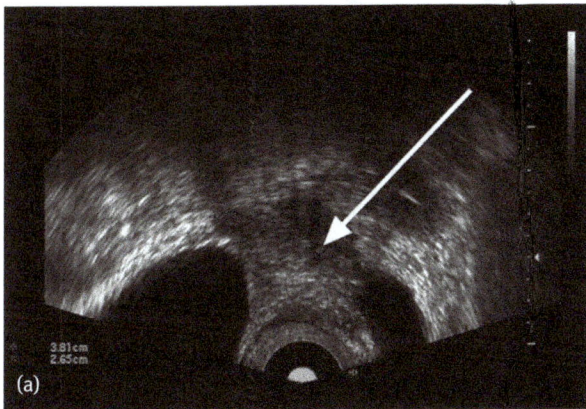

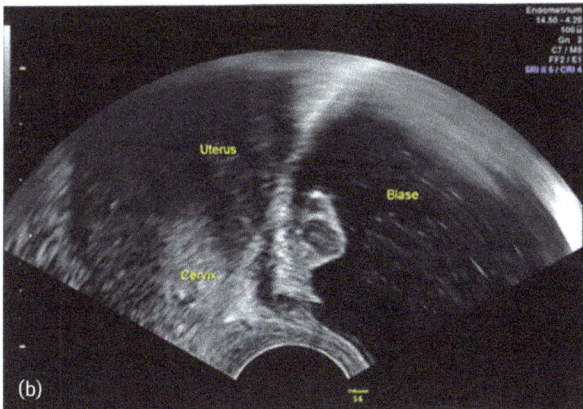

Abb. 11.14: (a) Sonographische Darstellung einer Blasenendometriose bei Zustand nach Hysterektomie. (b) Sonographische Darstellung einer Blasenendometriose bei vorhandenem Uterus (im Schallschatten der Blase).

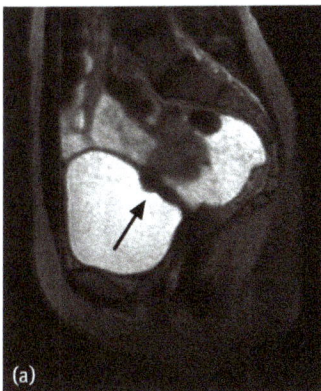

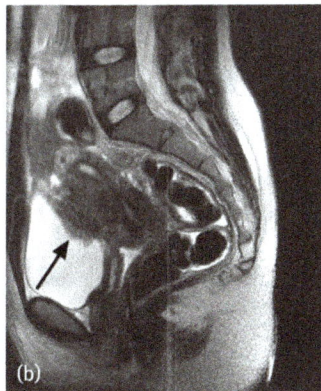

Abb. 11.15: (a) Darstellung einer Blasenendometriose im MRT (ohne Gebärmutter) sowie einer ausgedehnten Blasenendometriose bei Vorderwand-Hinterwandasymmetrie des Uterus (b).

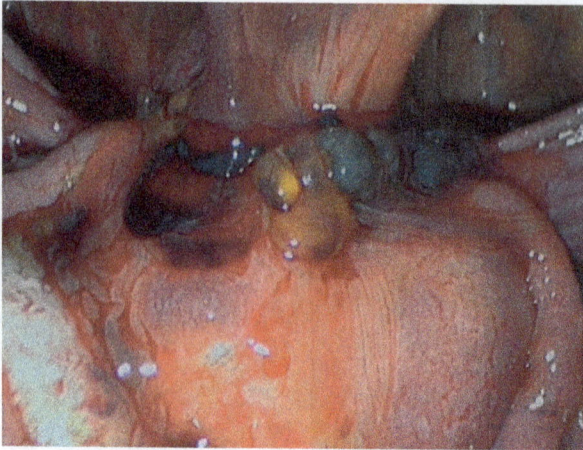

Abb. 11.16: Urogenitale Endometriose: ausgedehnte Blasenendometriose mit Adenomyosis uteri. Die Patientin wurde nach Blasenteilresektion und einmaliger IVF-Behandlung schwanger und konnte dann per Sectio caesarea von einem lebensfrischen Kind entbunden werden.

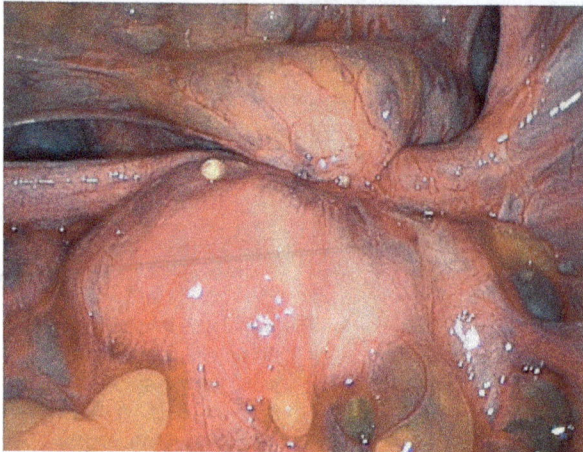

Abb. 11.17: Massive Blasenendometriose mit Zerstörung der rechten Tube. Beide Mutterbänder sind im Sinne einer Adenomyosis aufgetrieben und zum Herd hingezogen. Der Douglas ist komplett obliteriert. Die klinischen Symptome sind nach der radikalen laparoskopischen Blasenteilresektion und der endokrinen Nachbehandlung de facto verschwunden.

Eine Nierensonographie sollte immer durchgeführt werden, da ein Befall des Trigonum vesicae mit den Ureterostien zum sekundären Harnstau führen kann. Funktionslose Nieren wurden beobachtet (Nierenfunktionstests!).

Die Befundbesprechung, die Therapiestrategie bzw. die OP-Planung sollten rechtzeitig und gemeinsam mit einem laparoskopierenden Urologen erfolgen. Eine präoperative Urodynamik ist immer sinnvoll, da postoperativ Komplikationen im Sinne von Blasenentleerungsstörungen auftreten (können).

> **!** **Merke:** Eine transurethrale Resektion (TUR) ist diagnostisch fragwürdig und therapeutisch sinnlos!

11.1.7 Ureterendometriose

Die Ureterendometriose kann den Ureter direkt befallen (intrinsische Endometriose) oder ihn nur ummauern (extrinsische Endometriose). Der Ureter wird in diesen Fällen regelmäßig durch die Endometriose oder die endometrioseassoziierte Vernarbung dicht an den Uterus herangezogen (Abb. 11.18), was bei der operativen Sanierung technische Probleme hervorrufen kann (Venen, A. uterina, Ureter). Nur selten tastet man solch einen Befund präoperativ (Parametrieninfiltration). Ein i. v. Urogramm oder eine Nierensonographie geben präoperativ Aufschluss darüber, ob bereits eine Obstruktion mit postrenaler Stauung eingetreten ist. Die Therapieplanung sollte interdisziplinär mit einem operativ versierten Urologen erfolgen, da die offene oder laparoskopische Ureterteilresektion mit entsprechender Anastomose bzw. Ureterneu-implantation in das Therapiekonzept einbezogen werden müssen. Eine präoperative Ureterschienung ist oft hilfreich. In jedem Fall sollte ein postoperatives i. v. Urogramm durchgeführt werden. Ein postoperatives Nierensonogramm ist obligat. Präoperativ sollte bei Verdacht auf Ureterendometriose und auffälligen Nierenbefunden (z. B. sonographischer Verdacht auf eine Schrumpfniere) auch eine Nierenfunktionsszinti-graphie durchgeführt werden, da sonst operative Interventionen, wie z. B. Ureterneu-implantation oder Psoas-*Hich*-Plastiken bei einer stummen, d. h. funktionslosen Niere sinnlos wären.

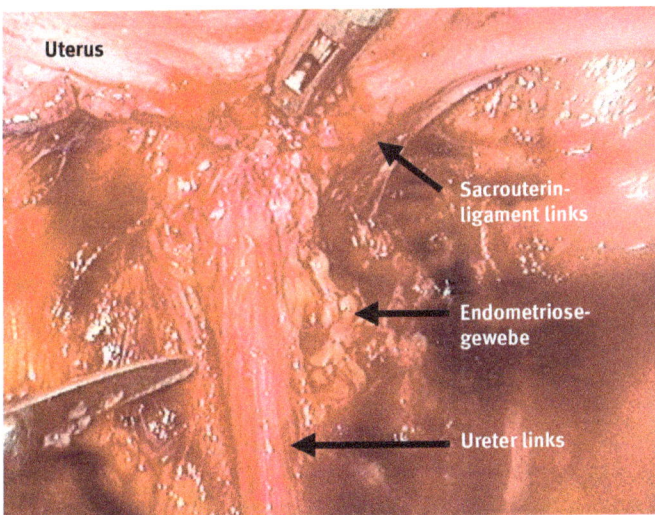

Abb. 11.18: Ureterummauerung bei tiefer Endometriose.

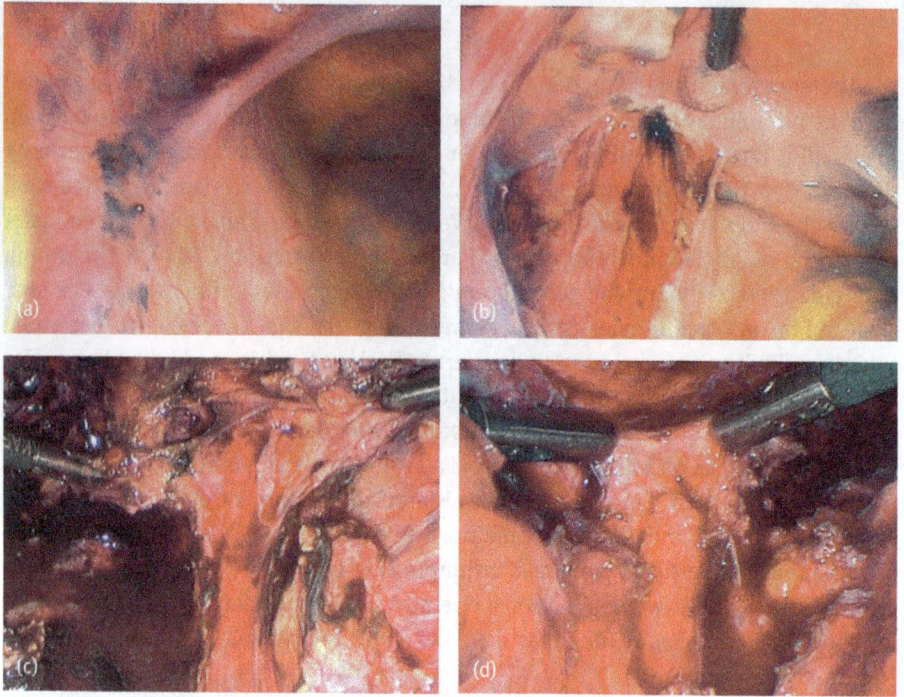

Abb. 11.19: Ureterendometriose. (a) Breitflächige Endometrioseauflagerung über dem schon ver-änderten Sacrouterinligament links, knapp oberhalb läuft der Ureter. (b) Die Endometrioseläsion wurde komplett abpräpariert, der Ureter sicher freigelegt. (c) Oft findet man gerade unterhalb von an der Beckenwand adhärenten Ovarien den Ureter im Sinne einer extrinsischen Ureterendometriose ummauert, hier muss er im Gesunden beginnend, millimeterweise aus seinem Perimysium heraus-präpariert werden bis man sicher ist, dass keine intrinsische Endometriose vorliegt. (d) Es ist hilf-reich, wenn beide Operateure das „Zelt" über dem Ureter aufspannen.

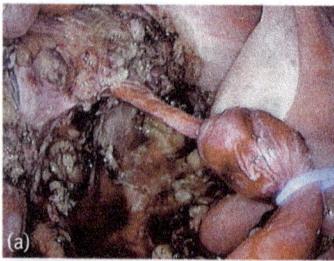

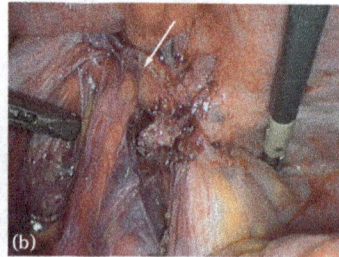

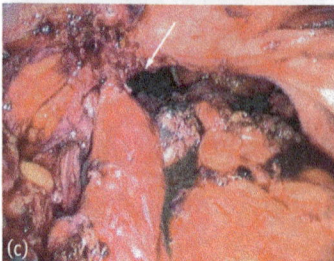

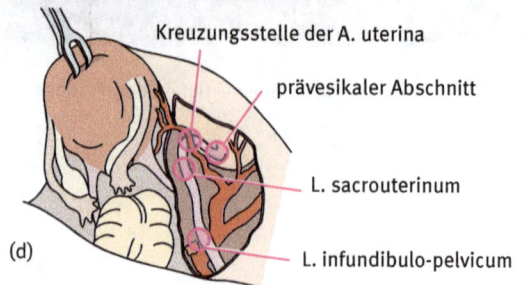

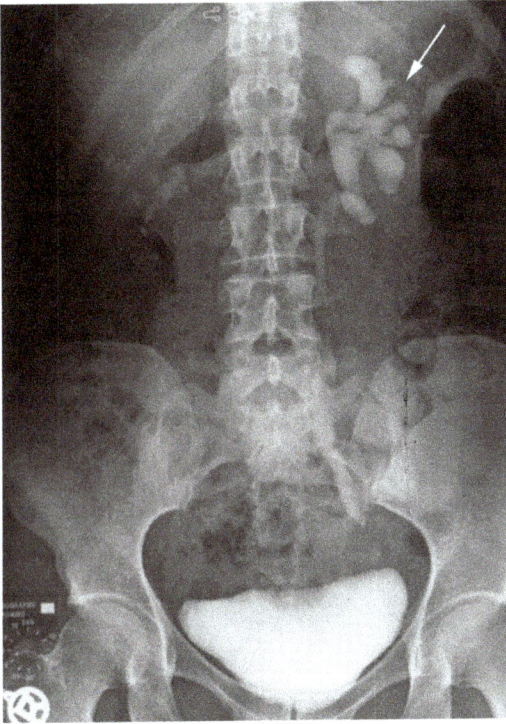

Abb. 11.20: Es ist immer wieder eine Katastrophe, wenn junge Frauen wegen nicht erkannter oder übersehener Endometriose eine Niere verlieren. Hier Darstellung einer Hydronephrose auf Grund einer prävesikalen endometriosebedingten Ureterstenose (Pfeil). Bei Harnstauungsnieren darf nicht nur an ein Zervixkarzinom gedacht und dieses ausgeschlossen werden. Gerade bei jungen Frauen muss immer eine Endometriose in Betracht gezogen werden (Abb. von J. Keckstein).

Abb. 11.21: Harnleiterendometriose. (a) Typischer Befall des rechten Ureters durch extrinsische Endometriose. Hier gelang es dem Operateur, den rechten Ureter zu dekomprimieren (die Abbildung wurde mir dankenswerter Weise von Prof. Jörg Keckstein zur Verfügung gestellt). (b) Extrinsische Harnleiterendometriose an der typischen Schwachstelle zwischen Sacrouterinligament, Arteria uterina und Ligamentum ovarii proprium. (c) Intrinsische Ureterendometriose. Nachdem der präoperativ mit einem Stent versehene, dilatierte linke Ureter de facto 5 cm aus der extrinsischen Endometrioseummauerung freipräpariert wurde, zeigt sich nun direkt im linken Parametrium die intrinsische Ureterendometriose, die nur noch durch Resektion des kompletten Parametriums und durch Ureterneuimplantation zu behandeln ist. (d) Die typischen Stellen der iatrogenen Ureterverletzungen: das Ligamentum infundibulo-pelvicum (1), das Ligamentum sacrouterinum (2); Beispiele: Douglas-Endometriose, Parametritis, die Kreuzungsstelle der A. uterina (3); Beispiele: Blutungen im Uterinagebiet, parametrane Infiltration, der prävesikale Abschnitt (4).

11.2 Genitale Befunde

11.2.1 Portioendometriose

Bei der Inspektion sowie der Kolposkopie findet man typische Bilder der Portioendometriose, die pathognomonisch für eine Adenomyosis uteri (Endometriosis genitalis interna) aber auch für eine Endometriosis genitalis externa sein können. Neben der histologischen Sicherung empfiehlt sich eine laparoskopische Abklärung, insbesondere wenn die Patientin symptomatisch ist (Abb. 11.22).

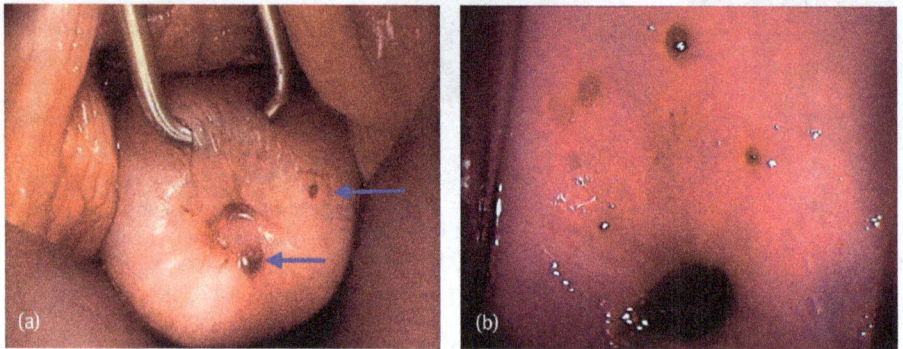

Abb. 11.22: Typische Portioendometriose (histologisch gesichert).

11.2.2 Ovarielle Endometriose

Endometriosezysten werden durch die gynäkologische Untersuchung und die transvaginale Sonographie (Methode der Wahl) diagnostiziert. Der Ultraschallbefund einer Endometriosezyste ist durch die homogene, echogene Binnenstruktur charakterisiert. Die Zysten sind glattwandig und gering vaskularisiert (Abb. 11.23a). Septierungen (Abb. 11.23b) sind möglich ("Sanduhrform").

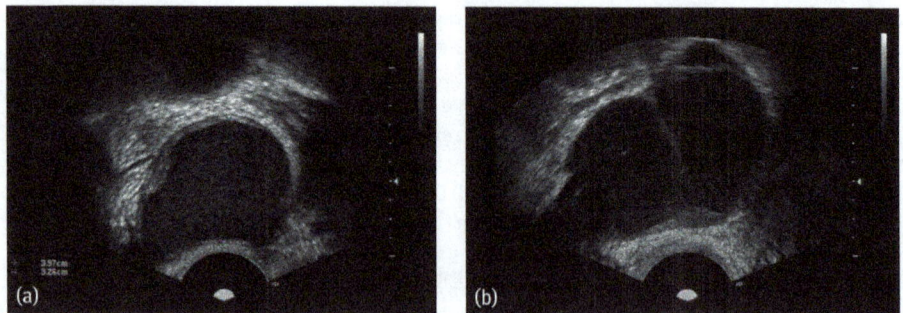

Abb. 11.23: Endometriosezysten (typische Ultraschallbilder).

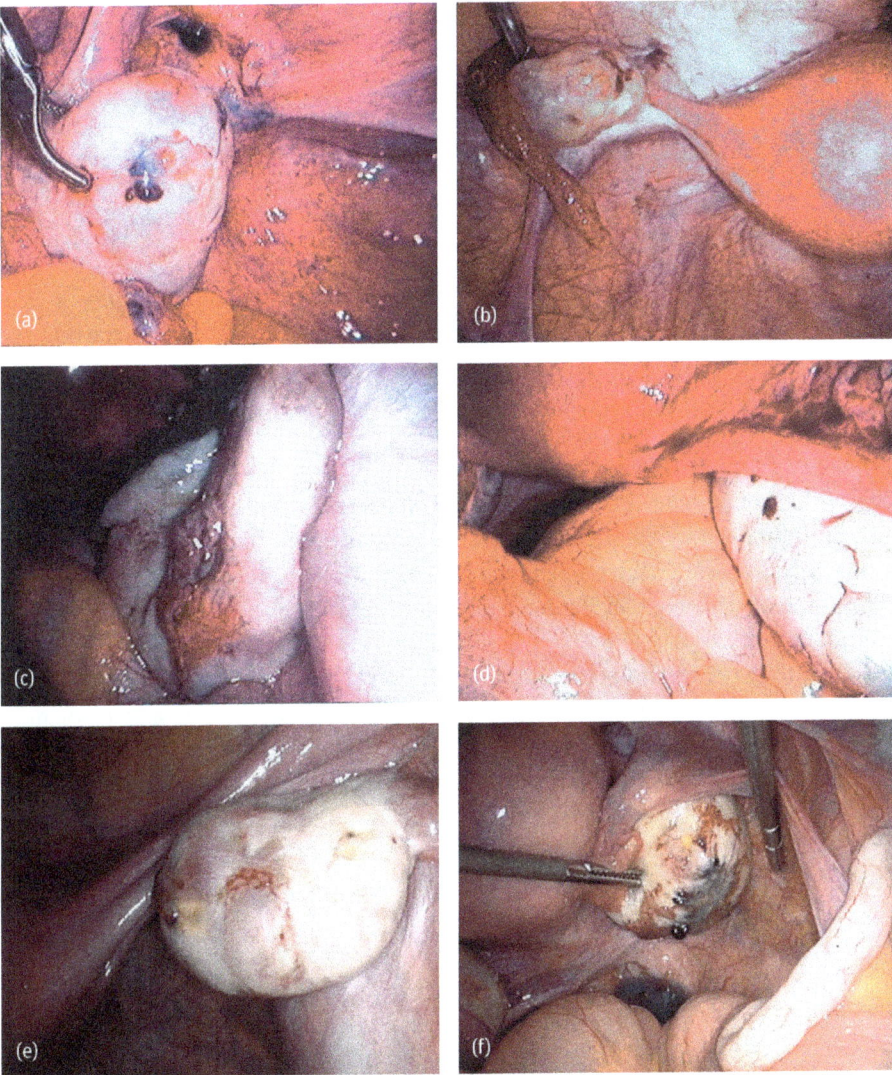

Abb. 11.24: Oberflächliche Ovarialendometriosen. Man beachte speziell auch die unmittelbare Nähe zwischen ovarieller Endometriose und Appendix (f).

Die Ovarialendometriose kann oberflächlich (Abb. 11.24a), tief (zystisch, Abb. 11.24c) oder in Kombination (oberflächlich und tief, Abb. 11.24c und Abb. 11.24d) auftreten. Typische schwarze oder rote Herde können auf allen Flächen des Ovars zu finden sein (Abb. 11.25d). Deshalb muss jedes Ovar im Rahmen einer Laparoskopie von allen Seiten inspiziert werden. Die Herde können reseziert oder zerstört werden. Man geht davon aus, dass die tiefen Ovarialendometriosen (ovarielle Endometriome, Teer- oder Schokoladenzysten) als Inklusionszysten zu verstehen sind. Kleine an der Ovar-

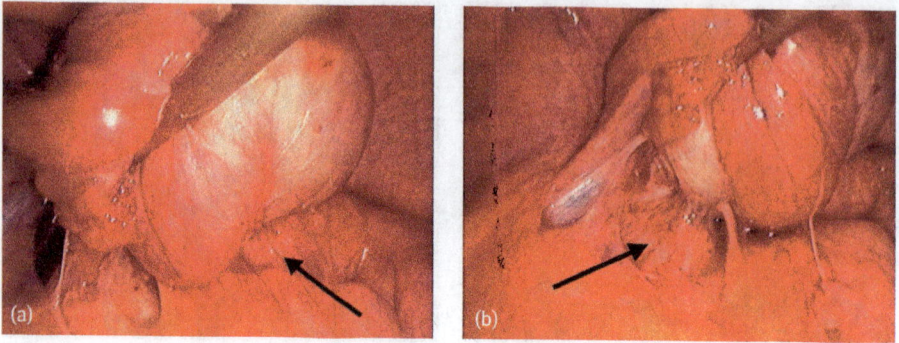

Abb. 11.25: Endometriosezyste einseitig mit derben Verwachsungen (Pfeile) zur Umgebung (meistens Beckenwand, Uterus oder Darm). Beachte immer den unter dem Ovar verlaufenden Ureter!

oberfläche befindliche Endometrioseherde werden „eingekapselt" und entwickeln sich zu tiefen ovariellen Herden, den sogenannten Teer- oder Schokoladenzysten. Zystisch veränderte Ovarien (siehe auch Abb. 11.24, Abb. 11.25) mit scheinbar ausschließlich oberflächlichen Herden sind immer verdächtig auf tiefer liegende Endometriosezysten.

Die Größe der Ovarialzysten ist variabel: Von kleinen, sonographisch schwer zu differenzierenden Zysten bis hin zu 10 cm oder mehr durchmessenden Schokoladenzysten lassen sich alle Variationen finden. Auch relativ große Endometriosezysten machen häufig nur geringe Beschwerden. Auf den ersten Blick erscheinen die Zysten nur von zarten Adhäsionen gefangen (Abb. 11.25a). Beim Versuch der Mobilisation zeigt sich jedoch oft, dass derbe Verwachsungen die Zyste mit dem Darm und dem Fundus uteri (!) verbinden (Abb. 11.25b, Pfeil). Die Tube ist fächerförmig am Ovar adhärent und häufig um dieses herumgeschlagen.

Endometriosezysten entwickeln sich uni- oder bilateral sowie multipel, d. h. in einem Ovar können gleichzeitig mehrere Schokoladenzysten auftreten. Klinisch relevante Stieldrehungen sind wegen der häufigen Begleitverwachsungen selten. Häufig sind die Ovarialzysten oligosymptomatisch oder asymptomatisch. Bei der oberflächlichen Inspektion imponiert in Abb. 11.26 eine einzelne Zyste (a). Nach Darstellung des Situs zeigen sich mindestens drei Endometriosezysten (b). Nacheinander werden die Zysten freipräpariert (c). Ziel des Eingriffes ist die komplette Sanierung (Exstirpation) der Herde sowie die bestmögliche Rekonstruktion der Anatomie (d). Zystenrupturen mit Dissemination des biologisch aktiven Zysteninhaltes in den Bauchraum und konsekutiver Bildung von schweren Verwachsungen sowie die Zerstörung biologisch intakten Ovarialgewebes durch Druck *(intraovarielles Kompartment-Syndrom)* sind die Konsequenzen unbehandelter Endometriosezysten. Besonders zu beachten sind hier die sogenannten *kissing ovaries* (Abb. 11.27), die eigentlich fast immer mit einer Ureter- oder Darminfiltration einhergehen (M. Mueller). Zunächst erfolgt die Inspektion des Zysteninneren mit der Endoskopie-Optik. Man findet auf dem weißlichen

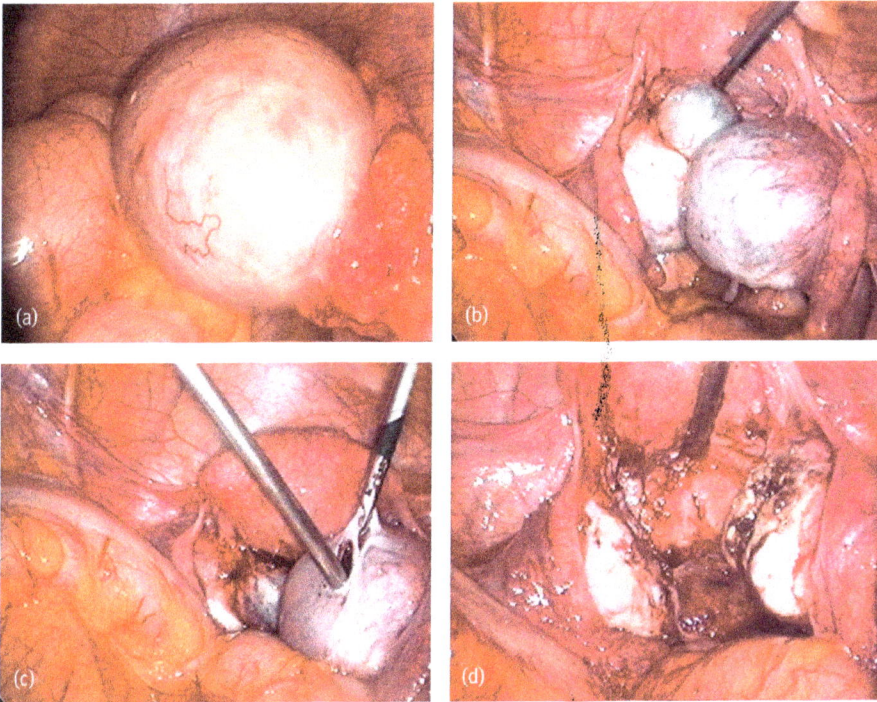

Abb. 11.26: Endometriosezysten beidseits: *kissing ovaries*. Hochrisikosituation! Immer auf Darm und Harnleiter achten!

Zystenbalg bräunliche, teilweise auch rötliche flache bis polypöse Auflagerungen, bei denen es sich um vitales Endometriosegewebe handelt. Der Zystenbalg selbst ist eine bindegewebige, von kleinen Endometrioseherden durchwebte, mehr oder weniger derbe Gewebsstruktur.

Endometriosezysten werden nach Möglichkeit immer laparoskopisch operiert. Die Zyste wird gefasst und mobilisiert, die Tunica albuginea gespalten, der Zystenbalg eröffnet und der Zysteninhalt abgesaugt. Sollte die Zyste platzen, was aufgrund von Verwachsungen und der Wanddicke nicht selten ist, erfolgen zunächst intensive Saug-Spül-Manöver, damit der Zysteninhalt sich nicht im Bauchraum ausbreitet.

Dann wird der Zystenbalg gefasst und stumpf mit Hilfe zweier Fasszangen vom gesunden Ovarialgewebe abgezogen („Stripping-Technik", Abb. 11.28). Im Idealfall gelingt es, den gesamten Zystensack in toto zu entfernen. Nach Entfernung des Zystenbalges werden endoovarielle Sickerblutungen bikoaguliert. Außerdem sollte der Wundgrund gezielt *punktbikoaguliert* werden, da sonst durchaus vitales Endometriosegewebe erhalten bleiben kann. Da verschiedene Operateure befürchten zu viel gesundes Ovarialgewebe zu entfernen, wird vielerorts nur die Zyste gespalten, gespült, der Wundgrund bikoaguliert und eine Probe entnommen. Da es sich bei den Schokoladenzysten um Inklusionszysten handelt, soll diese „Ausstülpung" ausrei-

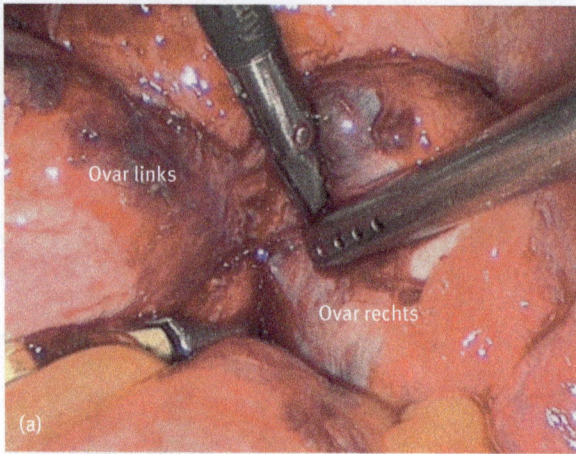

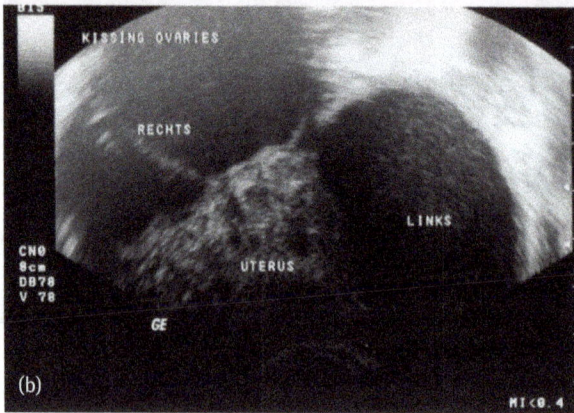

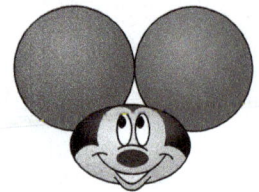

Abb. 11.27: Das Mickey-Maus-Zeichen bei *kissing ovaries* warnt vor Harnleiterbefall. (a) Das kleine Becken ist durch die sich „küssenden" Eierstöcke und den Darm obliteriert. (b), (c) Sonographisch sieht man die sich berührende Ovarialendometriome vor dem Uterus unter Einbeziehung des Rektosigmas. Sie erinnern an die Ohren von Mickey Maus: Immer dabei an die Harnleiter denken, die in diesen Prozess im Sinne einer intrinsischen oder gar einer extrinsischen Ureterendometriose einbezogen sein können. Nierensonographie beidseits! An Darmbefall denken!

chend sein. Verklebungen der Zystenhöhle und schnelle Rezidive des verbliebenen Endometriosegewebes sind nach meiner Auffassung die Folge. Studien zeigen, dass die Rezidivfrequenz nach OP + OC-Gabe geringer ist als wenn nur operiert wurde.

> **!** **Merke:** Ovarialchirurgie ist immer endokrine Chirurgie!

Es gilt also immer konservativ zu operieren. Bei jeder Operation geht auch in der Hand des Erfahrenen vitales Ovarialgewebe verloren. Vorsichtiges Manipulieren und spar-

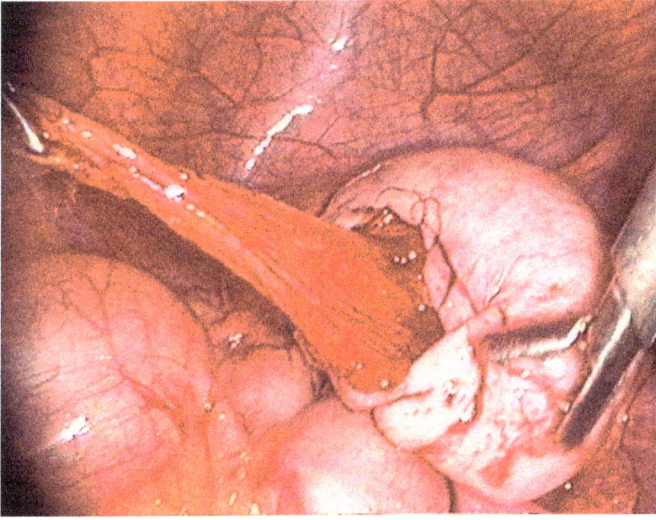

Abb. 11.28: Typisches Bild vom Stripping des Zystenbalges. Es bleiben auch beim geübten Operateur mehr Follikel im entfernten Gewebe nachweisbar als ihm lieb sein kann!

samstes Koagulieren sind oberstes Gebot. Die Wundhöhle kann per Endo-Naht verschlossen oder aber offengelassen werden. Das Ovarialgewebe legt sich zusammen und wird durch die entstehende Narbe adaptiert. Bei intraovariellen Sickerblutungen kann FloSeal (Gelantine-Thrombin-Matrix) eingesetzt werden. Beherztes Koagulieren nach Stripping zerstört den Eierstock.

Merke: Operationen an den weiblichen Eierstöcken sind integraler Bestandteil der endokrinen Chirurgie und müssen entsprechend hoch qualifiziert durchgeführt werden. Operationen an den Eierstöcken sind deshalb keine Anfängeroperationen!

Das *Rezidivendometriom* bei einer Frau mit unerfülltem Kinderwunsch sollte im Rahmen einer Kinderwunschbehandlung vielleicht sogar nur vaginal oder laparoskopisch punktiert werden, um weiteren OP-bedingten Gewebeverlust zu vermeiden.

11.2.3 Peritoneale Endometriose

Die Oberfläche des Peritoneums ist riesig. Darunter und darin laufen Gefäße, Lymphbahnen und Nerven.

Von der Intaktheit des Bauchfells, seiner biologischen Funktionalität und seinen Wechselwirkungen mit dem Douglassekret hängt es wahrscheinlich wesentlich ab, ob sich Endometrioseherde ansiedeln können oder nicht.

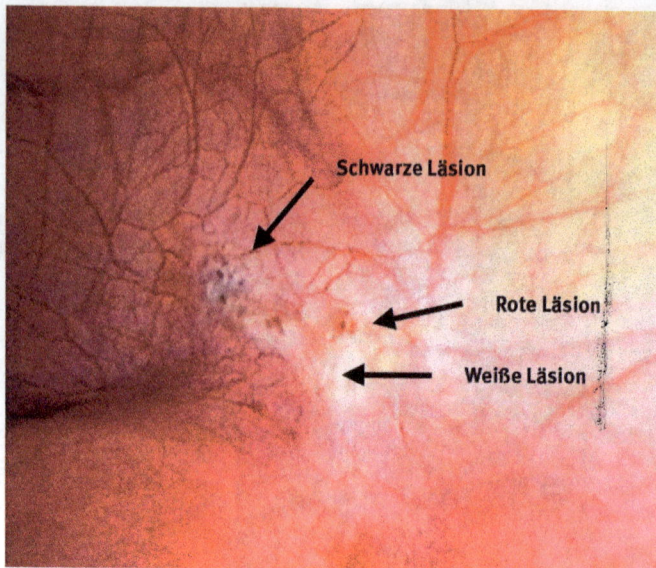

Abb. 11.29: Peritonealendometriose hat einen heterogenen Phänotyp.

11.2.3.1 Schwarze Endometrioseherde

Die typischen schwarzen Endometrioseherde gelten als inaktiv. Die Färbung ist durch hämosiderinbeladene Makrophagen bedingt. Meist finden sich jedoch Mischpopulationen aus verschiedenen Aktivitätszuständen. Die Farbe der Läsionen korreliert gut mit molekularen Proliferationsmarkern, z. B. Ki-67, sowie mit zellbiologischen Eigenschaften, z. B. der Angangsrate in vitro. Ob die verschiedentlich propagierte Fluoreszenzdiagnostik im Rahmen einer Laparoskopie zusätzlichen Benefit für die betroffenen Frauen bietet, bleibt derzeit nach Studienlage offen (Abb. 11.29).

11.2.3.2 Rote Endometrioseherde

Die gut vaskularisierten und deshalb roten Endometrioseherde gelten als aktiv (Abb. 11.30, Abb. 11.31). Molekularbiologisch lassen sich der *vascular endothelial growth factor* (VEGF) und zahlreiche andere Angiogenesefaktoren (z. B. Matrixmetalloproteinasen) nachweisen.

11.2.3.3 Vaskularisation

Endometrioseherde scheinen, ähnlich den malignen Tumoren, verschiedene Neoangiogenesestadien zu durchlaufen. Makroskopische avaskuläre kleine Herde lassen sich ebenso finden wie gut kapillarisierte Herde. Nicht selten zieht ein einziges Gefäß zum Endometrioseherd, taucht unter diesem ab und setzt sich auf der Gegenseite fort. Endometrioseherde können sich zwischen den Peritonealblättern ausbreiten, was Ausdruck ihrer Invasivität ist. Erst dann gewinnen sie wahrscheinlich Gefäßanschluss, denn auf dem normalen Peritoneum viscerale befinden sich keine Gefäße

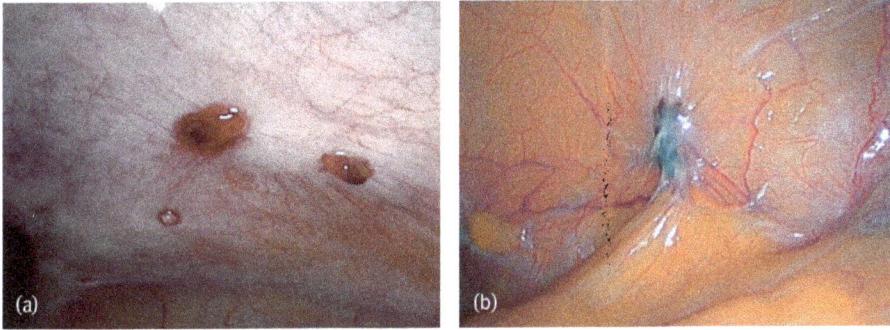

Abb. 11.30: (a) Typische rote frische Endometriose im Übergang zwischen Zervixhinterwand und Douglas. (b) Scheinbar typische, schwarze Endometriose. Auffällig sind die sternförmigen narbigen Einziehungen, die weit vom Endometrioseherd beginnen und das Peritoneum so verändern, dass ein fibrotischer Umbau beginnt.

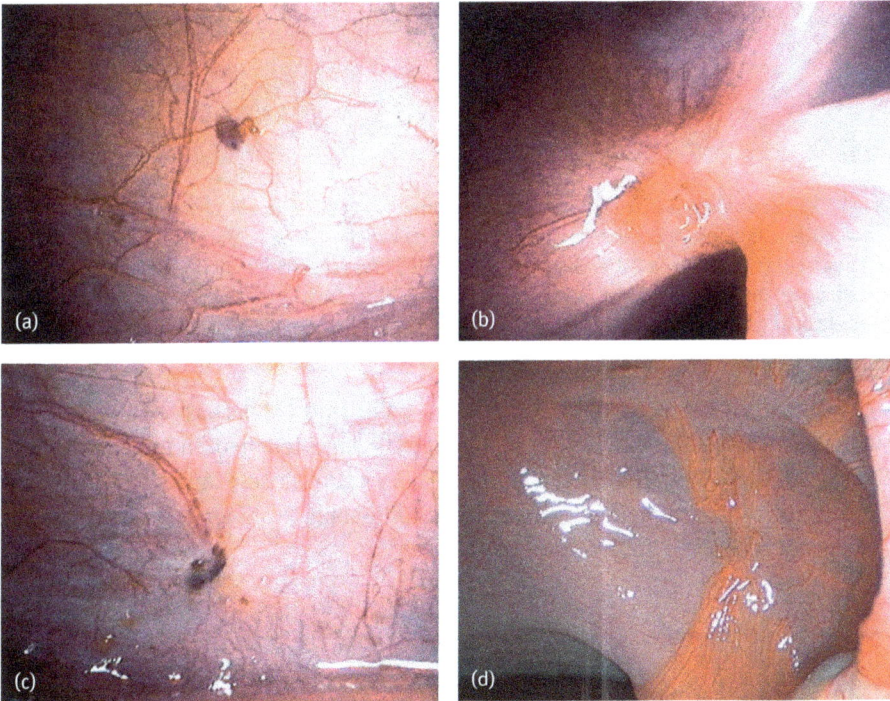

Abb. 11.31: Vaskularisation von Endometrioseherden.

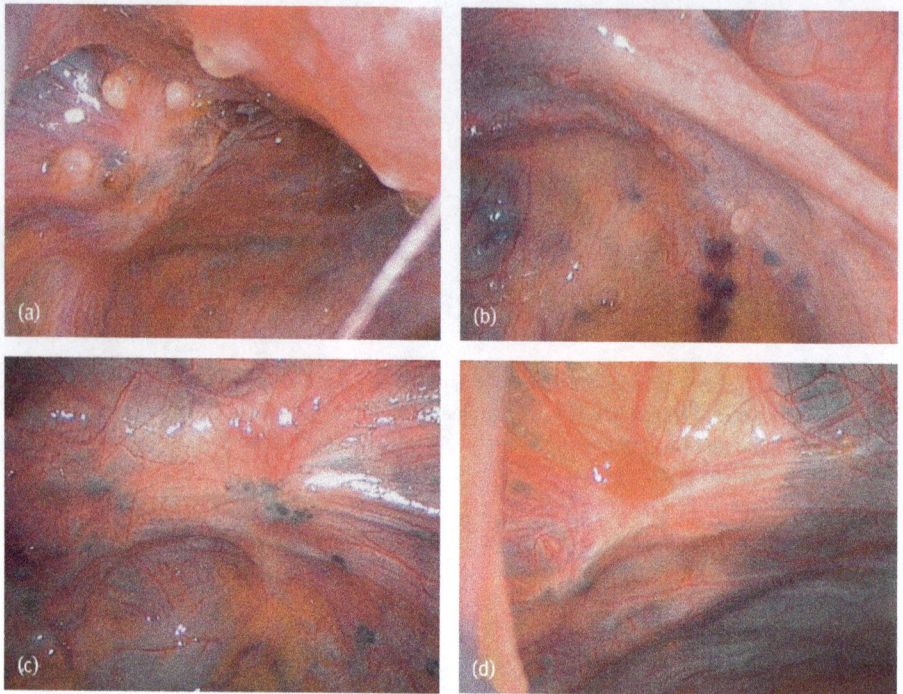

Abb. 11.32: Endometrioseherde können in ihrem Phänotyp außerordentlich heterogen sein. (a) Endometrioseläsionen im Bereich der linken Fossa ovarica unter Einbeziehung des linken Sacrouterinligamentes. (b) Gleiche Patientin, hier aber Blick auf das rechte Sacrouterinligament mit entsprechendem Douglasanteil. (c) Blick auf die Zervixhinterwand mit Übergang in den Douglas sowie (d) Fossa ovarica weiter oben mit frischem, roten Herd.

(Abb. 11.32 a, b). Polypöse Herde sind gut vaskularisiert (Abb. 11.32 c, d). Wir wissen bis heute nicht genau, ob sich die phänotypisch verschiedenen Endometrioseherde auch biologisch-klinisch unterschiedlich verhalten. Die sichere laparoskopische Entfernung der Herde führt nach derzeitiger Studienlage zu einer Schmerzreduktion (Jacobson Cochrane, 2009).

> **!** **Merke:** Keine Endometrioseoperation ohne Histologie.

11.2.3.4 Blaue Endometrioseherde

Bei der ausgedehnten Endometriose findet man eine höchst variable Kombination von Herden, Lokalisationen und Verwachsungsmustern. Die genaue Beschreibung und Dokumentation (Video, Printer) sind essentielle Bestandteile des diagnostischen Teils der Laparoskopie, während die komplette Entfernung aller sichtbaren Läsionen das Ziel des operativen Teils ist. Unter einer großen Endometriosezyste (Abb. 11.33a)

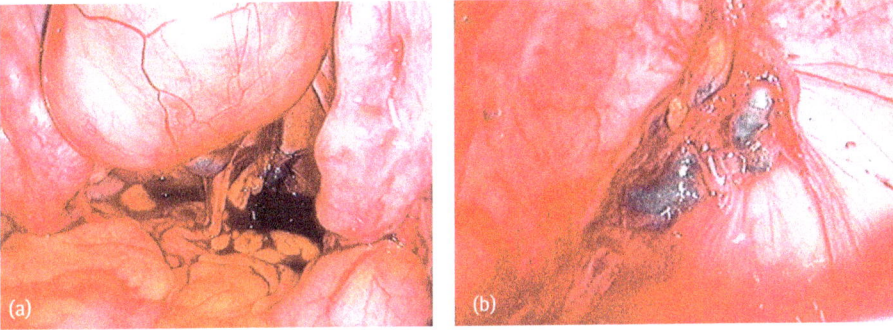

Abb. 11.33: Die Heterogenität der Befunde erfordert die histologische Abklärung.

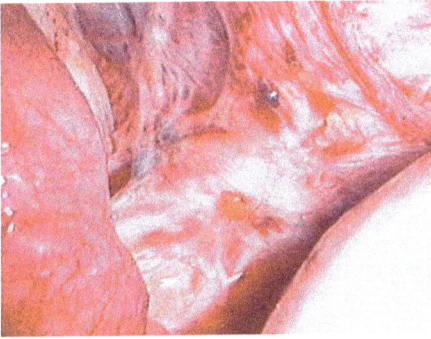

Abb. 11.34: Die Heterogenität der makroskopischen Befunde spricht auch für eine Heterogenität auf mikroskopischen und molekularen Ebenen. Möglicherweise lassen sich hier einige Ursachen für die therapeutischen Schwierigkeiten finden, die wir bei Endometriose haben.

finden sich blau-polypöse Herde mit hochaktiven, gut vaskularisierten Anteilen (Abb. 11.33b).

11.2.3.5 Weißnarbige Endometriose

Durch fibrotische Umwandlungen wird (noch) vitales Endometriosegewebe (blaue Herde in Abb. 11.34) ersetzt. Die finale Erscheinungsform der Endometriose ist die Narbe. Peritoneale Einziehungen entstehen durch das Schrumpfen von Narbengewebe – oder durch Infiltration. Häufig befinden sich im Narbenbereich noch weitere Herde unterschiedlicher Aktivität.

11.2.3.6 Polypöse Wachstumsmuster

Polypöse Herde sind in der Regel aktive Herde. Bei genauer Inspektion findet man nicht selten bereits zuführende Gefäße (Abb. 11.35a). In ausgedehnten Fällen stellen sich die Herde teilweise als verfettete „Polypen" dar (Abb. 11.35b).

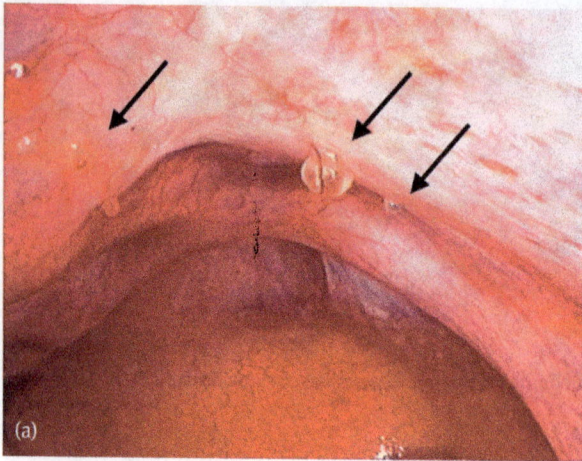

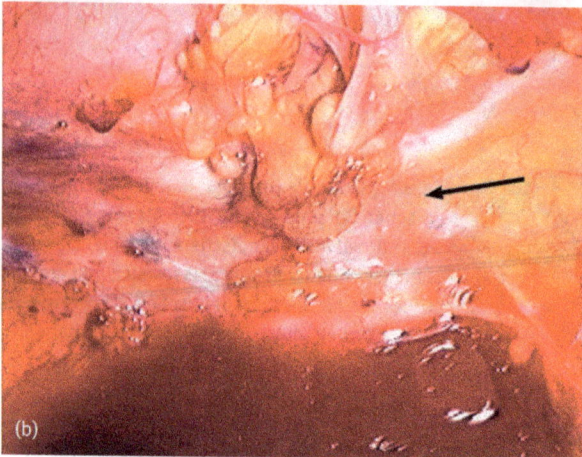

Abb. 11.35: Peritonealendometriose – polypöse Wachs-
tumsform von Endometrioseherden.

11.2.3.7 Miliare Wachstumsmuster

Insbesondere im Douglasbereich findet man miliare Absiedlungen von winzigen
Endometrioseherden (Abb. 11.36). Diese können durch Bikoagulation, Laservapori-
sation oder aber scharf abladiert werden, was nicht immer einfach ist und mit der
Entstehung von größeren Peritonealdefekten verbunden sein kann. Oft werden die
kleinen Peritonealherde erst nach einiger OP-Dauer als Reflexunterbrechungen auf
dem spiegelnden Peritoneum sichtbar („sie kommen spät zum Vorschein").

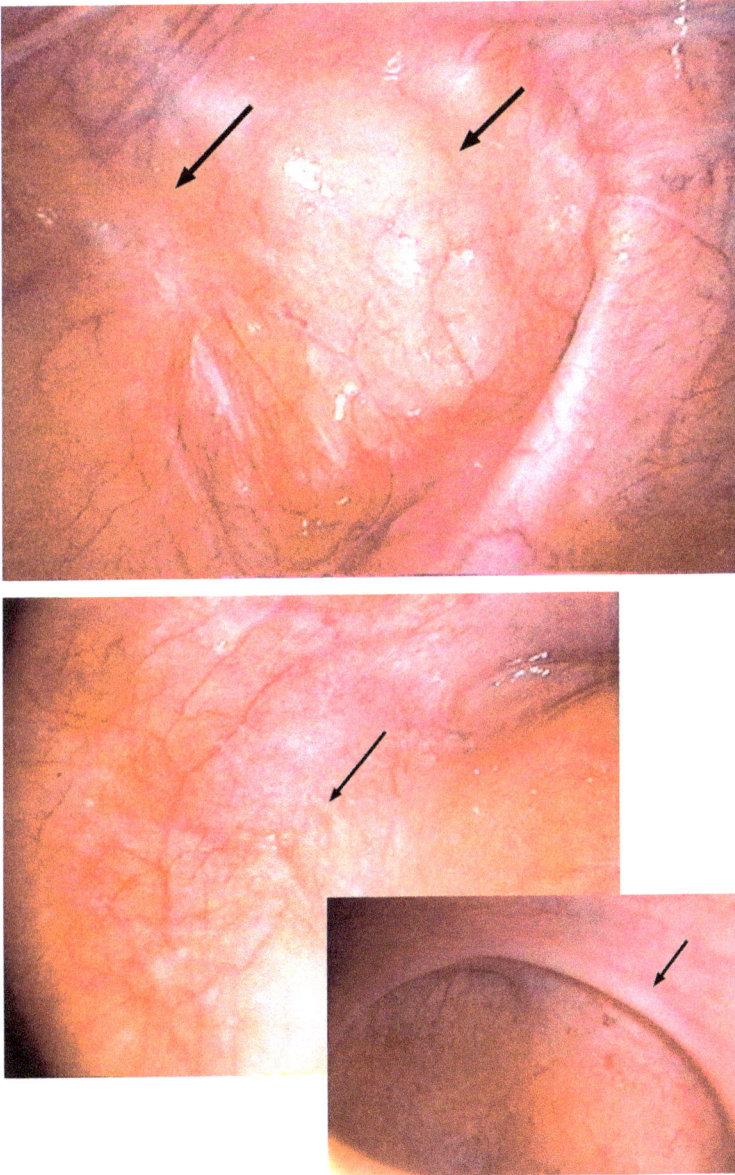

Abb. 11.36: Miliare Peritonealendometriose im Douglasbereich (peritoneale Strukturunregelmäßigkeiten).

11.2.3.8 Douglassekret und Douglasendometriose

Das Douglassekret ist überwiegend ein Transsudat der Ovarien. Seine Menge variiert in Abhängigkeit vom Zyklustag zwischen wenigen Tropfen bis zu 200–300 ml (Abb. 11.37a, b insgesamt wurden bei dieser Patientin 260 ml Douglassekret aspiriert). Die Douglasflüssigkeit enthält verschiedene Proteine, Wachstumsfaktoren, Zytokine, Immunzellen und Hormone, insbesondere Östrogene, in extrem hohen Konzentrationen und bietet so verschiedenen Zelltypen ein mitogenes Milieu. Die Farbe des Douglassekretes variiert zwischen goldgelb, bernsteinfarben, rötlich tingiert bis hin zu blutrot.

Nach der kompletten Aspiration des blutig tingierten Douglassekretes (Abb. 11.37a, b) lassen sich bei genauer Betrachtung kleine polypöse Endometrioseherde auf dem Douglasperitoneum nachweisen (Abb. 11.38a). Um das Aspirieren zu erleichtern, wird der Uterus mit einem Taststab aufgerichtet. Dabei fällt häufig auf, dass der Uterus sehr weich ist und fast über dem Stab „abknickt" (Abb. 11.38b). Dieses

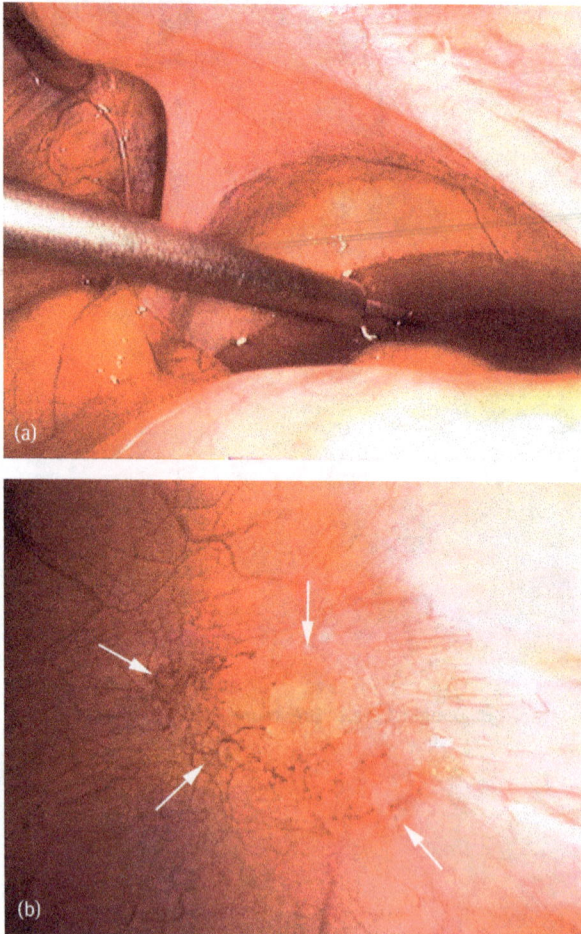

Abb. 11.37: (a) Douglassekret wird aspiriert. (b) Darunter kommt eine Endometrioseläsion (Pfeile) zum Vorschein. Die konventionelle Douglaszytologie war wie so oft „negativ".

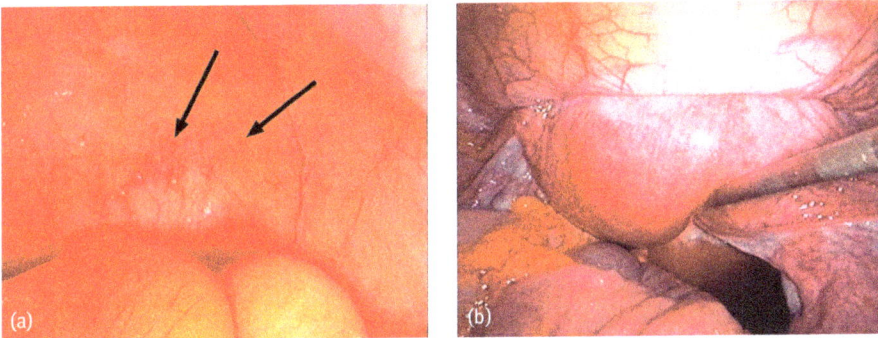

Abb. 11.38: (a) Das Douglassekret wurde abgesaugt und auch hier finden sich miliare frische Endometrioseläsionen. (b) Auffällige Veränderungen der Uteruskonsistenz sprechen für eine Uteruserkrankung – Uteruserkrankungen müssen auch an Endometriose denken lassen.

Phänomen kann ein Hinweiszeichen auf eine Varicosis uteri oder eine Adenomyosis uteri sein.

11.2.3.9 Typische Manifestationen am Blasendach
Siehe Abb. 11.39, Abb. 11.40.

11.2.3.10 Endometriose am Uterusfundus
Bei genauer Betrachtung findet man häufig endometriotische Veränderungen im Bereich des *Perimetriums*. Neben einem roten, gut vaskularisierten Endometrioseherd an der linken Fundushinterwand sieht man eine peritoneale Pseudozyste (Abb. 11.42a). Bei Vergrößerung (Abb. 11.42b) stellen sich die fellartigen vaskularisierten Proliferationen besonders gut dar, wenn man die Fundushinterwand mit dem Taststab sanft abstreicht (Abb. 11.42b, c). Hierbei handelt es sich um die Folgen einer Serositis, einer nichtbakteriellen Entzündung der Serosa.

Endometrioseherde auf dem Uterus können solide oder *pelzartig* sein. In ausgedehnten Fällen ist das gesamte innere Genitale von einer Art „Kokon" überzogen (Abb. 11.41). Die Tuben und die Ovarien sowie der Douglas-Raum sind nicht mehr zu erkennen. Wie ein Filz lässt sich die (histologisch gesicherte) Endometriose als Fundusüberzug darstellen (Abb. 11.41). Biopsiert man das Gewebe gezielt, so kommt es als Ausdruck einer starken Vaskularisation (Serositis!) sofort zu Sickerblutungen.

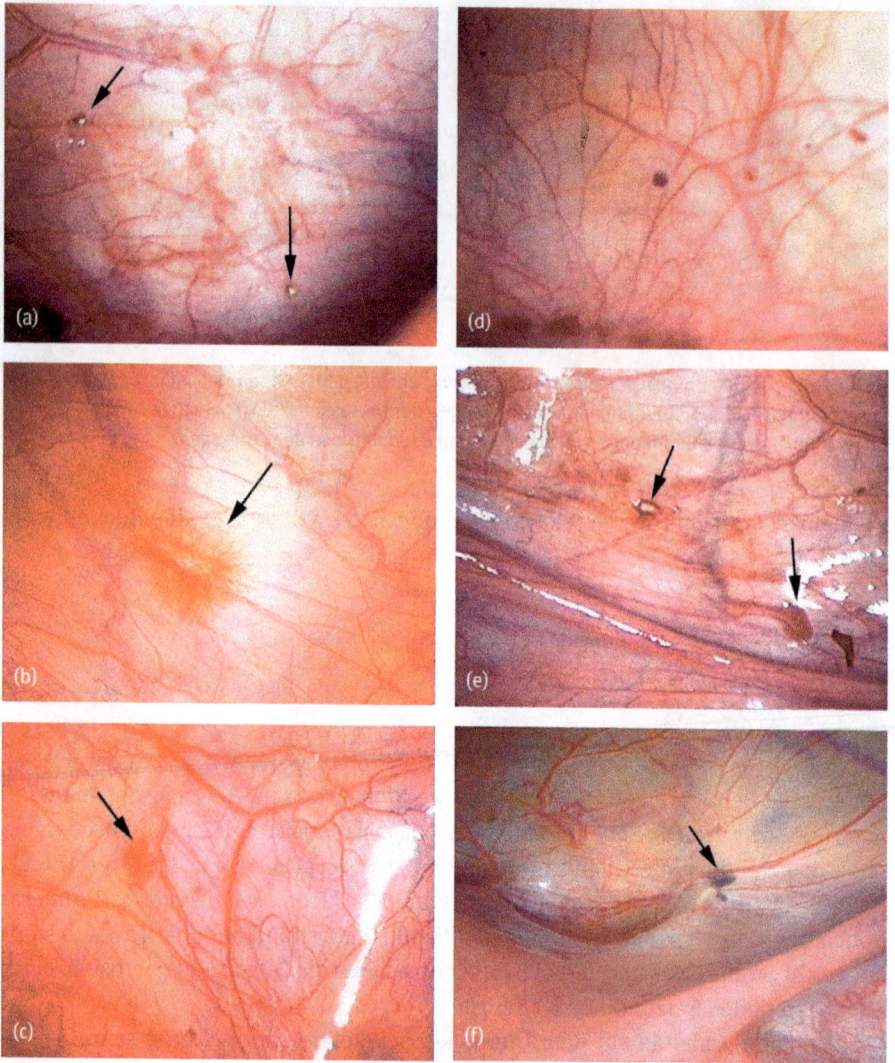

Abb. 11.39: Peritonealendometriose im Bereich des Blasendaches. Eine typische Lokalisation der Peritonealendometriose ist das Blasendach bzw. das Peritoneum der Blasenumschlagsfalte. Endometriose (Pfeile): glasig-polypös (a), braun (b), rot flach (c), braun und schwarz (d) sowie rot polypös (e) und typisch (f).

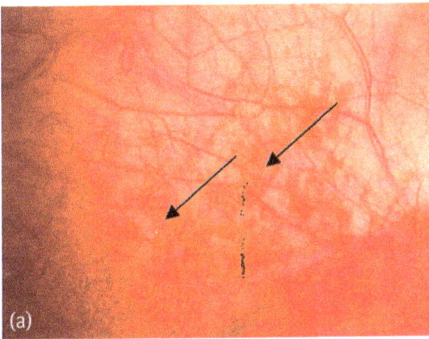

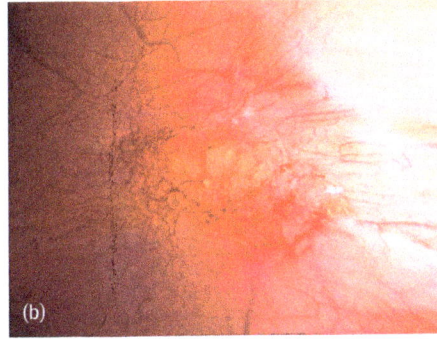

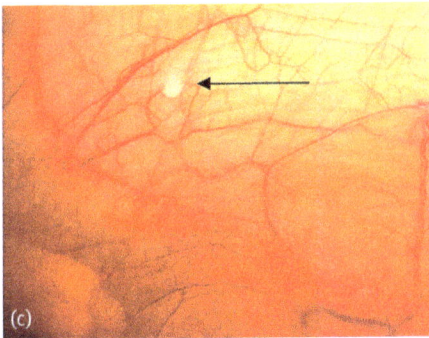

Abb. 11.40: Peritonealendometriose am Blasendach. Die aktive Peritonealendometriose hat vielfältige Ausdrucksformen: polypös-flammend (a), polypös-vaskularisiert (b) und polypös-weiß (c).

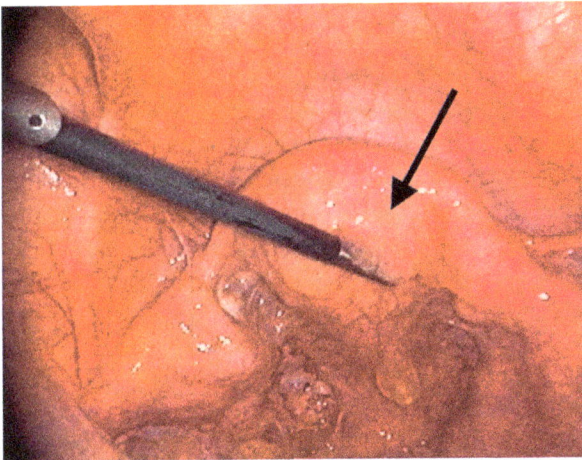

Abb. 11.41: Peritonealendometriose im Fundusbereich. Diese pelzigen Veränderungen entsprechen einer „Serositis" im Sinne Robert Meyers.

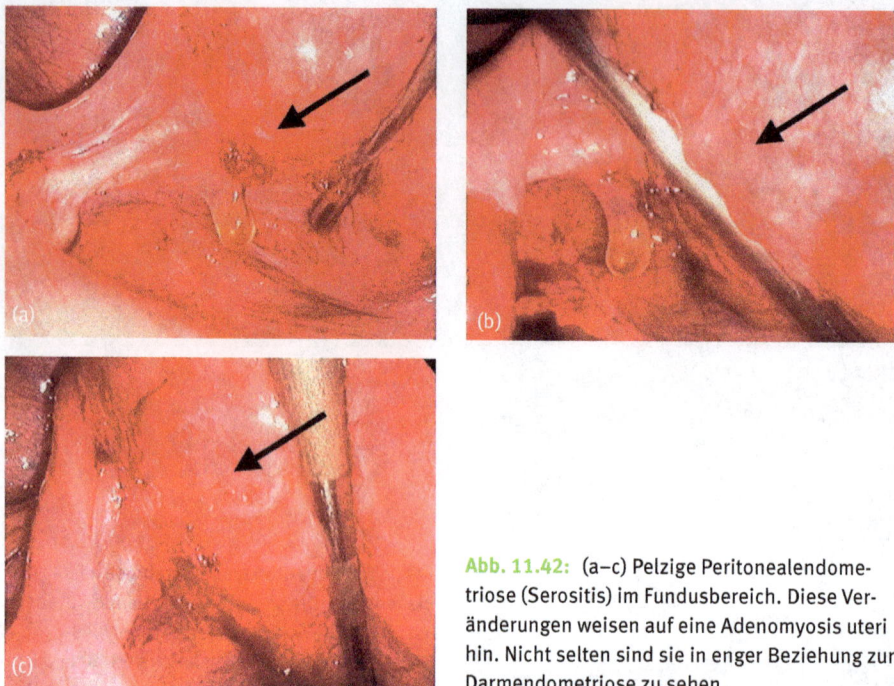

Abb. 11.42: (a–c) Pelzige Peritonealendometriose (Serositis) im Fundusbereich. Diese Veränderungen weisen auf eine Adenomyosis uteri
hin. Nicht selten sind sie in enger Beziehung zur
Darmendometriose zu sehen.

11.2.3.11 Endometriose in der Fossa ovarica

Die Fossa ovarica ist häufig von Endometrioseherden befallen. Die Entfernung oder die Destruktion der Herde kann aufgrund der Gefäßnähe (Abb. 11.43a, b) sowie der Nähe des Ureters technisch etwas problematisch sein. Im Zweifelsfall empfiehlt sich immer die exakte Ureterdarstellung, ggf. ausgedehnte Ureterpräparation. Nicht selten handelt es sich dann „überraschenderweise" doch um tiefer infiltrierende Befunde. Dargestellt ist eine blau-polypöse Endometriosezyste in der linken Fossa ovarica mit einem blau-schwarzen Herd im Bereich des Ligamentum sacrouterinum links (Abb. 11.43). Ebenfalls schwarze Herde finden sich in der kontralateralen Fossa ova-rica, wo sich auch bereits weißnarbige Befunde (N) nachweisen lassen (Abb. 11.43c, Narbe).

> **!** **Merke:** Die typische Stelle, an der sich Endometriose besonders gern niederlässt ist der Übergang zwischen dem Sacrouterinligament und der Ureter-A. uterina-Kreuzung (Abb. 11.43a, b).

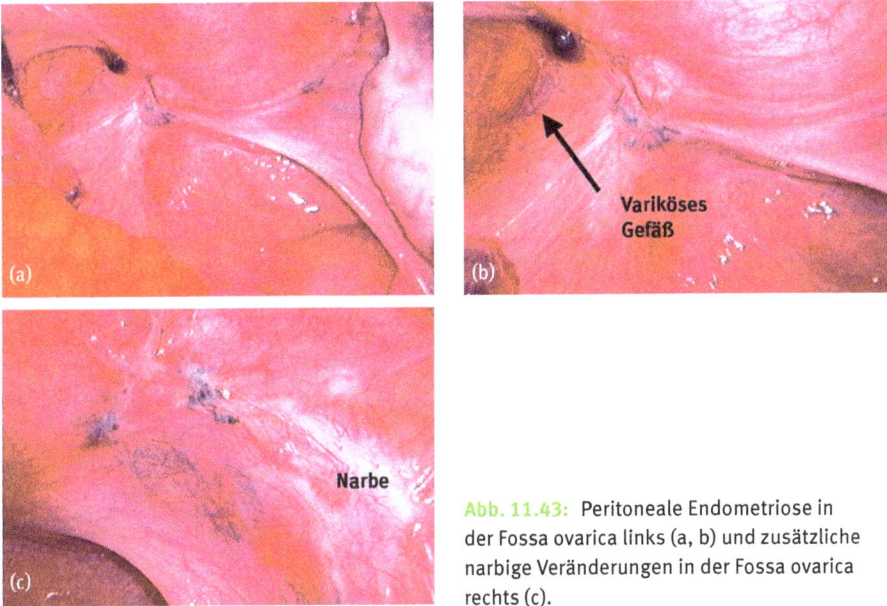

Abb. 11.43: Peritoneale Endometriose in der Fossa ovarica links (a, b) und zusätzliche narbige Veränderungen in der Fossa ovarica rechts (c).

11.2.4 Infiltration

In Abb. 11.44a sieht man bei der einfachen Übersichtsdarstellung des inneren Genitale in der linken Fossa ovarica peritoneale Einziehungen. Bei näherer Inspektion findet man ein infiltriertes Sacrouterinligament links (Abb. 11.44b). Es handelt sich um einen ca. 1 Euro-großen roten, also biologisch aktiven Endometrioseherd. Durch Schrumpfungsvorgänge wird das mitbefallene Peritoneum straff über dem Ureter an den Uterus fixiert. Nach Freipräparation findet man den Ureter links komplett mit dem Ligamentum sacrouterinum verbacken.

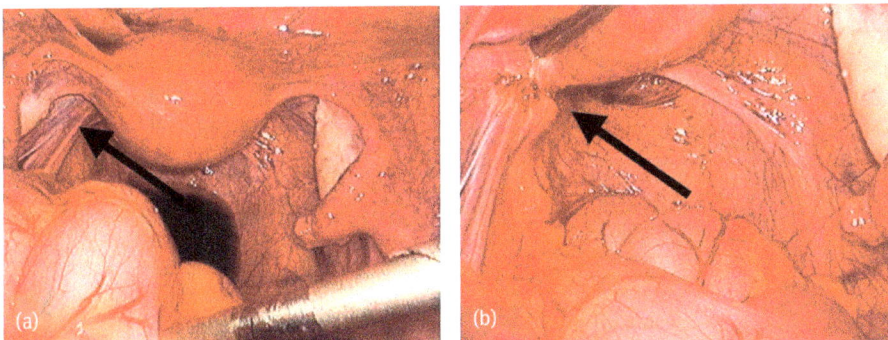

Abb. 11.44: (a, b) Hinweise für eine infiltrierende Endometriose (Pfeile).

11.2.4.1 Sternförmige Einziehungen

Die sternförmige narbige endometriosebedingte Einziehung (Abb. 11.45, Pfeil) kann Ausdruck der Inaktivität des lokalen Prozesses sein – aber auch die „Spitze des Eisberges", wie im vorliegenden Fall. Aktive rote Endometrioseherde sind in die Tiefe des Gewebes vorgedrungen und haben das darüber liegende Peritoneum zwischen Ligamentum rotundum rechts und dem rechten Tubenabgang zusammengezogen. Das Ligamentum rotundum selbst ist in seinem mittleren Anteil (Abb. 11.45, Sternchen) durch die Endometriose kolbenförmig aufgetrieben (s. auch Abb. 11.46).

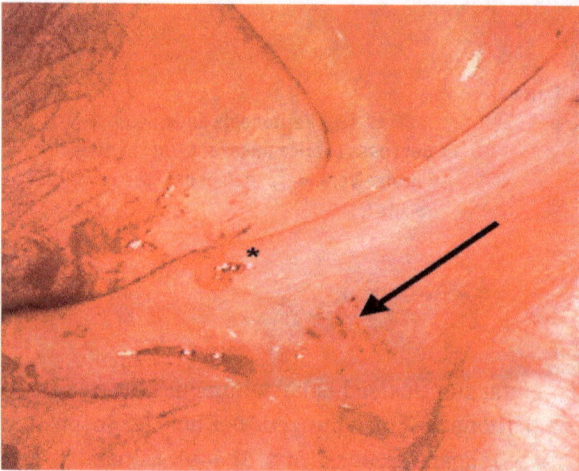

Abb. 11.45: Peritonealendometriose in Form einer sternförmigen Einziehung. Sternchen: kolbenförmige Auftreibung des Ligamentum rotundum.

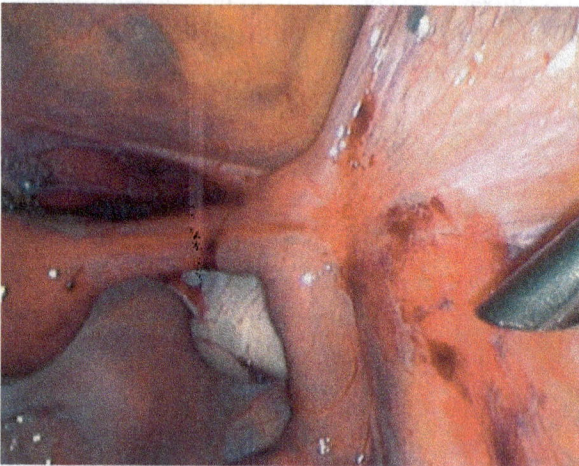

Abb. 11.46: Typische Infiltration der rechten Tube. Der Endometrioseherd infiltriert die Serosa und die Muscularis der Tube sowie die Beckenwand unter Einbeziehung des rechten Ligamentum rotundum. Eine Tubendurchgängigkeit war im Rahmen der Chromopertubation noch gegeben. Eine Präparation im Sinne einer Salpingoovariolyse muss hier sehr vorsichtig erfolgen, um keine zusätzlichen Sekundärschäden an der Tube zu hinterlassen.

11.2.4.2 Tiefe Endometriose

Bei der tiefen Endometriose sieht man endoskopisch zunächst meist nur die „Spitze vom Eisberg" (Abb. 11.47a, Pfeil). Ein kleiner sichtbarer Herd wird gefasst und „zieht" einen respektablen Endometrioseknoten aus der Tiefe nach sich (Abb. 11.47b). Die Therapie besteht in der kompletten Präparation und Resektion des Befundes. Zusätzlich sieht man derbe Verwachsungen zwischen dem rechten Ovar, der Fossa ovarica sowie dem Uterus (oben).

Bei der nicht seltenen Endometriose im Bereich der Sacrouterinligamente ist darauf zu achten, ob nicht auch eine tiefe Komponente vorliegt (Abb. 11.48a, b). Sollte dies der Fall sein, empfiehlt sich die Resektion des betroffenen Anteils des Ligamentums, was einer unilateralen *Laparoscopic Uterine Nerve Ablatio* (LUNA) entsprechen kann, wie sie zur Schmerztherapie nicht sehr erfolgreich bilateral Anwendung findet bzw. fand. Die eindeutige Ureterdarstellung ist hierbei essentiell (Abb. 11.49).

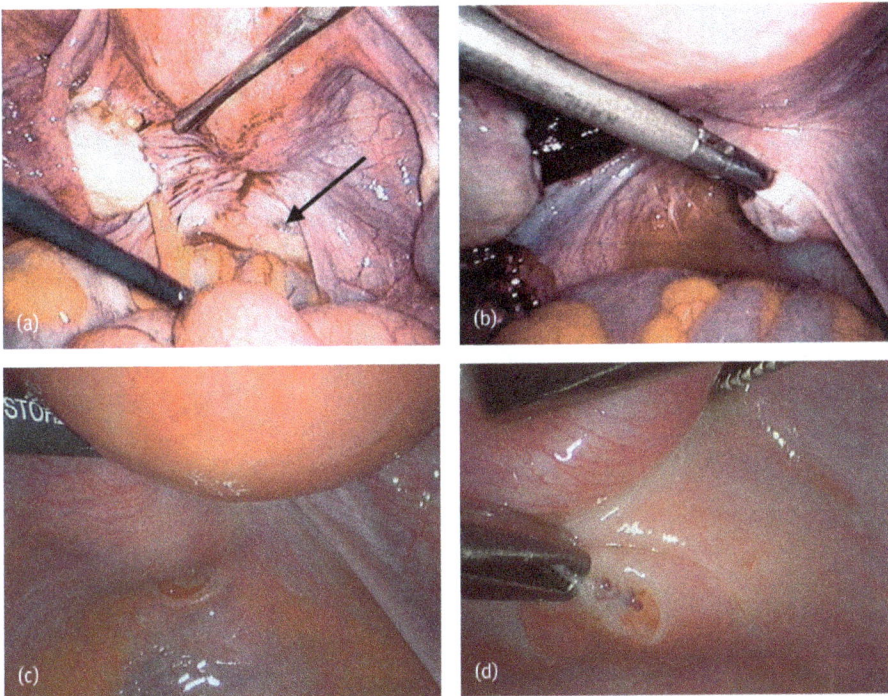

Abb. 11.47: (a, b) Tiefe Endometriose. Douglasauffälligkeiten. (c) Typische, grübchenförmige Aussackung im Douglas, scheinbar völlig unauffällig. (d) Bei der näheren Betrachtung zeigt sich jedoch hier ein immerhin fast 1 cm durchmessender Endometrioseherd, der in die Tiefe wuchert. Das Septum rektovaginale muss hier sicher vom Herd befreit werden.

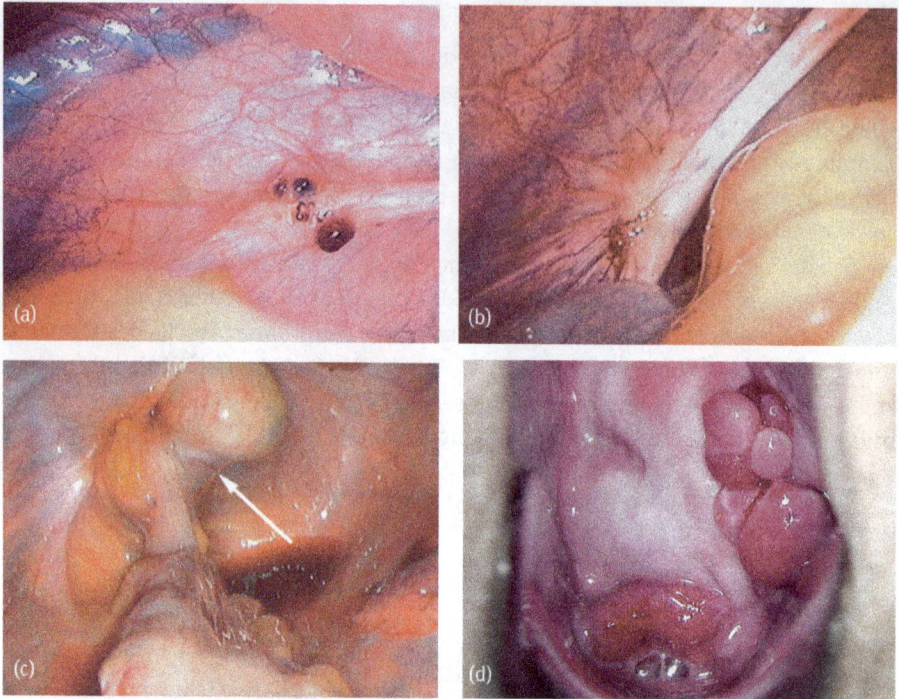

Abb. 11.48: (a, b) Endometriosen im Bereich des Ligamentum sacrouterinum. (c) Typische Infiltration des Rektosigmas am linken Sacrouterinligament, hier speziell am Übergang zwischen Cervix und Sacrouterinligamentum. Der Darm ist infiltriert und die Muskulatur hyperplastisch infolge des Ankämpfens gegen die Infiltrationsstelle verändert (Pfeil). In diesen Fällen liegt zu > 90 % auch ein Darmbefall vor.

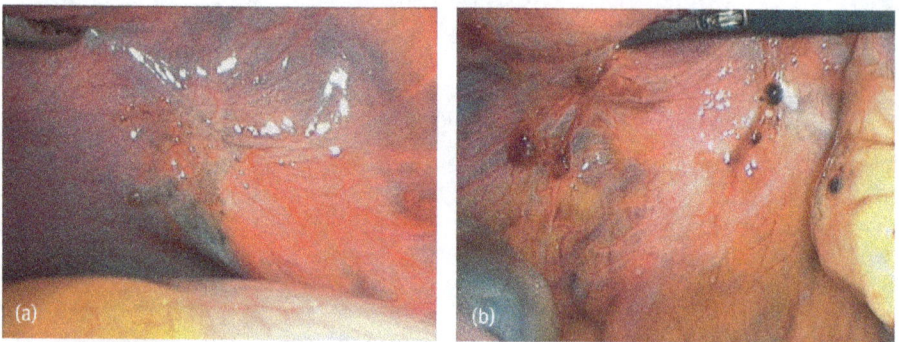

Abb. 11.49: Sacrouterinligamente. (a) Typischer, breitbasiger Befall eines Sacrouterinligamentes (SUL). Hier muss zunächst der rechte Ureter dargestellt werden, dann kann diese Läsion im Sinne einer LUNA millimeterweise unter subtiler Blutstillung reseziert werden. (b) Das linke SUL ist unter dem Peritoneum mit Läsionen verschiedener Aktivität verdeckt.

11.2.5 Verwachsungen und Verklebungen

Verwachsungen und Verklebungen gehören zu den gravierenden Sekundärschäden, die mit der Endometriose einhergehen. Zarte oder derbe Verwachsungen können sämtliche Genitalstrukturen, den Darm und die Blase einbeziehen (Abb. 11.50, Abb. 11.51). Auffällig ist der klinische Befund, dass Frauen mit endometrioseassoziierten Verwachsungen oft an einem chronischen Schmerzsyndrom leiden.

Merke: In Verwachsungen wurden Gefäße, Lymphbahnen und Nervenfasern nachgewiesen.

11.2.5.1 Zarte Adhäsionen

Zu den häufigsten Komplikationen der Endometriose zählen Verwachsungen. Diese können zart sein (Abb. 11.50) und erinnern in ihrer Struktur an fächer- bzw. segelförmige Spinnweben. Diese Verwachsungen dürften nur selten zu klinischen Beschwerden führen. Sie bilden aber wahrscheinlich die „Leitschienen" für fibrotische Umbauprozesse, die später zu derben Verwachsungen werden.

11.2.5.2 Derbe Adhäsionen

Derbe Verwachsungen können zwischen allen genitalen Strukturen auftreten. Häufig findet man sie zwischen Ovar, Uterus und Fossa ovarica. In der Übersicht (Abb. 11.51) fiel zunächst eine massive Varikosis im Bereich der Ovarialvenen sowie eine Verwachsung von der Fundushinterwand zum Sigma ziehend auf. Bei näherer Betrachtung stellte man fest, dass beide Ovarien fest an die Uterushinterwand „gelötet"

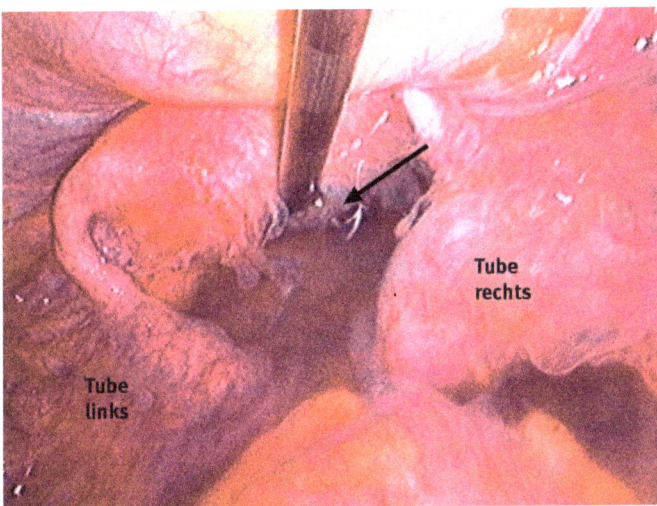

Tube rechts

Tube links

Abb. 11.50: Zarte flottierende Adhäsionen an der Fundushinterwand als Folge der Serositis (Pfeil).

sind. Die Patientin gab heftige Dyspareunien an. Typischerweise sind die Ovarien peritoneal – derb mit dem Sacrouterinligament verbacken (Abb. 11.52).

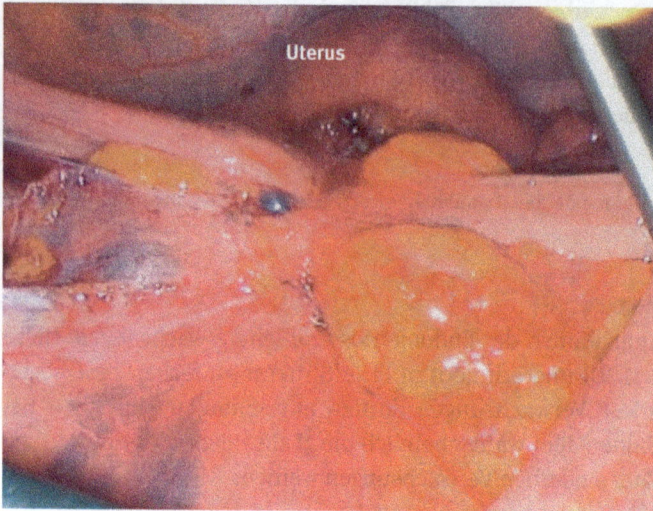

Abb. 11.51: Komplett obliterierter Douglas. Rechts sieht man das Rektosigma, welches im Gebiet des nach links ziehenden Rotundum die Fundushinterwand erreicht. Links schimmert eine Endometriosezyste unter dem Rotundum, die bis zum Instrument reicht.

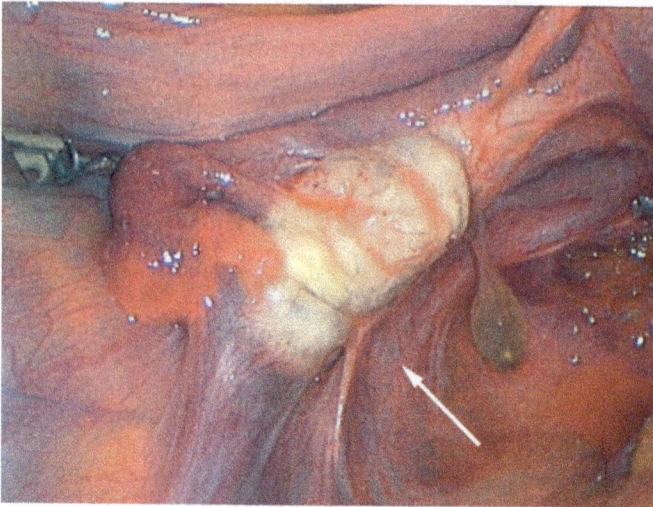

Abb. 11.52: Typischer Befund in der linken Fossa ovarica. Das linke Ovar ist durch die Endometriose an das Peritoneum oberhalb des Ligamentum sacrouterinum angeheftet. Genau in dieser Region läuft der Ureter. Meist wird aus diesen Gründen – und weil es außerordentlich unpraktisch ist, dort zu operieren – der Befund so gelassen, was letztendlich dazu führt, dass hier die Endometriose weiterwuchert und im Sinne einer extrinsischen Ureterendometriose den linken Ureter bedroht. Das Ovar sollte mobilisiert werden und das befallene Peritoneum nach Darstellung des linken Ureters reseziert werden. Die kleine oberflächliche Ovarialendometriose kann bikoaguliert werden. Eine Adhäsionsprophylaxe (z. B. mit Adept, Hyalobarriere oder Prevadh) ist bei allen damit verbundenen Einschränkungen obligat.

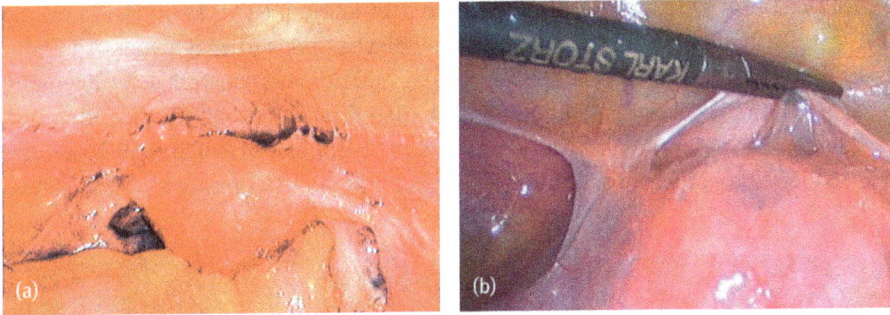

Abb. 11.53: (a) Verwachsungen zwischen Uterus und Blasendach. (b) Die Patientin klagte über Schmerzen beim Wasserlassen, speziell wenn sie die volle Blase entleerte. Die Blasenumschlagsfalte war hier durch endometrioseassoziierte Adhäsionen verklebt und wurde laparoskopisch millimeterweise gelöst. Es muss akribisch darauf geachtet werden, dass hier nicht doch irgendwo eine tief infiltrierende Blasenendometriose vorliegt.

11.2.5.3 Blasendachverwachsungen

Endometrioseassoziierte Verwachsungen können zu zarten oder derben Adhäsionen zwischen dem Blasenperitoneum und der Uterusvorderwand führen (Abb. 11.53). Die Verwachsungen enthalten vitales Endometriosegewebe. Sie können stumpf, scharf, mit Laser oder Ultraschall meist problemlos gelöst werden. Nach Lösung dieser Verwachsungen geben nicht wenige Frauen eine Abnahme von Miktionsbeschwerden an. Im dargestellten Fall gab die Patientin präoperativ Schmerzen bei der Miktion an, die ihr Maximum erreichten, wenn sich die Blase *entleerte*.

11.2.5.3.1 Obliteration des Douglas-Raumes

Die gefürchtete Douglasobliteration (Abb. 11.54, Abb. 11.55) ist die Folge von zarten, später derben Verwachsungen zwischen Ovarien, Tuben, Uterushinterwand und

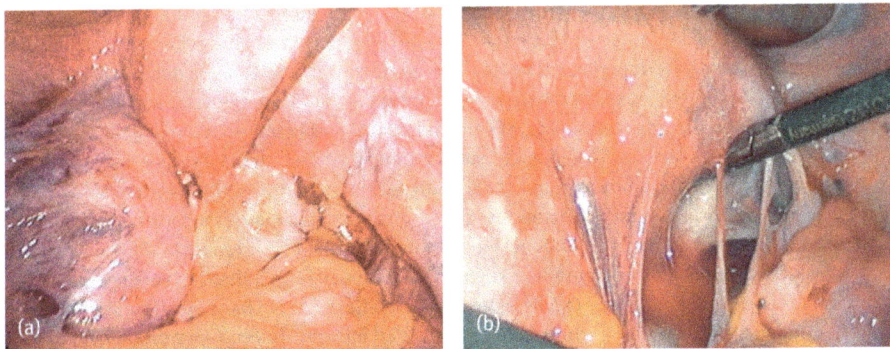

Abb. 11.54: (a) Typische Douglasobliteration. Der fast retroflektierte Uterus steht über Verwachsungen in enger Beziehung zum Rektosigma links sowie zur rechten Tube des Ovar, (b) ist an die Uterushinterwand und an die Beckenwand geklebt.

Darm. Der Darm wird wahrscheinlich durch schrumpfende Adhäsionen fest an die uterinen Strukturen herangezogen und ist mit diesen derb verbacken oder von Endometriose infiltriert. Ein Schwachpunkt scheint hier der zervikoisthmische Übergang (Stieve) zu sein, der häufig mit den schmerzhaften Knoten der tiefinfiltrierenden Darmendometriose verbunden ist. Der Darm verliert im adhäsiven Anteil seine Mobilität, was zu intestinalen Beschwerden führen kann (Anamnese!). Ursächlich dürfte neben

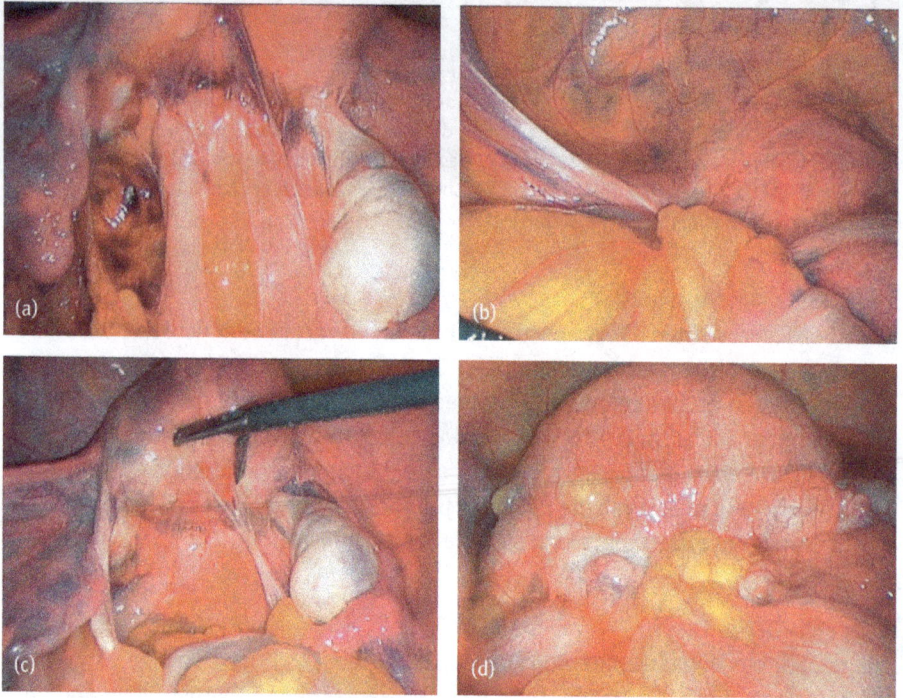

Abb. 11.55: (a) Douglasobliteration. Das Rektosigma ist breitbasig an die Uterushinterwand geklebt. Der Uterus ist passager an die Bauchdecke pexiert. Rechts sieht man das PCO-ähnlich veränderte Ovar, während das mit einer Endometriosezyste versehene Ovar links unterhalb des linken Mesos liegt. Nun müssen retroperitoneal beide Ureteren dargestellt werden, um dann sicher von rechts und links mesometrial den Herd freizulegen und ihn dann am Ende vom Uterus abzupräparieren bevor er per Endo-GIA abgesetzt wird. (b) Komplette Douglasobliteration: Vom inneren Genital ist nichts mehr zu erkennen, da die Endometriose den Darm über den Uterus gezogen hat, was man am Verlauf der Ligamenta rotunda vermuten kann. Aufgabe der ersten OP-Etappe wird es sein, überhaupt anatomische Strukturen und Operationsebenen wiederherzustellen. Erst dann kann mit der eigentlichen OP begonnen werden. (c) Douglasobliteration. Auch hier gilt zunächst sichere Schaffung von OP-Ebenen, um dann die anteriore Rektumresektion bei Darminfiltration vorzunehmen. Man kann davon ausgehen, dass bei kompletter Douglasobliteration ein Darmbefall vorliegt. Dann sollte der Unerfahrene die OP einfach beenden und die Patientin an ein Zentrum weiterleiten, um adhäsive Operationsfolgen zu vermeiden und bessere Ausgangsbedingungen für den nachfolgenden Operateur zu schaffen. (d) Vaskularisierte Douglasobliteration. Bei diesem Phänotyp kommt es häufig zu massiven Sickerblutungen, da die Adhäsionen extrem gut vaskularisiert sind.

der Nervenbeteiligung auch die Muskularishyperplasie um die Infiltrationsstelle herum sein. Die Therapie besteht in der endoskopischen oder offenen Adhäsiolyse, die scharf, stumpf, mit Ultraschalldissektor oder mit Laser durchgeführt werden kann. Bei Verdacht auf starke Verwachsungen ist die präoperative Darmvorbereitung (z. B. Clean prep®) ebenso obligat wie die detaillierte Aufklärung der Patientin über das Risiko von Darmverletzungen und deren Folgen bzw. operative Konsequenzen.

Das Schlüsselwort für die radikale Sanierung solcher Befunde, die häufig mit Darminfiltrationen oder infiltrationsähnlichen Verwachsungen zum Darm einhergehen, ist die *Interdisziplinarität*. Ein versierter chirurgischer Kollege sollte bei Verdacht auf eine Darminfiltration frühzeitig in die Diskussion des Therapiekonzeptes involviert werden. Gemeinsame Untersuchungen der Betroffenen, Befundbesprechungen und ggf. die interdisziplinäre Operation sind zu empfehlen. Sie dürfen aber nicht zu einer permanenten Kompetenzverlagerung führen, d. h. operativ orientierte Frauenärzte sollten in spezialisierten Zentren auch hinsichtlich der Visceralchirurgie trainiert werden.

11.2.5.4 Zerstörung der Genitalanatomie

Bereits in der Übersicht (Abb. 11.56) sieht man die völlige Zerstörung der genitalen Anatomie, die Obliteration des Douglas sowie die massiven derb-holzigen Peritonealveränderungen. Der ganze Retrozervikalraum ist nicht mehr existent. Der Uterus selbst hat seine ursprüngliche Form verloren. Tuben und Ovarien sind zerstört. Bei der rektovaginalen Tastuntersuchung findet man ein sogenanntes *frozen pelvis*. Die Parametrien sind derb-straff und oft zum Os sacrum hin schmerzhaft verkürzt (Cave: perimenstruelle Rückenschmerzen, die ins Bein ausstrahlen!). Das Rektum ist in solchen Fällen meist infiltriert. Eine Darminfiltration muss ausgeschlossen werden! Das Spatium vesico-uterinum sollte bei gefüllter Blase zum Ausschluss einer simultanen

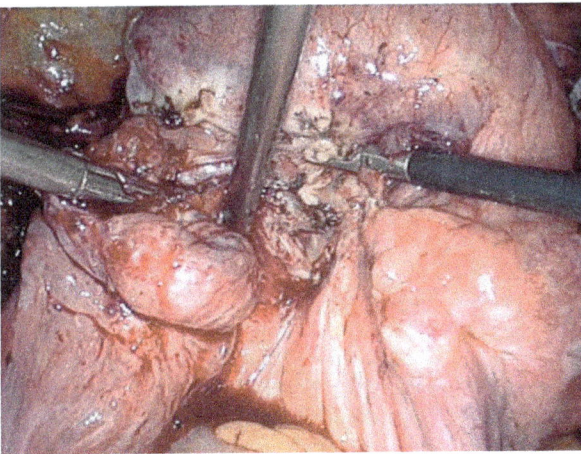

Abb. 11.56: Komplette Douglasobliteration mit Zerstörung des inneren Genitales. In diesen besonders schweren Fällen kann man den symptomatischen Patientinnen nur noch die radikale Hysterektomie mit Adnexektomie empfehlen oder eine radikale endokrine Therapie, da die Endometriose hier das innere Genitale komplett zerstört hat. Diese Operationen sind nicht selten genauso anspruchsvoll wie Operationen des ausgedehnten Ovarialkarzinoms.

Blasenendometriose sonographisch untersucht werden. Die beidseitige Nierensono-graphie ist obligat. Die spezielle Patientin wurde mehrfach laparoskopiert, unterzog sich einer Kinderwunschbehandlung und wurde dann endokrin langzeitbehandelt. Die operative Intervention, wenn überhaupt, kann hier nur in einer radikalen Lösung bestehen, die technisch sehr anspruchsvoll und oft nur mit Ovarialkarzinomoperatio-nen zu vergleichen ist.

11.2.5.5 Verklebte Fimbrientrichter

Im Rahmen der primären Operation (Abb. 11.57a–c) sollten verklebte Fimbrientrichter eröffnet und im Sinne einer Fimbrienplastik rekonstruiert werden. Die folgende Prü-fung der Tubendurchgängigkeit durch Chromopertubation ist obligat, um den Erfolg der Fimbrienplastik zu dokumentieren. Sekundäre Tubenverschlüsse sind jedoch nicht selten, so dass der betroffenen Frau und ihrem Partner eine zügige Realisierung des bestehenden Kinderwunsches ggf. mit reproduktionsmedizinischen Verfahren zu empfehlen ist. Besteht hingegen der Verschluss der Tuben schon einige Zeit, so scheint es derzeit sinnvoller, die distal verklebte Tube laparoskopisch zu entfernen, da dies die Möglichkeiten einer folgenden Kinderwunschbehandlung (IVF/ICSI) ver-bessert.

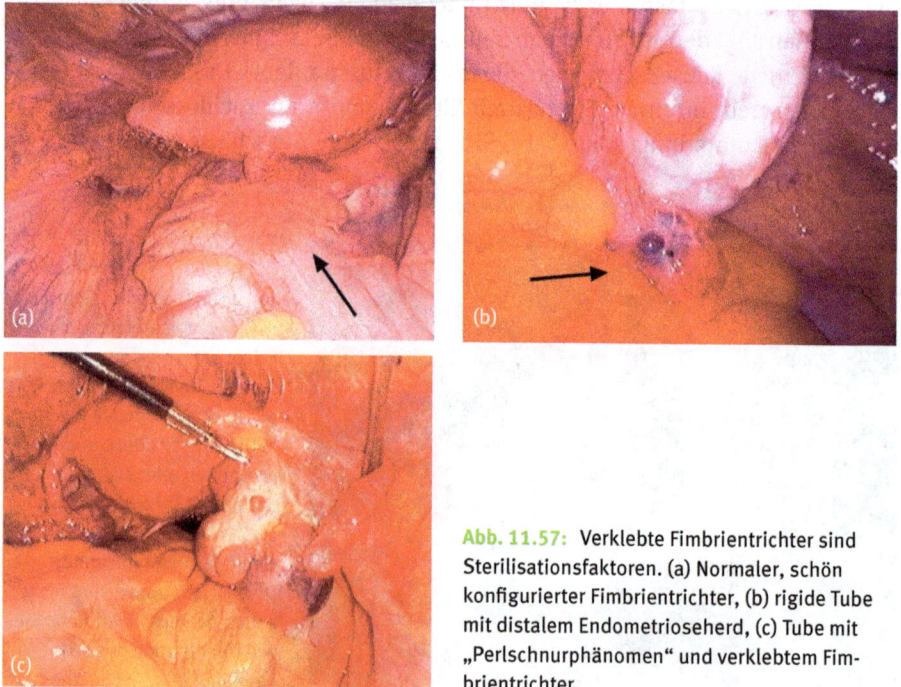

Abb. 11.57: Verklebte Fimbrientrichter sind Sterilisationsfaktoren. (a) Normaler, schön konfigurierter Fimbrientrichter, (b) rigide Tube mit distalem Endometrioseherd, (c) Tube mit „Perlschnurphänomen" und verklebtem Fim-brientrichter.

11.3 Adenomyosis uteri et tubae

Kommt es unter dem Einfluss des lokalen Hyperöstrogenismus (Abb. 11.58) zu einer Aktivierung der Zona IV der Basalis des Endometrium, so können diese Zellen auch in die Muskularis des Uterus infiltrieren (TIAR-Konzept, G. Leyendecker), was morphologisch zu einer *Adenofibromyohyperplasie* (R. Meyer) führt.

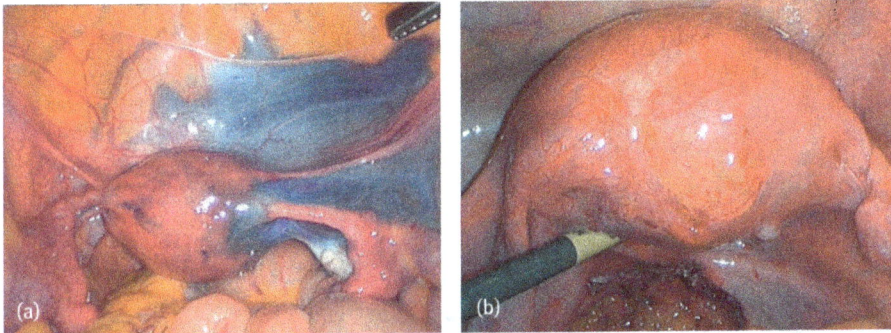

Abb. 11.58: Adenomyosis uteri. (a) Lymphabflusswege. Nicht selten findet man bei der Chromopertubation den „Blaudurchtritt" bis unter die Serosa oder in andere Regionen, was auf eine vermehrte Bildung von Lymphgefäßen und einer Adenomyosis uteri hinweist. (b) Die Serosaoberfläche und die Asymmetrie der Vorderwand-/Hinterwandasymmetrie sind bei Adenomyosis uteri häufig auffällig. Hinzu kommen Konturunregelmäßigkeiten der Oberfläche (Serositis) und der Ischämiezonen.

Definition

Adenomyosis uteri et tubae (Syn.: Endometriosis genitalis interna): Tiefenwucherung der basalen Endometriumschicht in die umgebende Uterus- oder Tubenmuskulatur.
- Wachstumsmuster: oberflächlich oder tief.
- Infiltrationsmuster: lokal oder diffus (Abb. 9.3 und Abb. 12.2).

Diagnostik und Klinik

- Anamnese: Dysmenorrhoe (Störung der Endometrium-Myometrium-Struktur, Prostaglandinfreisetzung)? Regelstörungen (dito, Verlust der Kontraktionskraft)? Dyspareunie (Infiltration der Uterushinterwand, Infiltration des Halteapparates oder anderer Organstrukturen, reaktive Muskelhypertrophie oder -neubildung)? Fertilitätsprobleme (Störungen der Endometrium-Myometrium-Struktur, Hyperperistaltik, Modulation des gerichteten Spermientransportes und der Nidationsmöglichkeiten, Störungen der Trophoblastversorgung)?
- Rektovaginale Untersuchung: leicht vergrößerter, derber Uterus? Dolenz? Retroflexio uteri (häufig bei Infiltration der Uterushinterwand)?

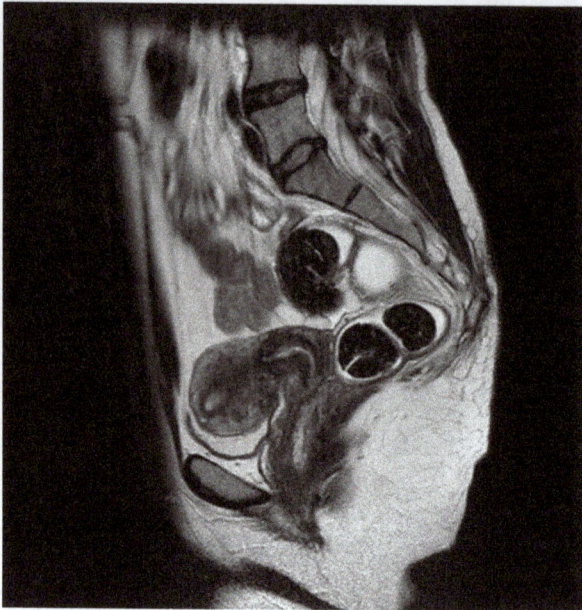

Abb. 11.59: Typisches MRT-Bild einer multifokalen fast symmetrischen Adenomyosis uteri, die *junctional zone* ist im Fundusbereich aufgehoben und fleckig verbreitert. Dies gilt hier für Vorder- und Hinterwand (siehe auch Abb. 4.3, 11.64).

- Transvaginalsonographie: diffuse Endometrium-Myometrium-Grenzen oder typische Endometriome in der Uteruswand. Störung der Uterusperistaltik (Hyperperistaltik)
- MRT: exzellente Gewebeauflösung (Abb. 11.59), besser als Sonographie, aber zu teuer für Routineeinsatz
- Hysteroskopie: kryptische Einziehungen der Korpusschleimhaut ins Myometrium
- Laparoskopie mit Stanzbiopsie (nach Keckstein)
- Laparotomie oder Laparoskopie mit Probeentnahme oder Hysterektomie

> **Merke:** Adenomyosis und Endometriose sind zwei Seiten einer Medaille – wie Dr. Jekyll und Mr. Hyde!

Therapie

1. Konservative Behandlungsmaßnahmen:
   - Physikalische Behandlung (Wärme, Kälte, Bewegung u. a.)
   - Schmerztherapie (Analgetika, NSAID, z. B. COX-2-Hemmer)
   - Ovulationshemmer (zyklisch oder nonstop), Behandlung mit synthetischen Gestagenen, natürlichem Progesteron oder GnRH-Analoga (meist signifikante Linderung, keine Dauererfolge, jedoch im symptomatischen Ansatz sehr hilfreich)
   - Mirena®-Spirale (s. Leitlinie, 2013)

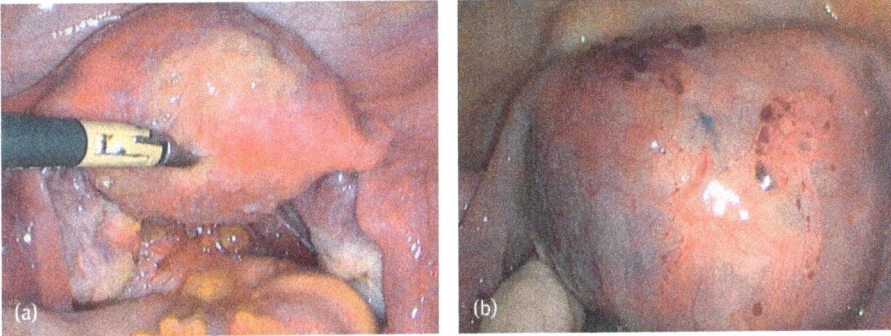

Abb. 11.60: Adenomyosis uteri. (a) Typische Adenomyosis uteri mit auffälligem Serosaüberzug (Serositis). Im Bereich der Hinterwand sieht man die Infiltration der Rektumvorderwand. (b) Typischer Serosaüberzug bei Adenomyosis uteri. Im Rahmen der Chromopertubation ist in Bildmitte Blau unter die Serosa getreten, die linke Uteruswand schimmert allerdings auch bläulich, so dass man vermuten kann, dass der blaue Farbstoff durch die Drüsengänge des Endometriums und durch die Muskulatur bis unter die Serosa gelangt ist.

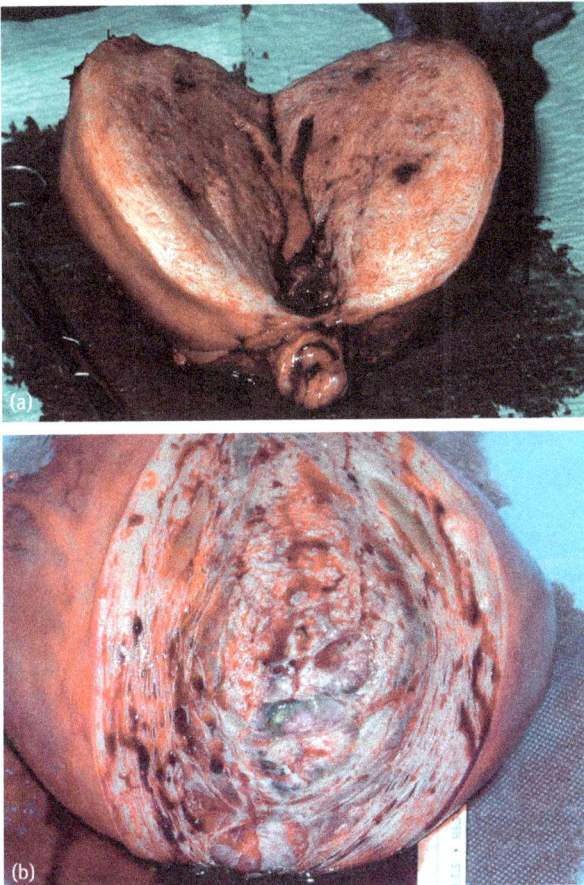

Abb. 11.61: Beispiele der ausgedehnten, diffus-infiltrierenden Adenomyosis uteri.

– Traditionelle Chinesische Medizin u. a. komplementäre Behandlungsansätze (z. B. Ingwer, Magnesium, Menstruationstees)
– Ernährungsumstellung
    – Therapieversuch mit Esmya (3 Monate/*Offlabel-Use*) oder Esmya (1–2 Wochen, dann gefolgt von Dienogest)
    – Therapieversuch mit Aromatasehemmer in Kombination mit Gestagen
    – Therapieversuch mit hochdosiertem Epigallocatechin-3-gallate

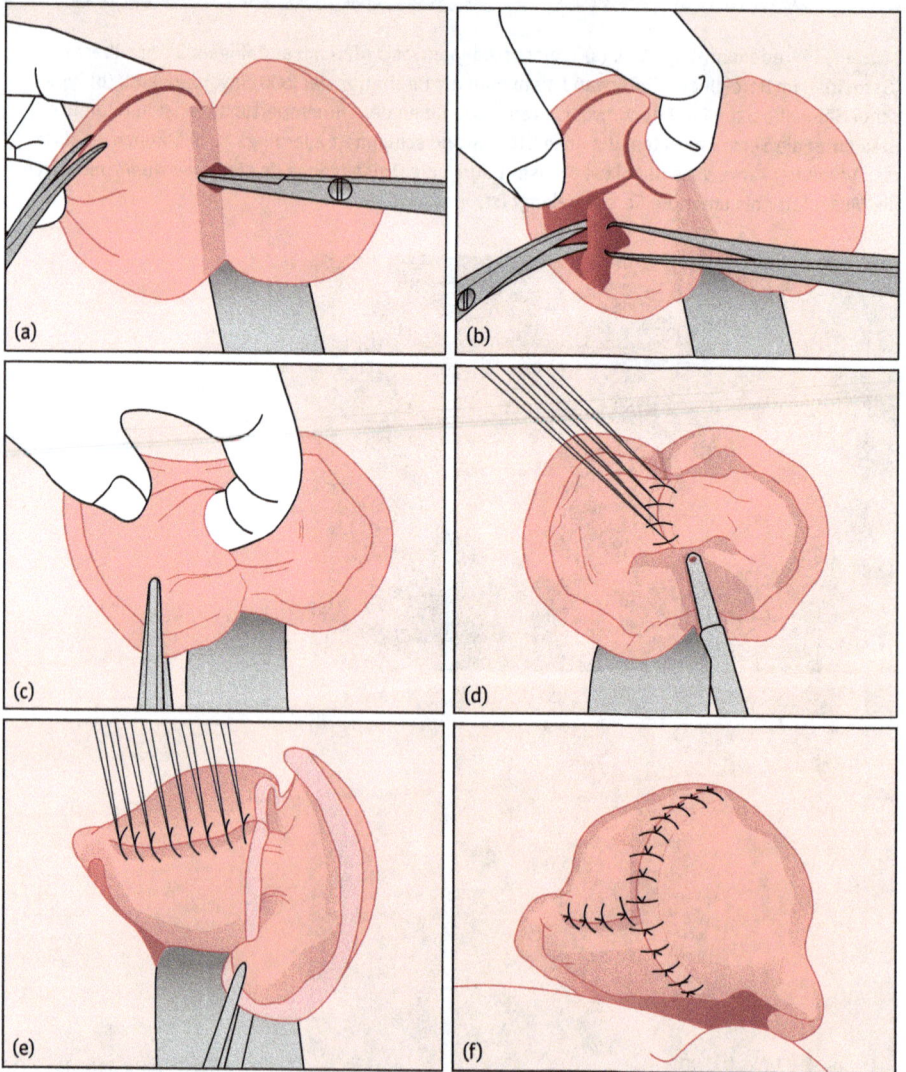

Abb. 11.62: Das Vorgehen bei der Osada-Operation (Osada et al. 2011).

2. Chirurgische Behandlungsmaßnahmen:
   - Organerhaltende Therapie: Indikationen sind Kinderwunsch, Wunsch nach Organerhalt und Verbesserung der Lebensqualität
   - Herdexzision (hysteroskopische Resektion) bei oberflächlicher oder tiefer Adenomyosis im Sinne der offenen oder laparoskopischen Osada-Operation (Abb. 11.62, Abb. 11.63)
   - Thermoablation bei tiefer Adenomyosis
   - Sonographiegestützte monopolare Koagulation tiefer Herde
   - Radikale Therapie: abdominale Hysterektomie oder laparoskopisch-assistierte vaginale Hysterektomie (LAVH) mit Entfernung eventueller pelviner Zusatzherde.

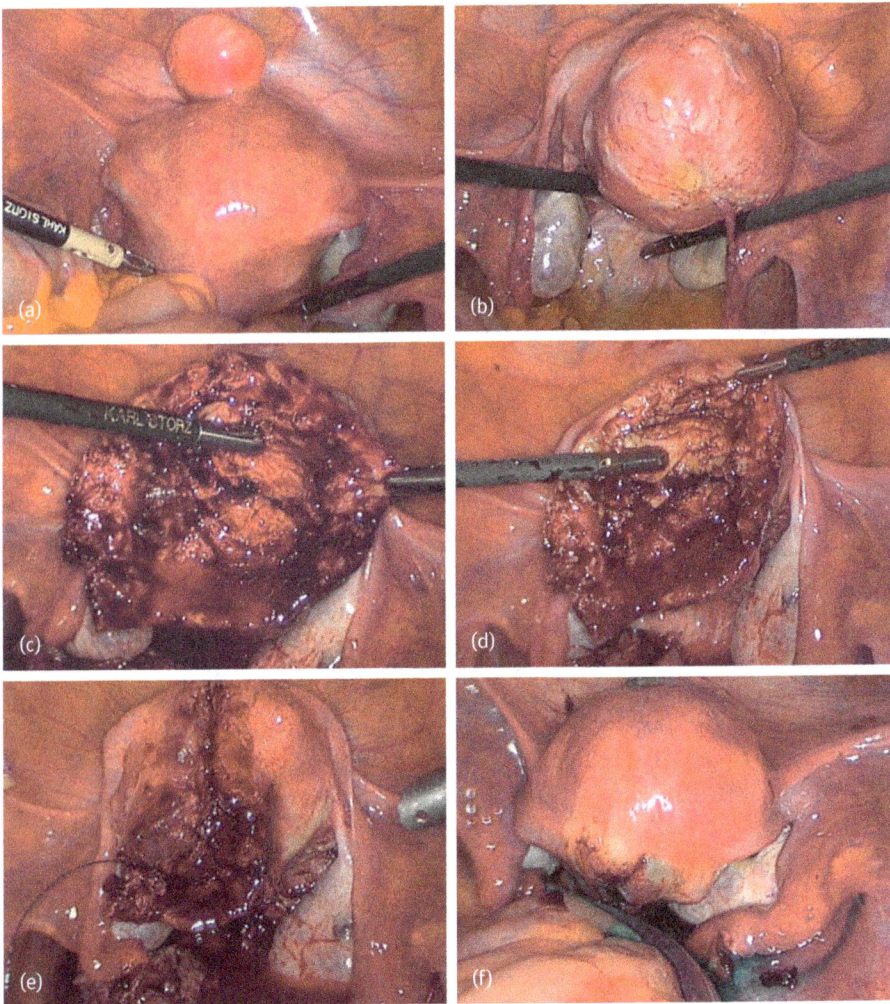

Abb. 11.63: Das Vorgehen bei der laparoskopisch-modifizierten Osada-Operation (Ebert 2012).

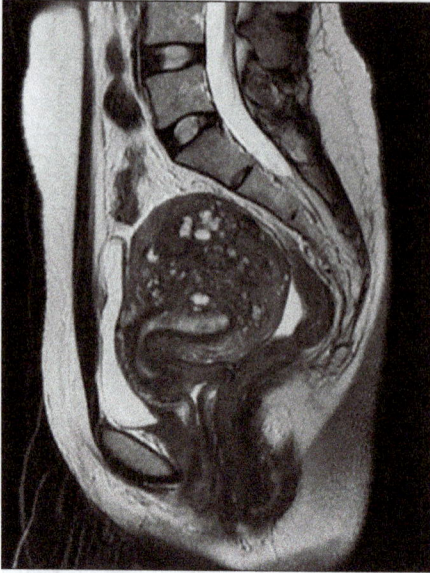

Abb. 11.64: Schwere Adenomyosis uteri bei einer Patientin mit unerfülltem Kinderwunsch.

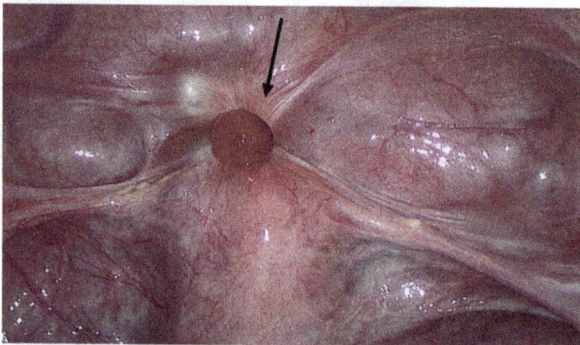

Abb. 11.65: Probleme der LASH: frisches Endometrium (Endometriose) nach LASH und ausführlicher Zervixstumpf-bikoagulation (Pfeil).

– Von einer laparoskopisch-assistierten supracervicalen Hysterektomie (LASH) ist aus der *subjektiven* Erfahrung des Autors aufgrund der Gewebeverschleppung beim Morcellement abzuraten. Hinzu kommt die mehrfach beobachtete cervicoisthmische bzw. Zervixstumpfendometriose (Abb. 11.65).

Weiterführende Literatur

Siehe Anhang.

12 Stadieneinteilung der Endometriose

Andreas D. Ebert

Es ist klinisch und wissenschaftlich sehr kompliziert, für Erkrankung wie die Endometriose mit ihrem heterogenen Erscheinungsbild, eine einheitliche Stadieneinteilung zu schaffen. Deshalb gibt es zahlreiche Modelle und Stadieneinteilungen, die alle ihr „Für und Wieder" aufweisen. Im Folgenden werden nur einige, derzeit in Verwendung oder in der klinischen Diskussion befindliche Einteilungen dargestellt:

- rASRM-Stadieneinteilung und EEC-Stadieneinteilung
- Martius-Klassifikation und Adamyan-Klassifikation der tiefinfiltrierenden Endometriose
- ENZIAN-Klassifikation der tiefinfiltrierenden Endometriose
- Endometriose Fertilitätsindex (EFI)

Eine ideale Endometrioseklassifikation hat nach Engels et al. (2015) folgende Voraussetzungen: A) Sie muss im internationalen Konsens akzeptiert sein. B) Die Terminologie muss eindeutig sein. C) Die anatomischen (oberflächlich und tief infiltrierend) Läsionen müssen korrekt beschrieben werden. D) Die Beeinträchtigung der Fertilität muss korrekt abgebildet werden. E) Der Schweregrad des Schmerzes muss abgebildet sein. F) Die soziale Beeinträchtigung sowie die Beeinträchtigung der Lebensqualität sollte klassifiziert werden.

Die aufgeführten Punkte müssen nun auch einfach verbal und numerisch abbildbar sein. Eine derartige Klassifikation würde die Behandlung der Endometriose besser standardisierbar machen, vereinfachen und den wissenschaftlichen Fortschritt auf diesem Gebiet beschleunigen. Derzeit existiert keine Endometrioseklassifikation, die in allen geforderten Kriterien genügt.

Merke: Auch wenn es derzeit keine ideale Stadieneinteilung für die Endometriose gibt, so sollten dennoch immer möglichst zwei Stadien-Einteilungen in der klinisch-operativen Arbeit verwendet werden (rASRM- und ENZIAN-Klassifikationen).

12.1 rASRM-Stadieneinteilung (American Society of Reproductive Medicine, revised)

Die ursprüngliche ASRM-Einteilung wurde von der American Society for Reproductive Medicine (ASRM) 1979 vorgestellt. Diese Version wurde dann 1985 in einer revidierten Version erneut publiziert und erschien 1996 in der noch heute gültigen Fassung. Die derzeit aktuelle Stadieneinteilung (Abb. 12.1) ist sehr subjektiv und lässt sich kaum

https://doi.org/10.1515/9783110561326-012

mit der Schmerzsymptomatik der betroffenen Frauen in Korrelation bringen. Sie hat heute ihre Bedeutung eher in der Reproduktionsmedizin (ESHRE guideline, 2013).

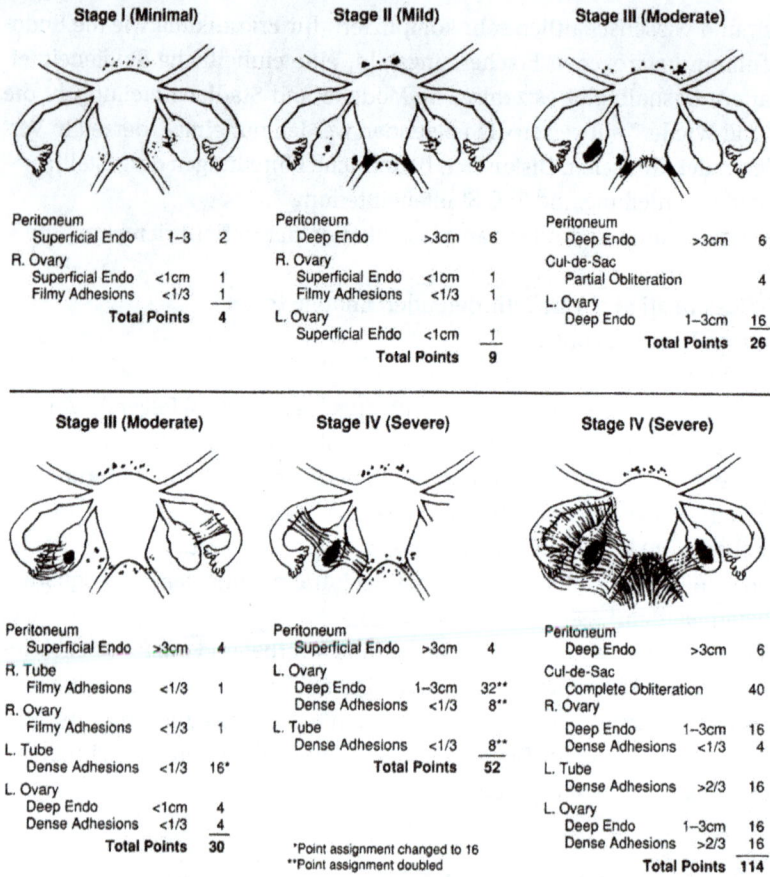

Stage I (Minimal)

Peritoneum		
Superficial Endo	1–3	2
R. Ovary		
Superficial Endo	<1cm	1
Filmy Adhesions	<1/3	1
Total Points		**4**

Stage II (Mild)

Peritoneum		
Deep Endo	>3cm	6
R. Ovary		
Superficial Endo	<1cm	1
Filmy Adhesions	<1/3	1
L. Ovary		
Superficial Endo	<1cm	1
Total Points		**9**

Stage III (Moderate)

Peritoneum		
Deep Endo	>3cm	6
Cul-de-Sac		
Partial Obliteration		4
L. Ovary		
Deep Endo	1–3cm	16
Total Points		**26**

Stage III (Moderate)

Peritoneum		
Superficial Endo	>3cm	4
R. Tube		
Filmy Adhesions	<1/3	1
R. Ovary		
Filmy Adhesions	<1/3	1
L. Tube		
Dense Adhesions	<1/3	16*
L. Ovary		
Deep Endo	<1cm	4
Dense Adhesions	<1/3	4
Total Points		**30**

Stage IV (Severe)

Peritoneum		
Superficial Endo	>3cm	4
L. Ovary		
Deep Endo	1–3cm	32**
Dense Adhesions	<1/3	8**
L. Tube		
Dense Adhesions	<1/3	8**
Total Points		**52**

*Point assignment changed to 16
**Point assignment doubled

Stage IV (Severe)

Peritoneum		
Deep Endo	>3cm	6
Cul-de-Sac		
Complete Obliteration		40
R. Ovary		
Deep Endo	1–3cm	16
Dense Adhesions	<1/3	4
L. Tube		
Dense Adhesions	>2/3	16
L. Ovary		
Deep Endo	1–3cm	16
Dense Adhesions	>2/3	16
Total Points		**114**

Abb. 12.1: (a) Stadieneinteilung der Endometriose nach rASRM (Beispiele). (Mit freundlicher Genehmigung der American Society of Reproductive Medicine [ASRM]).

Praxis für Frauengesundheit, Gynäkologie und Geburtshilfe
Nürnberger Str. 67, 10787 Berlin
Prof. Dr. med. Dr. phil. Dr. h. c. mult. Andreas D. Ebert

Endometriosesprechstunde
Montag – Freitag
Tel. (030) 2000 78030 | Fax (030) 2000 78079
Email: info@prof-ebert.de

Revised Classification
American Society for Reproductive
Medicine (rASRM)

	Endometriose	< 1 cm	1 - 3 cm	> 3 cm
Peritoneum	Oberflächlich	1	2	4
	Tief	2	4	6
Ovar rechts	Oberflächlich	1	2	4
	Tief	4	16	20
Ovar links	Oberflächlich	1	2	4
	Tief	4	16	20

Douglasobliteration	Partielle Obliteration	Komplette Obliteration
	4	40

	Verwachsungen	< 1/3	1/3-2/3	> 2/3
Ovar rechts	Zarte	1	2	4
	Derbe	4	8	16
Ovar links	Zarte	1	2	4
	Derbe	4	8	16
Tube rechts	Zarte	1	2	4
	Derbe	4 *	8 *	16
Tube links	Zarte	1	2	4
	Derbe	4 *	8 *	16

* Verdopplung bei verschlossenen Tuben

Stadium:
Stadium I (1-5), Stadium II (6-15),
Stadium III (16-40), Stadium IV (>40)

V. a. Adenomyosis: ja/nein
Chrompertubation   rechts   links

Datum, Unterschrift

Namenskleber | ID

Abb. 12.1: (fortgesetzt) (b) Praktische Stadieneinteilung der Endometriose nach rASRM in der Praxis für Frauengesundheit, Gynäkologie und Geburtshilfe.

12.2 EEC-Stadieneinteilung (Endoscopic Endometriosis Classification)

Die EEC-Stadieneinteilung nach Semm und Mettler ist einfach und praktikable. Man muss sie nur verwenden und dokumentieren.

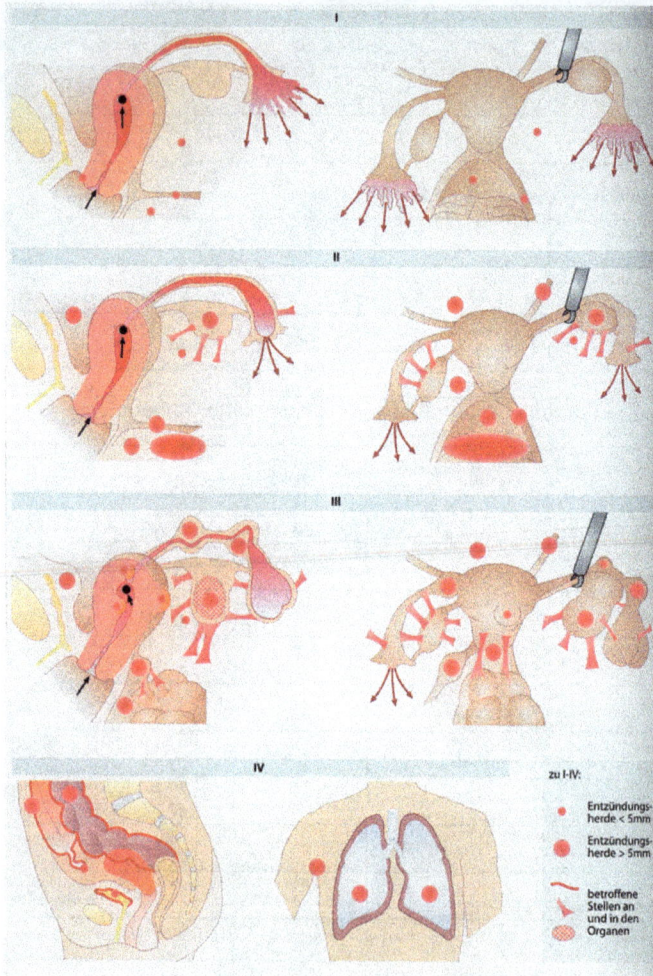

Abb. 12.2: Stadieneinteilung nach der EEC (mit freundlicher Genehmigung von L. Mettler, Kiel).

12.3 Martius-Klassifikation

Heinrich Martius (Göttingen) hat bereits in seinen frühen OP-Lehren aus den 1940er Jahren eine einfach Stadieneinteilung der tiefinfiltrierenden Endometriose dargestellt (Abb. 11.4).

12.4 Adamyan-Klassifikation

Lejla V. Adamyan (Moskau) hat 1993 sowohl für die Adenomyosis als auch für die retrozervikale Endometriose eine Klassifikation publiziert (Abb. 12.3), wobei sich diese an die Martius-Klassifikation anlehnt. Die Stadieneinteilung der Adenomyosis erinnert an die des Endometriumkarzinoms.

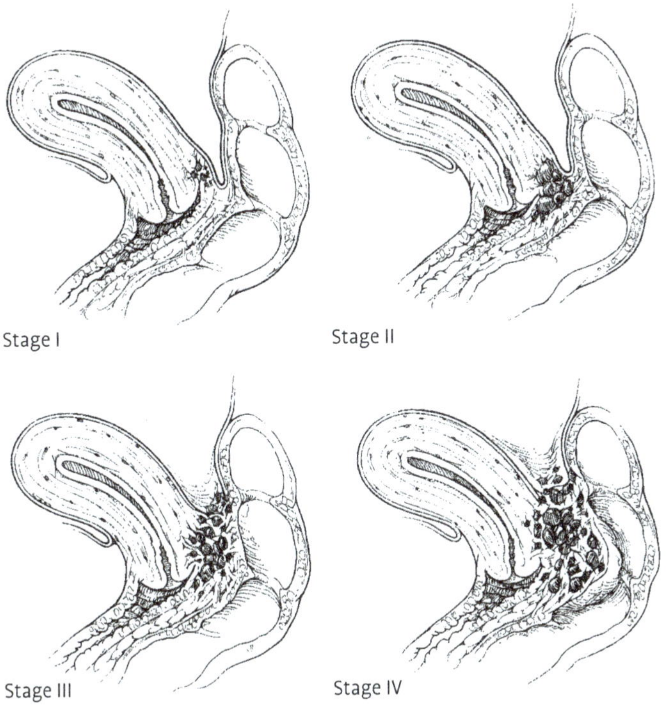

Stage I

Stage II

Stage III

Stage IV

Abb. 12.3: Adamyan-Klassifikation (mit freundlicher Genehmigung von Prof. Leila V. Adamyan, Moskau).

12.5 ENZIAN-Klassifikation 2013

Die ENZIAN-Klassifikation (Abb. 12.4), ein kreatives Produkt des Villacher Endometriose-Kreises um Jörg Keckstein, für die tiefinfiltrierende Endometriose befindet sich immer noch im Stadium der Evaluierung (Tuttlies et al., 2005).

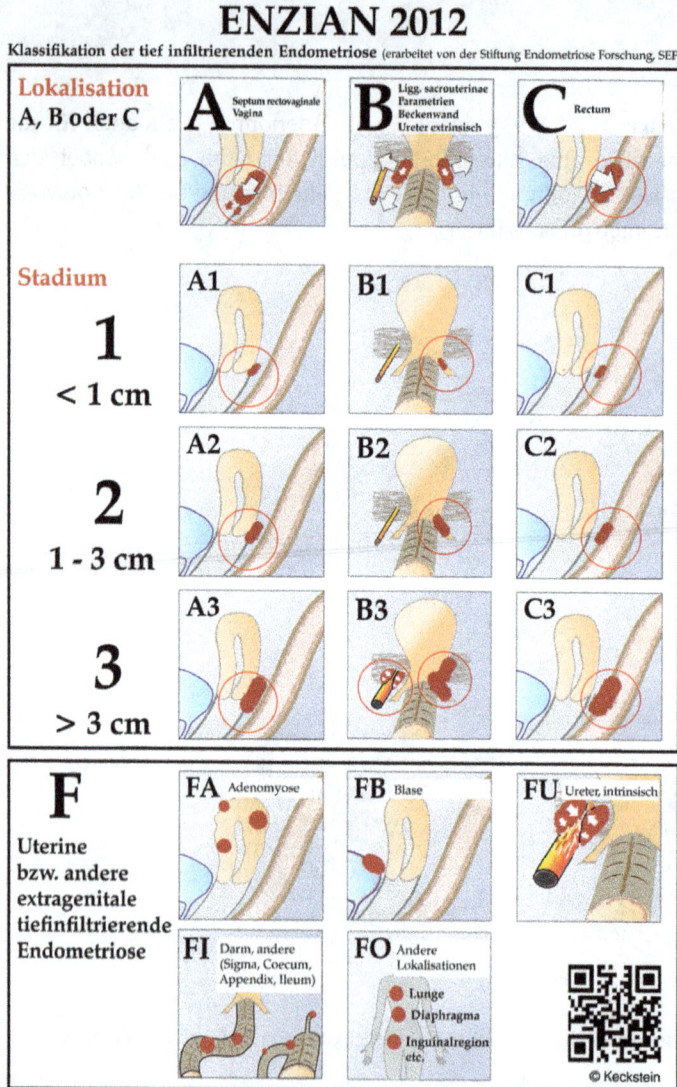

Abb. 12.4: Enzian-Klassifikation (Mit Dank an Prof. Keckstein, Villach).

Merke: „ENZIAN" ist kein Eponym, sondern der Name des Tagungshotels, in dem die Klassifikation „ersonnen" wurde.

12.6 EFI-Score

Der EFI-Score *(Endometriosis Fertility Index)* ist keine Stadienklassifikation im eigentlichen Sinne, sondern – wie die Bezeichnung auch klar zum Ausdruck bringt – ein Score, der verschiedene Parameter (Abb. 12.5) zusammenfasst, um eine Aussage über die Wahrscheinlichkeit der Effizienz einer künstlichen Befruchtung (ART, *Artifitial Reproductive Therapy*) bei operierten und nichtoperierten Endometriosepatientinnen mit Kinderwunsch zu treffen. Hier werden weitere interessante Studien erwartet (Tomassetti et al., 2013).

ENDOMETRIOSE FERTILITÄTS INDEX (EFI)
Adnex-Funktions (AF) Score postoperativ

Score	Beschreibung		links	rechts	gesamt
4 =	normal	Tuben			
3 =	leichte Dysfunktion				
2 =	mäßige Dysfunktion	Fimbrien			
1 =	schwere Dysfunktion				
0 =	entfernt/ funktionslos	Ovarien			
		niedrigster Score		+	=

Zur Berechnung des AF-Scores werden jeweils die niedrigsten Scores von rechts und links addiert. Ist das Ovar auf einer Seite entfernt, wird zur Berechnung des AF-Score der niedrigste Score der anderen Seite verdoppelt.

ENDOMETRIOSE FERTILITÄS INDEX (EFI)					
anamnestische Faktoren			**chirurgische Faktoren**		
Faktor	Beschreibung	Punkte	**Faktor**	Beschreibung	Punkte
Alter	≤ 35 Jahre	2	**AF-Score**	7-8 (hoch)	3
	36 -39 Jahre	1		4-6 (mäßig)	2
	≥ 40 Jahre	0		1-3 (niedrig)	0
Sterilitätsdauer	3 Jahre	2	**AFS Implantat**	< 16	1
	> 3 Jahre	0	**Score**	≥ 16	0
Schwangerschafts- Anamnese	mind. 1 SS	1	**AFS Gesamt**	< 71	1
	bisher keine SS	0	**Score**	≥ 71	0
Gesamt anamnestische Faktoren			**Gesamt chirurg. Faktoren**		

EFI = anamnestische + chirurgische Faktoren:

nach Adamson GD & Pasta DJ, Fertil Steril (2010), 94:1609-1615

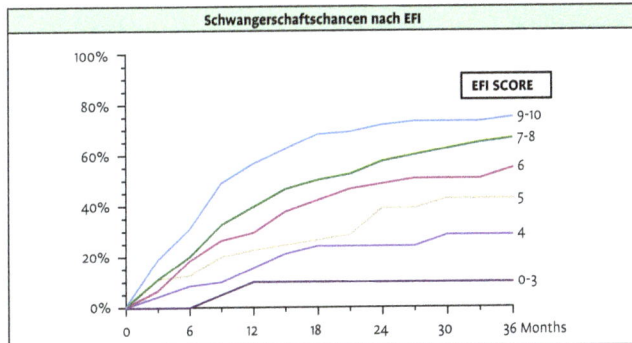

Schwangerschaftschancen nach EFI

EFI SCORE: 9-10, 7-8, 6, 5, 4, 0-3

Abb. 12.5: EFI-Score (modifiziert u. Tomassetti et al. 2013).

> **Merke:** Bei der Stadieneinteilung müssen alle Endometrioseherde, ihre Größe, Farbe und Form, aber auch die Adhäsionen auf Video oder DVD dokumentiert werden. Ob die Laparoskopie während eines bestimmten Zeitpunktes des Menstruationszyklus vorgenommen werden soll, bleibt offen. Klar ist, dass nicht während einer Hormontherapie oder in den drei Monaten nach einer Hormonbehandlung eine laparoskopische Stadieneinteilung vorgenommen werden soll, da sonst ein iatrogenes *Under-Staging* dokumentiert wird. Zur Sicherheit sollten die Patientinnen nach einer Hormontherapie 1–2-mal menstruiert haben. Insbesondere die tiefinfiltrierenden Herde imponieren oft im Peritonealbereich nur oberflächlich und stellen die „Spitze des subperitonealen Eisberges" dar.

Literatur

American Fertility Society. Classification of endometriosis. Fertil Steril 1979; 32:631–634.
American Fertility Society. Revised American Fertility Society classification: 1985. Fertil Steril 1985; 43:351–352.
American Society of Reproductive Medicine. Revised American Society of Reproductive Medicine classification of endometriosis. Fertil Steril 1997; 67:817–821.
Engel J, Berkes E, Tinneberg H-R. Klassifikation der Endometriose. Gynäkologe 2015 DOI 10.1007/s00129-014-3423-z.

Weiterführende Literatur

Siehe Anhang.

13 Operative Therapie

Andreas D. Ebert

Es gibt chirurgische und medikamentöse Therapieansätze sowie komplementäre Behandlungsmaßnahmen (Tab. 13.1). Der Therapieansatz und die entsprechende Radikalität hängen von der Frage ab, ob wegen *endometriosebedingter* Schmerzen oder wegen Sterilität behandelt wird.

Tab. 13.1: Aktuelle Therapieansätze bei Endometriose (modifiziert nach Beilicke & Ebert, 2010).

Therapieform	Bemerkungen	
Operative Ansätze Goldstandard ist heute die Laparoskopie, doch es gilt weiterhin: besser sicher laparotomiert als unsicher laparoskopiert, denn der Hauptrisikofaktor in der Therapie der Endometriose ist der Primäroperateur	Peritoneale Endometriose	Komplette Entfernung der Endometrioseimplantate (Schere, Laser oder Ultraschall)
	Ovarielle Endometriome	Vollständiges vorsichtiges Ausschälen der Endometriome („stripping technique"). **Cave:** Erhalt von gesundem Gewebe und Vermeiden von Aussaat vitaler Zellen durch iatrogene Zystenruptur
	Tief infiltrierende Endometriose	– per laparotomiam – Laparoskopisch-assistierte Operation – Kombiniert vaginal-laparoskopische Operation – Kombiniert vaginal-laparoskopisch-offene Operation – Kombiniert laparoskopisch-vaginale Operation – Transvaginal-laparoskopische Operation – Primär vaginale Operation mit laparoskopischer Anastomose – Laparoskopische Operation incl. Anastomose
	Adenomyosis uteri	**Hysterektomieformen:** abdominale Hysterektomie (AH), totale laparoskopische Hysterektomie (TLH) oder suprazervikale laparoskopische Hysterektomie (LASH). Die LASH wird aufgrund des Uterusmorcellements und der damit verbunden intraabdominalen Gebewebezerstreuung nicht empfohlen. Die vaginale Hysterektomie (VH) wird vom Autor wegen der fehlenden Möglichkeit der Entfernung eventuell vorhandener zusätzliche Endometrioseherde nicht empfohlen. **Organerhaltendes Vorgehen:** a. Operativ: hysteroskopische, offene oder laparoskopische Resektion von submukösen oder transmuralen Adenomyoseherden nur im Einzelfall technisch und organerhaltend möglich (Osado-OP). b. Endokrin: therapeutische Amenorrhoe erzwingen, z. B. OC nonstop, Gestagene, GnRHa oder – besser – Mirena-Spirale erwägen.

https://doi.org/10.1515/9783110561326-013

Tab. 13.1: (fortgesetzt) Aktuelle Therapieansätze bei Endometriose (modifiziert nach Beilicke & Ebert, 2010).

Therapieform	Bemerkungen	
	Sterilität	Operative Entfernung der Endometrioseimplantate verbessert die Chancen der spontanen Konzeption. Überprüfung der Tubendurchgängigkeit und Entfernung von Endometriomen. Bei ausgedehnter Endometriose assistierte Reproduktion notwendig (IVF/ICSI)
Medikamentöse Therapieansätze	Gestagene	Antigonadotrope und antiöstrogene Wirkung, Reduktion der Makrophagenaktivität und -zahl
	Kombinierte orale Kontrazeptiva (OC)	Zentrale Hemmung der Ovarfunktion mit Ziel der therapeutischen Amenorrhoe bei nonstop-Einnahme
	GnRH-Analoga	Ovarielle Suppression durch Wirkung auf das Hypothalamus-Hypophysen-System; bei endometrioseassoziierter Sterilität in Long- oder Ultralong-Protokollen
	Schmerztherapie	Nichtsteroidale Antiphlogistika (NSAID), COX-Hemmer, schwache Opioide, Antidepressiva. Präparate-Kombinationen
Experimentelle Ansätze		COX-2-Inhibitoren Aromatase-Inhibitoren TNF-Inhibitoren Oxytocin-Inhibitoren PARP-Inhibitoren u. a.
Komplementäre Ansätze und erste Maßnahmen Rehabilitationsmaßnahmen oder Anschlussheilbehandlungen in spezialisierten Einrichtungen sind bei der chronischen Erkrankung Endometriose in vielen Fällen indiziert und wichtig.	Psychosomatische Therapie	Positive Denkmuster, Entspannungstechniken; Coaching, Visualisierung u. a. m.
	Physiotherapie	Diagnostik und Therapie von Funktionsstörungen des Körpers, Massage, Entspannung
	Ernährung	Ausgewogene Vitamin- und mineralstoffreiche Ernährung, Reduktion von Alkohol, Zucker und Koffein. Ausschluss Fruktose- oder Laktose-Intoleranz.
	Traditionelle chinesische Medizin (TCM)	Akupunktur, Akupressur, Moxibustion, Kräuterheilkunde, Qi Gong
	Ayurveda	Traditionelle indische Heilkunst
	Homöopathie	„Ähnliches soll durch Ähnliches geheilt werden"
	Osteopathie	Diagnostik und Therapie von Funktionsstörungen des Körpers
	Naturheilverfahren	Ingwer, Resveratrol, Grün-Tee-Extrakt, Mikronährstoffe u. a.

Merke: Operation ist Technik – Indikation ist Wissenschaft (Ernst Bumm).
Laparoskopie und Laparotomie gelten derzeit im Hinblick auf Diagnostik und Therapie als gleichwertig. Heute wird die Laparoskopie bevorzugt.

Die Wahl der Operationsmethode hängt ab von:
- Befund (Ausdehnung der Erkrankung, Aktivität der Endometriose, Adhäsionssitus),
- Lokalisation der Erkrankung (Darminfiltration? Blaseninfiltration? Ureterummauerung? Ureterinfiltration?)
- Erfahrung und dem Können des Operateurs,
- technischer Ausstattung (Equipment).

Die Wahl des Zugangsweges (laparoskopisch, abdominal, vaginal, kombiniert) hängt wesentlich von den präoperativ erhobenen Befunden ab.

Prinzipien
- Exzision/Resektion (scharf, CO_2-Laser, monopolare Elektroresektion, Ultraschall (US)
- Destruktion (bipolare Koagulation, CO_2-Laser, monopolare Koagulation)
- Rekonstruktion der anatomischen Verhältnisse im kleinen Becken, ggf. Adhäsiologie
- Histologische Sicherung der Diagnose ist prinzipiell zu fordern.

Merke: Endometriose-Operationen sind keine Anfängeroperationen. Von der Qualität der Primäroperation hängt der weitere Krankheitsverlauf bzw. Therapieerfolg ab!

13.1 Peritoneale und ovarielle oberflächliche Endometriose

- Kleine Herde (polypös): Biopsie, thermische Denaturierung, US oder Vaporisation.
- Kleine Herde (flächig): Biopsie, Resektion (Laser, monopolare/bipolare Schere, US).

Merke: Operative Sorgfalt geht vor Methode – es ist nicht klar, ob alle Methoden gleich sicher sind.

13.2 Die asymptomatische Endometriose

In der Population von Frauen, die sich einer laparoskopischen Sterilisation unterziehen, findet man in 3-45 % Endometrioseläsionen. Die ESHRE empfiehlt nicht, diese asymptomatischen Herde routinemäßig zu entfernen, weil Verletzungen innerer Organe im Rahmen der OP möglich sind. Außerdem sollen einer Studie zufolge asymptomatische Herde selten symptomatisch werden. Weder Größe noch Aktivität der Herde spielen bei dieser Aussage eine Rolle! Da Endometriose eine proliferative Erkrankung mit verschiedenen *Symptom-Peaks* (ca. 26 Lebensjahre, ca. 35 Lebensjahre) ist, empfehle ich immer die operative Entfernung der „zufällig" endeckten Endometrioseherde.

13.3 Ovarielle Endometriome (Endometriosezysten)

Die Entfernung von ovariellen Endometriomen ist Teil einer hochspezialisierten endokrinen Chirurgie, die in der operativen Frauenheilkunde kaum als solche wahrgenommen wird! Durch die (noch so sorgfältige) Operation wird direkt und immer (!!!) in die Ovarialreserve eingegriffen. In diesem Zusammenhang verwundert die Empfehlung, die Endometriosezysten nicht nur zu exstirpieren, sondern den Wundgrund auch noch mit einem CO_2-Laser zu abladieren (Donnez et al., 2010). Andrerseits gibt es Empfehlungen, ovarielle Endometriome nur dann zu operieren, wenn sie Beschwerden machen und größer als 4 cm im Durchmesser sind (Busacca & Vignali, 2009). Voraussetzung (aber nicht immer ausreichend) ist eine gute sonographische Diagnostik. Ovarialendometriome sind glatt begrenzt, die Wanddicke ist meist homogen verstärkt. Die echoarmen bis echoreichen Zysten weisen feine, homogene Binnenechos auf und sind meistens ein- oder zweikammerig. Diese Befunde weisen auch auf die Crux der Sonographie hin, denn bei postmenospausalen Frauen würden wir hier sofort an den Ausschluss eines Ovarialmalignoms denken (müssen) (Van Holsbeke et al., 2010). Die Tumormarker CA125 und HE4 (*human epididymal secretory protein 4*) liefern z. Z. keine ausreichende Sicherheit im notwendigen Entscheidungsprozess.

Im Rahmen der ovariellen Endometriomexstirpation sollten zusätzliche Schädigungen des Ovarialgewebes, z. B. durch ausgiebige Koagulationen, dringend vermieden werden. Es droht immer der Oozytenverlust mit deutlicher Reduktion der Fertilität (besonders bei Rezidivendometriomen)! Nach der sorgfältigen laparoskopischen Zystenexstirpation, die aus o. g. Gründen kein Anfängereingriff ist, sollte eine endokrine Nachbehandlung mit OC, Gestagenpräparaten oder GnRH-Analoga zur Endometriom-Rezidivprophylaxe für 3 (bis 4) Monate erfolgen. Eine präoperative medikamentöse Therapie kann zu vermehrtem Gewebeverlust führen (Matsuzaki et al., 2009). Es gibt die Empfehlung, auch bei Endometriomen sofort mit IVF zu beginnen, um die Zeit bis zur Schwangerschaft, die möglichen OP-Komplikationen und

die Behandlungskosten zu reduzieren. Operiert werden sollte vor IVF, wenn die Endometriosezysten zu groß sind, die Schmerzen sich nur noch schlecht medikamentös
therapieren lassen oder ein intraovarielles Malignom sich nicht mit der dafür gültigen Sicherheit ausschließen lässt (Garcia-Velasco & Somigliana, 2009). Es sollte in
jedem Fall erst bestätigt werden, dass IVF- oder ICSI-Techniken keinen Einfluss auf
die Endometrioserezidivrate haben (Benaglia et al., 2010).

Merke: Eine medikamentöse Behandlung ovarieller Endometriose ist nicht ausreichend.

Das Ovar als Zentralorgan der Frau

Merke: Das weibliche Ovar ist das endokrinologische *„Zentralorgan der Frau".* Operationen,
speziell Zystenexstirpationen bei Endometriose, führen zur Notwendigkeit der Blutstillung, die
wiederum zum Verlust von vitalem Eierstockgewebe führen kann

In einer iranischen Studie wurde die Eierstockreserve nach laparoskopischer Endometriomexzision und einer bipolaren Blutstillung bzw. Blutstillung per Naht in einer
randomisierten klinischen Studie untersucht. In diese prospektive Studie von Asgari et
al. (2016) wurden 109 Patienten mit unilateralem Endometriom eingeschlossen, die laparoskopisch exzidiert wurden. Die Patientinnen wurde dann randomisiert und die Hämostase erfolgte entweder durch bipolare Koagulation (n = 57) oder durch Naht (n = 52).
Als Zielkriterium wurde das Anti-Müller-Hormon (AMH) und das Follikel stimulierende
Hormon (FSH) prä- und drei Monate postoperativ gemessen. Die AMH- und FSH-Werte
waren zum Ausgangspunkt, bezogen auf das Alter, zwischen beiden Gruppen gleich.
Drei Monate nach Operation waren die postoperativen AMH-Werte signifikant niedriger
bzw. die FSH-Level signifikant höher als vor der Operation. Die Bikoagulation führte
zu einer signifikanten Abnahme des AMH-Wertes im Vergleich zur Gruppe, in der die
Wunde genäht wurde. Der FSH-Wert war in der Nahtgruppe signifikant niedriger als
in der Bikoagulationsgruppe, weshalb die Autoren schlussfolgern, dass nach einem
laparoskopischen Endometriom-Stripping die intrakorporale Naht des Ovars weniger
Zerstörung im vitalen Eierstockgewebe bewirkt als die bipolare Elektrokoagulation. Sie
empfehlen die Naht, um die Eierstockreserve nicht weiter zu schädigen.

Dem gleichen Problem widmet sich die Studie von Zhang et al. (2016). Hierbei
wurde untersucht, ob das Ultraschallskalpell oder eine bipolare Elektrokoagulation
für die Hämostase nach laparoskopischer Zystenentfernung günstiger ist. Insgesamt
wurden 207 Patientinnen in drei Gruppen randomisiert, wobei in Gruppe A 69 Patientinnen mit bipolarer Elektrokoagulation behandelt wurden, in Gruppe B 69 Patientinnen mit dem Ultraschallskalpell und in Gruppe C die übliche Ovarialnaht für die Hämostase eingesetzt wurde. Kontrolliert wurden FSH, AMH, der antrale Follikel-Count
(AFC) und andere Parameter am 3. Tag des 1., 3., 6. und 12. Menstruationszyklusses

post operationem. Abzüglich der Ausfallrate bleibt festzuhalten, dass das FSH in den Gruppen A und B höher war als in der Gruppe C (Naht). Das Anti-Müller-Hormon war signifikant niedriger in den Gruppen A und B als in der Gruppe C (Naht) während des gesamten Untersuchungszeitraumes. Der antrale Follikel-Count zeigte keine Unterschiede im 1. und 3. Monat während dieser im 6. und 12. Monat in der Gruppe C höher als in den Gruppen A und B war. Die Autoren schlussfolgern, dass der Einsatz des Ultraschallskalpells oder der bipolaren Elektrokoagulation zum Zwecke der Hämostase nach Endometriomexzision mit einer signifikanten Abnahme der Ovarialreserve einhergeht. Beide Techniken sollten demzufolge mit Vorsicht eingesetzt werden.

Die Vorteile der Ovarialnaht wurden in verschiedenen Studien betont. Die Arbeitsgruppe um Fouda et al. (2016) untersuchte nun, ob der sogenannte V-Loc-Faden sich günstiger auf die Ovarialnaht nach Endometriomentfernung auswirkt als der Vicrylfaden. Dazu wurden 40 Patientinnen mit einseitigen ovariellen Endometriomen 1:1 randomisiert. Die eine Hälfte wurde mit dem V-Loc-180-Faden genäht, während die andere Gruppe mit dem konventionellen Vicrylfaden behandelt wurde. Es wurden zwei Schichten fortlaufender Nähte zur Blutungskontrolle gesetzt. Ausgewertet wurden u. a. die Schwierigkeit der Naht, die Operationszeit und die Nahtzeit sowie der intraoperative Blutverlust und das Anti-Müller-Hormon. Insgesamt wurde geschlussfolgert, dass die sogenannte V-Loc-180-Naht das Vorgehen nach laparoskopischer Endometriomexzision vereinfacht. Im Vergleich zur konventionellen Vicrylnaht werden Operationszeit und Nahtzeit reduziert. Die Anti-Müller-Hormonwerte waren in beiden Gruppen postoperativ nicht signifikant verringert. Der intraoperative Blutverlust war in beiden Untersuchungsgruppen gleich.

13.4 Tiefe Endometriose

Merke: Oft ist nur die Spitze des Eisberges sichtbar!

- Douglasperitoneum: Biopsie, in toto-Resektion (kranio-kaudale Präparation), retroperitoneales Vorgehen, ggf. Adaptation der Peritonealränder, ggf. Ovariopexie (Ligg. rotunda).
- Ligg. sacrouterina: Partielle Resektion (Laser, monopolar, bipolar, US) nach sicherer Identifizierung des Ureters, der Rektumwand und der Gefäße.
- Ovarialendometriose: Komplette Resektion des pathologischen Befundes (nach Ausschluss maligner oder semimaligner Befunde), Mobilisation des Ovars (dorsale Ovariolyse), Punktion, Absaugung/Spülung, antemesenteriale Zysteneröffnung, Stripping des Zystenbalges, ggf. Endo-Naht; Blutstillung, ggf. FloSeal, Zytologie.

> **Merke:** Die Koagulation oder die Vaporisation von ovariellen Endometriomen ohne Entfernung der Pseudokapsel steigert signifikant das Rezidivrisiko (ESHRE guideline 2005, Ulrich et al., 2010).

- Blasenperitoneum und Blasendach: Biopsie, Resektion (Laser, monopolare Nadel/Schere), ggf. Defektdeckung, präoperative Diagnostik (vaginale Untersuchung, Vaginalsonographie, ggf. i. v. Urogramm, CT oder MRT, Nierensonographie), Operation offen oder laparoskopisch in Abhängigkeit von Befundlokalisation, Vesikotomie, komplette Resektion des Befundes, ggf. Blasenteilresektion, Ureterschienung, Zweischichtnaht, Dauerkatheter für ca. 8 Tage, Verschluss (Abb. 13.1a–d, Abb. 13.2a–f).
- Ureterendometriose (Abb. 13.3a, b): Freipräparation des Ureters bis zur Enge, ggf. komplette Ureterolyse, komplette Resektion (Laser, monopolare Nadel, bipolare Schere, Ultraschallresektion), ggf. prä- oder intraoperative Ureterschienung. Postoperative Nierensonographie zum Ausschluss eines Harnstaus; ggf. präoperative Ureterschienung.
- Septum rectovaginale:
  - ohne Scheidenbefall: Resektion des Knotens nach Darstellung und Abdrängen von Ureter, Darm, Scheide, kombinierter Zugang: intraabdominale Herde? Darmvorbereitung!
  - mit Scheidenbefall: Kombinierter Zugang: Resektion des Knotens mit Scheidenhaut mittels Kolpotomie nach Darstellung von Ureter und Darm, Verschluss der Kolpotomie (Risiko Darmverletzung = Darmvorbereitung, Aufklärung!) (Abb. 13.4).
  - mit Darmbefall:
  - Partielle Wandresektion vaginal oder endoskopisch bei kleinen, gut lokalisierbaren Herden ohne Lumeneinengung möglich. Präoperative Darmvorbereitung.
  - Darmsegmentresektion bei großen Herden oder Lumeneinengung, Darmmobilisierung (Mesosigma), Absetzen über Stapler (wenn indiziert, sonst Handanastomose), spannungsfreie Stapler-Anastomose, Anastomosenprüfung. Wenn nötig und möglich immer gemeinsam mit einem informierten Visceralchirurgen operieren. Präoperative Befunde besprechen; Darmvorbereitung (Abb. 13.5, Abb. 13.6, Abb. 13.7, Abb. 13.8, Abb. 13.9a, b).

> **Merke:** Sehr anspruchsvolle (oft interdisziplinäre) Operationen! Gelegentlich muss eine Arteria uterina geopfert werden.

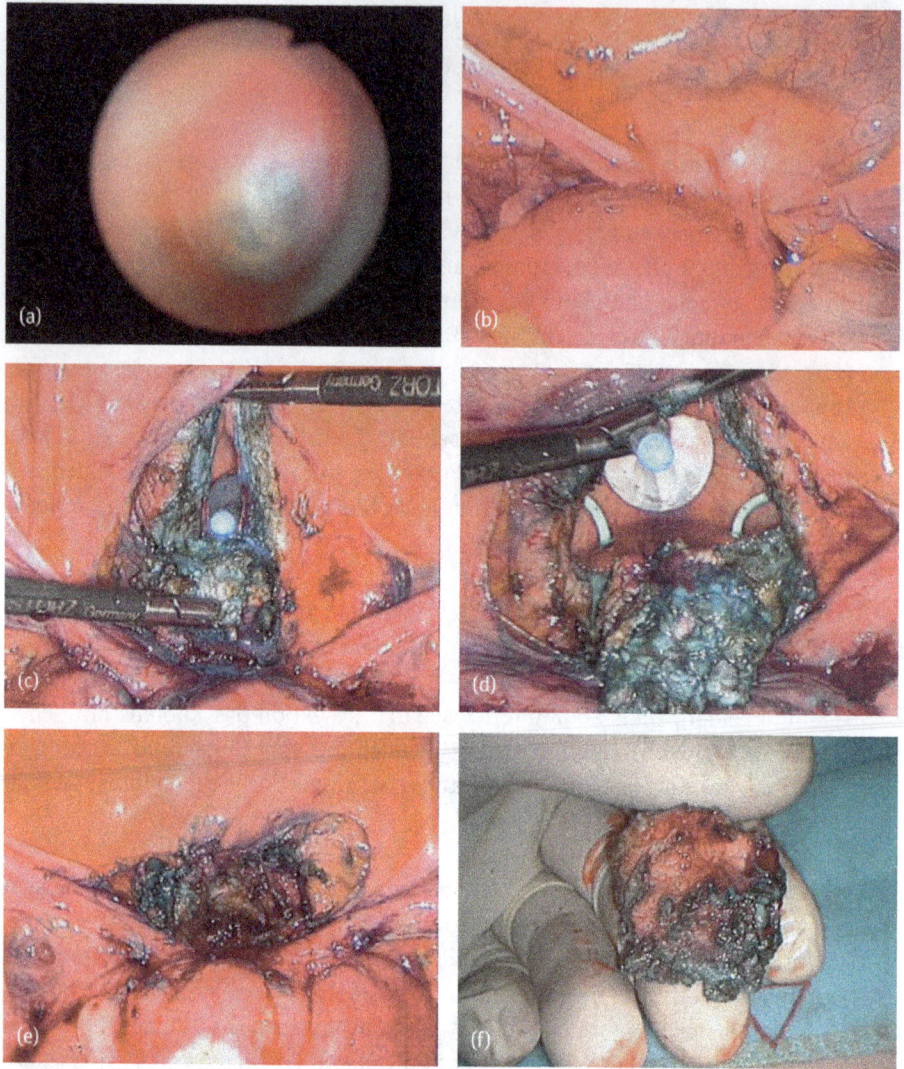

Abb. 13.1: (a) Typisches zystoskopisches Bild einer polypös in das Blasenlumen hineinwuchern-den Endometriose. (b) Der entsprechende laparoskopische Situs zeigt das Victory-Zeichen mit Blasenherd. (c) Nach der wetzsteinförmigen laparoskopischen Umschneidung des Herdes erfolgt die Eröffnung der Blase durch alle Schichten mit Darstellung des Herdes der Ostien und des Blasen-katheters (d); (e) nach der Resektion des Herdes erfolgt die seromuskuläre Einzelknopfnaht, die auch als fortlaufende Naht durchgeführt werden kann. (f) Die intraoperative Blasendichtigkeits-prüfung ist obligat. Die Herde sollten nach Möglichkeit in sano resiziert werden. Ein transurethraler Blasenkatheter oder ein suprapubischer Blasenkatheter werden für 6 Tage belassen, dann erfolgt die erneute Dichtigkeitsprüfung der Blase – eine Zystotonometrie – und nach entsprechendem Miktionsprotokoll kann die Patientin am nächsten Tag entlassen werden.

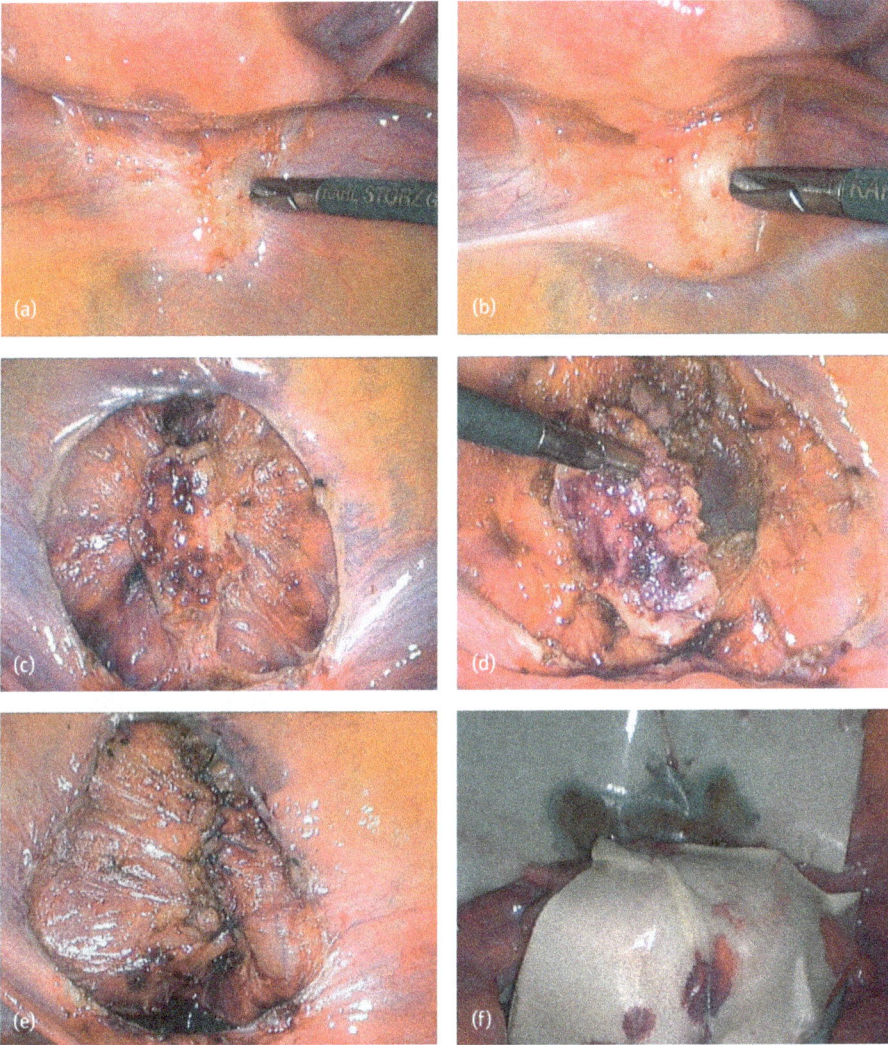

Abb. 13.2: Blasenendometriose. Beispiel einer extramucosalen Blasenteilresektion, die nur selten gelingt. (a) Der Endometrioseherd wird gefasst und (b) hervorgezogen, so dass klar wird, dass es sich bei den Herden immer nur um die Spitze des Eisberges handelt. (c) Der Herd wird nun nach Ziehen einer Bikoagulationsspur retroperitonealisiert und dann (d) millimeterweise aus der Muskulatur und vom Urothel herausgeschält. Die Blase ist hier retrograd mit Blau aufgefüllt worden. (e) Am Ende der OP erfolgen seromuskuläre Einzelknopfnähte und die entsprechende Blasendichtigkeitsprüfung. Da eine große Wundfläche entsteht, wurde der Uterus (f) und das Wundgebiet mit Prevadh® abgedeckt, um einen Adhäsionsschutz zu bieten.

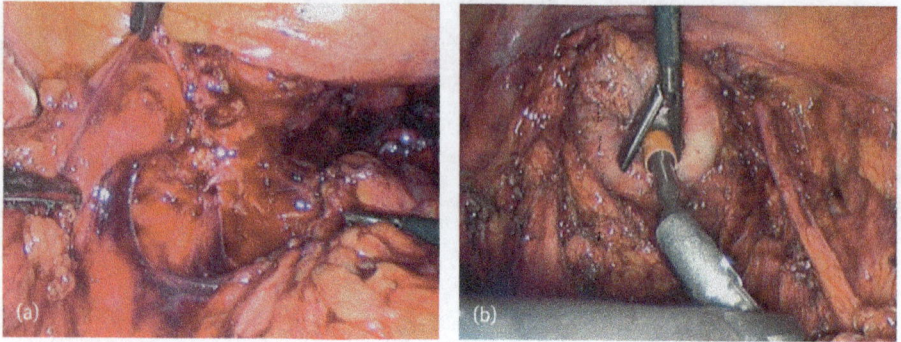

Abb. 13.3: Harnleiterverlauf und Darmteilresektion. (a) Nicht selten werden das Meso des Darmes und die Parametrien von der Endometriose infiltriert, so dass der Harnleiter oder gar beide Harnleiter im Operationsverlauf klar dargestellt und aus dem Parametrium herauspräpariert werden müssen. (b) Schießen einer Anastomose. Hier ist der Transanalstabler bereits eingeführt und wird gerade mit dem Stablerkopf adaptiert. Rechts und links sind die sicher und weit vom OP-Gebiet gelegenen Ureteren dargestellt.

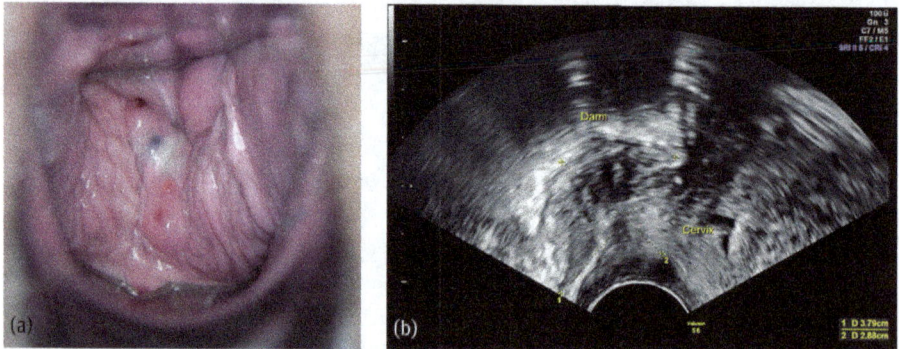

Abb. 13.4: Typisches Bild einer rektovaginalen Endometriose in der Fornix posterior (a). Oben kleiner Tupfer zum Hochhalten der Cervix. Es ist essentiell immer die Fornix posterior zu betrachten, da diese Befunde in der Regel nicht nur die Vagina, sondern auch das Septum rektovaginale oder die Darmwand infiltrieren. Eine rektovaginale Untersuchung ist obligat. Prämenstruelle oder postmenstruelle Schmierblutungen sowie Schmerzen beim Sex werden von den Frauen regelmäßig beschrieben. Im transvaginalen Ultraschall kann der Darmbefall sehr gut dargestellt werden (b).

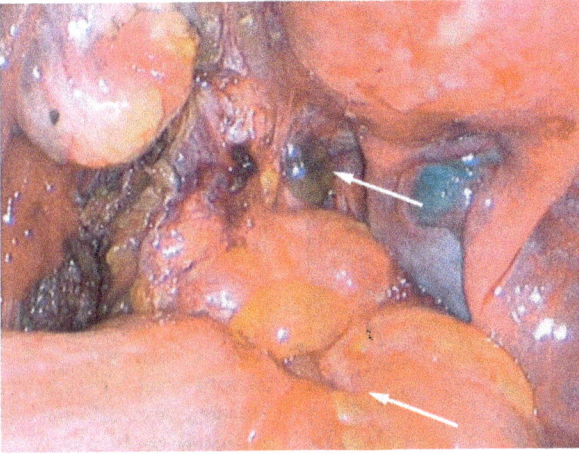

Abb. 13.5: Tief-infiltrierende Darmendometriose. Blick in den Douglas. Hier sieht man deutlich, dass der Darm an 2 Stellen (siehe Pfeile) infiltriert ist.

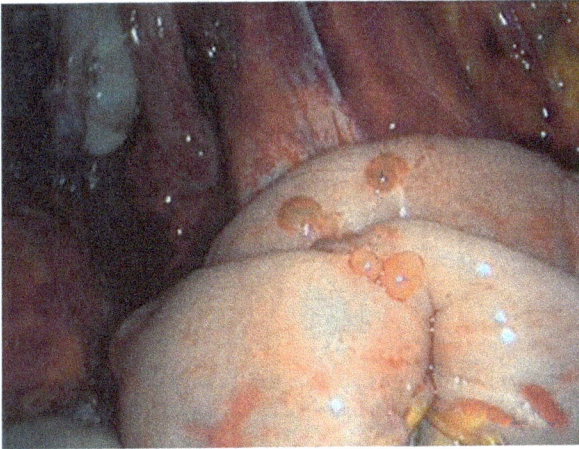

Abb. 13.6: Darminfiltration durch Endometriose. Fall einer jungen Patientin mit frischer Dünndarmendometriose, die über den ganzen Dünndarm verteilt ist. Hier bestehen kaum chirurgische Optionen. Man kann versuchen, die Herde abzusammeln, in jedem Falle muss eine konsequente Endokrinotherapie erfolgen.

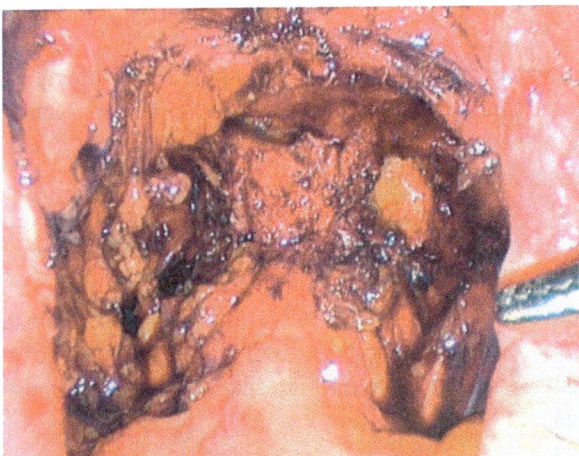

Abb. 13.7: Typisches Bild einer tief infiltrierenden Darmendometriose, wenn es gelungen ist von vaginal und laparoskopisch den Herd von der Zervixhinterwand bzw. von der Scheide zu mobilisieren.

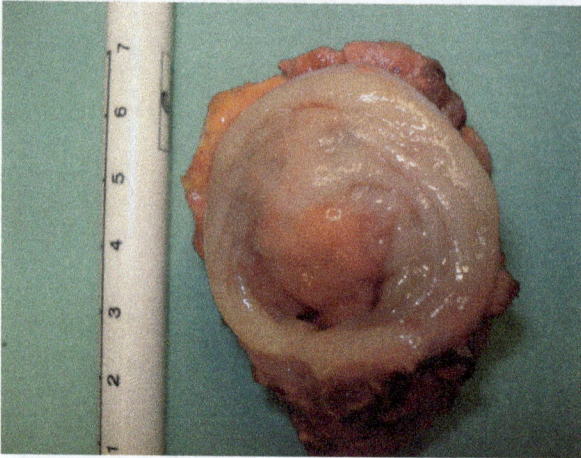

Abb. 13.8: Typisches Rektumresektat, hier auch mit Endometriose assoziierten Veränderungen der Mucosa.

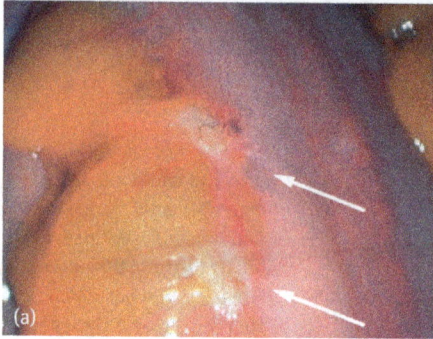

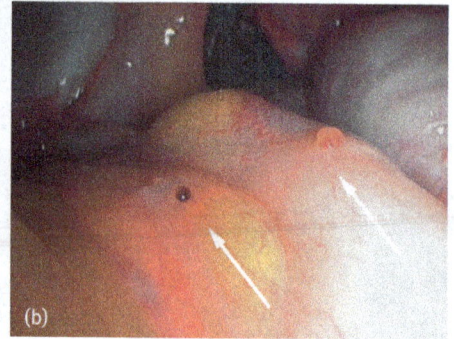

Abb. 13.9: Darmendometriose. (a) Hier ein nicht mehr frischer Endometrioseherd im Bereich einer Taenia des Sigmas, während es auch frische Herde auf dem Darm geben kann, weshalb der gesamte Darm akribisch abgesucht werden muss (b) (Pfeile).

- Tiefe anteriore Rektumresektion mit Anastomose, ggf. unter Einbeziehung eines Pouches (z. B. Colon-J-Pouch), ggf. protektives Ileostoma (Rückverlegung nach 2–3 Monaten). Ggf. gemeinsam mit einem Chirurgen operieren. Präoperative Befunde besprechen; Darmvorbereitung (Abb. 13.10a–f).
- vaginal-laparoskopisch-abdominale Endometriosesanierung bei rektovaginaler Endometriose (Abb. 13.11): Umschneidung und Präparation des vaginalen Befundes; Eröffnung des Douglas und laterale Mobilisation des Herdes; Verschluss der Scheide und Fortsetzung der Mobilisierung des Herdes sowie Adhäsiologie laparoskopisch. Laparoskopisches Absetzen des Rektosigmoids aus dem Meso. Pfannenstiel-Laparotomie mit Herdresektion und Anastomose (Hand, Stabler), Drainage.

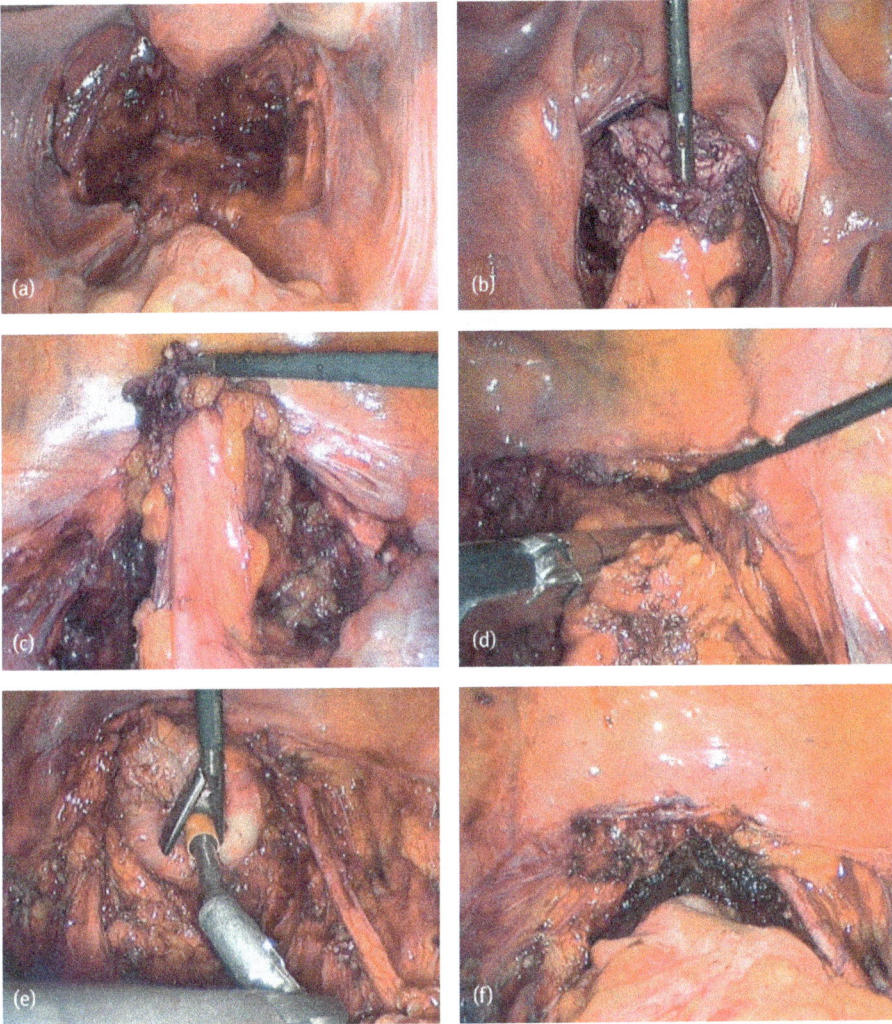

Abb. 13.10: Vaginal-laparoskopisch-minioffene anteriore Rektumresektion. (a) Der infiltrierende Endometrioseherd wurde von vaginal und laparoskopisch mobilisiert, er hängt allerdings noch mercedessternförmig rechts und links an Adhäsionen. (b) Nun wird der Herd weiter mobilisiert und man sieht deutlich die Reste der infiltrierten Scheidenwand, die auf dem Herd belassen wurde. (c) Das herdtragende Rektum ist mobilisiert und aus dem Meso ausgeschält. (d) Nach dem kaudalen Absetzen des Befundes wird der Herd reseziert, der Stablerkopf adaptiert (abdominal, vaginal), die Anastomose (e) geschlossen und (f) der Wundgrund mit Tabotamp oder Tissuecol versorgt.

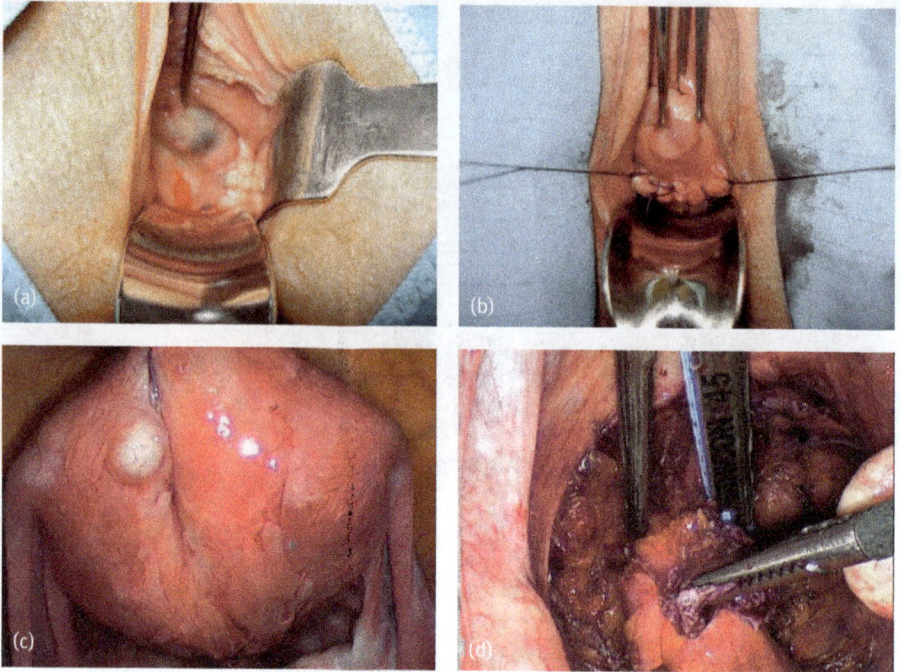

Abb. 13.11: Transvaginal-laparoskopische Operation. Im Rahmen dieser OP-Technik wird der vaginale Herd (a) zunächst mobilisiert, aus den infiltrierten Parametrien gelöst und solange rechts und links aus den derb-holzigen Adhäsionen der Rektumvorderwand abpräpariert bis die Infiltrationsstelle erreicht ist. Nun ist der Rektumherd meist so mobil, dass ein Gewinn nicht mehr zu erzielen ist. Deshalb wird nun die Vagina passager verschlossen (b). Laparoskopisch erfolgt nun zur Arbeitserleichterung die passagere Uteropexie (c) und dann die tiefe anteriore Rektum- oder Sigmaresektion (d). Der endometriosbefallene anale Darmabschnitt wird nun – gut mobilisiert – tief im kleinen Becken platziert.

- Primär-vaginale tiefe anteriore Rektumresektion nach Ebert (Abb. 13.12)
- Bei Blinddarmbefall (selten isoliert, meist in Kombination mit ausgedehnter Endometriose) empfiehlt sich die laparoskopische oder offene simultane Appendektomie (Abb. 13.13a, b).

Es ist zu empfehlen, dass die ausgedehnte und auch speziell die tiefe Endometriose an Zentren operativ behandelt wird. Die Primärtherapie ist essentiell für die weitere Prognose der Erkrankung.

Bisher lagen nur retrospektive Studien zur den drängenden Fragen der Operationstechniken und der Radikalität der Darmteilresektion bei symptomatischer tiefinfiltrierender Endometriose (TIE) vor. Kürzlich wurde nun die, nach meiner Kenntnis, weltweit erste *randomisierte* Studie veröffentlicht, die eine laparoskopisch-assistierte gegenüber einer offenen Kolorektalresektion bei TIE vergleicht (Darai et al., 2010).

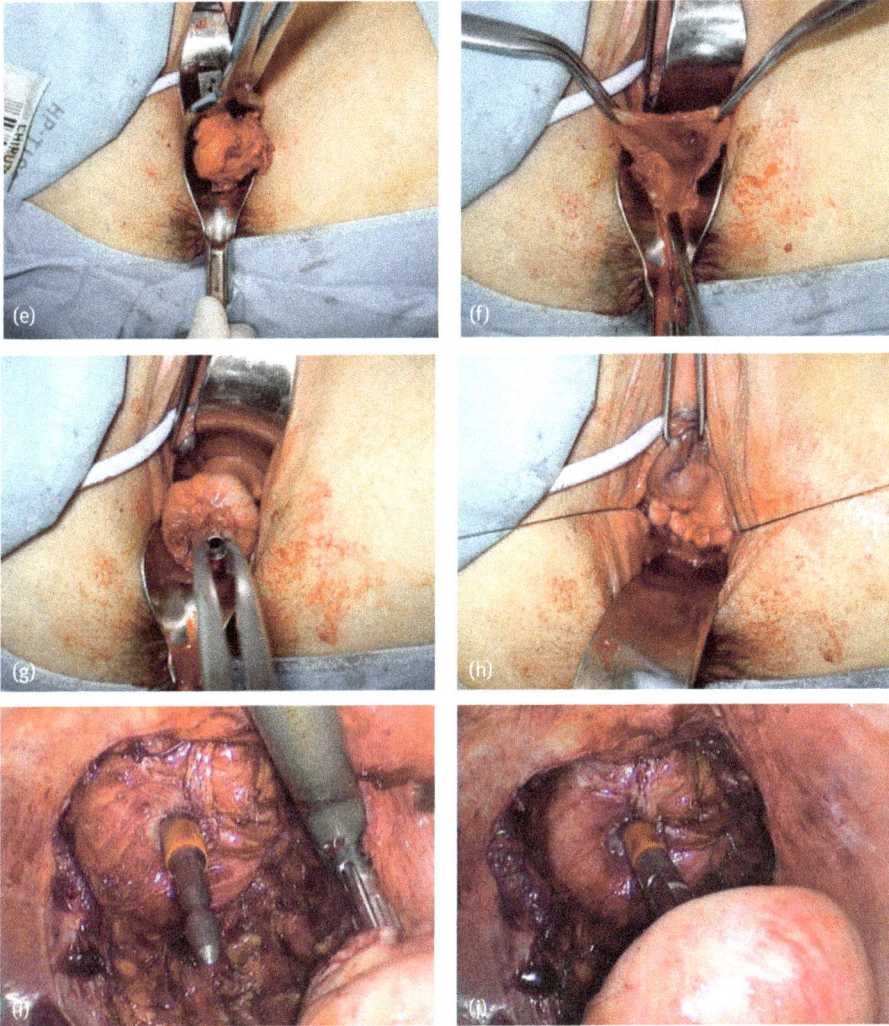

Abb. 13.11: (fortgesetzt) Nach erneuter Eröffnung der Vagina kann man den Darmtumor gut vor den Introitus ziehen (e) und ihn über eine Tabaksnahtklemme fixieren, präparieren und mit dem Stabler-Kopf versehen (f). Dann wird der Stabler-Kopf wieder im kleinen Becken platziert, die Scheide endgültig verschlossen (h) und laparoskopisch-assistiert mit dem transanalen Klammergerät die Anastomose geschossen (i, j). Eine „Unter Wasser" Rektoskopie – also bei flüssigkeitsgefülltem kleinen Becken – komplettiert das Vorgehen.

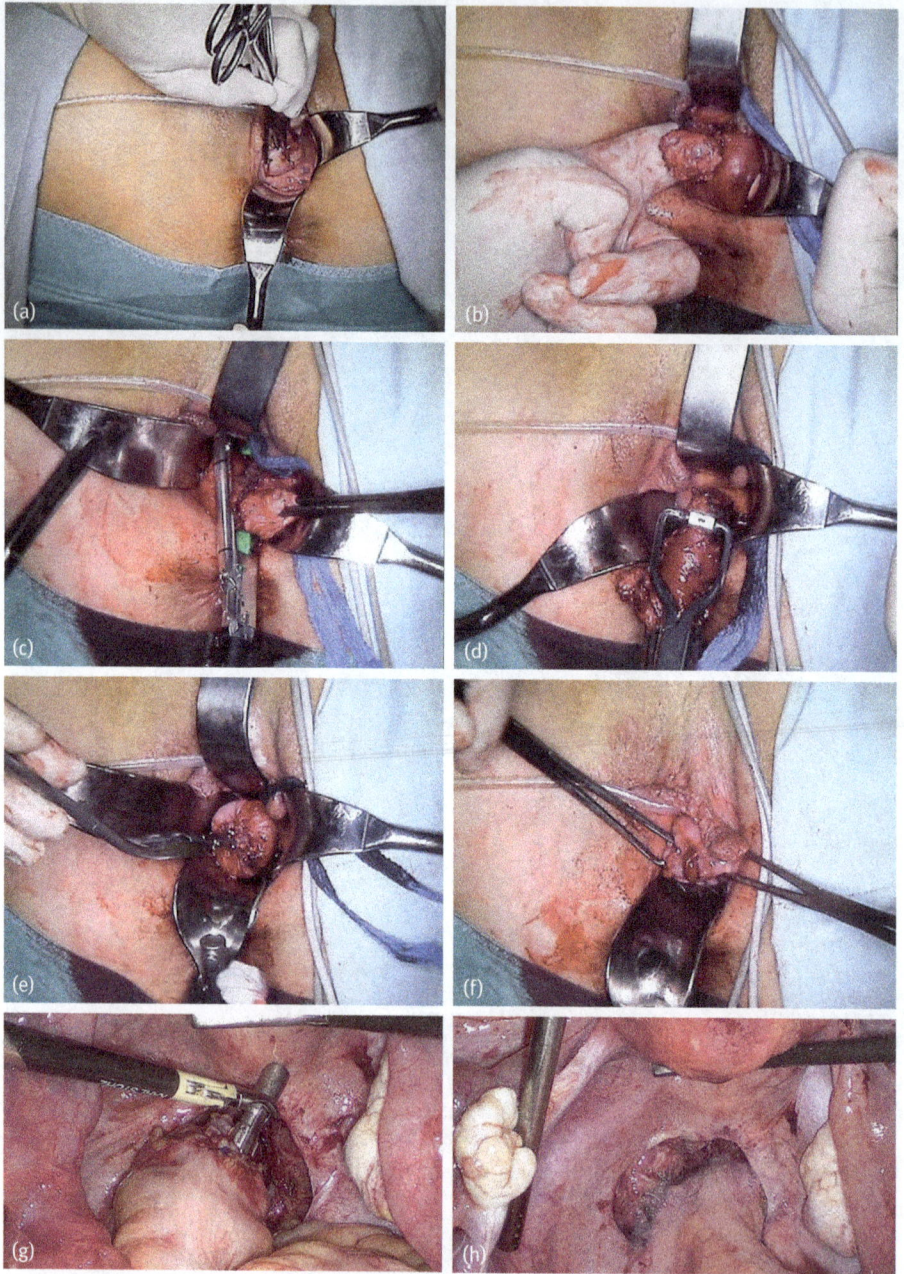

Abb. 13.12: Primär-vaginale tiefe anteriore Rektumresektion mit laparoskopischer Anastomose: Diese Operation habe ich am 1. März 2011 erstmals durchgeführt. Die OP-Technik entwickelte sich aus den Erfahrungen, die ich zuvor bei den vorbereitenden vaginalen Operationsschritten im Rahmen der transvaginalen-laparoskopischen anterioren Rektumresektion gesammelt habe. Nach der Umschneidung und Mobilisierung des rektovaginalen Herdes unter rektal-digitaler Kontrolle im

Gesunden (a) ließ sich in einigen Fällen teilweise der Rektumschlauch nach vorsichtiger bilateraler instrumenteller und digitaler Mobilisation in oder vor die Scheide ziehen (b). Nun lag es nahe, den infiltrierenden Knoten analwärts mit einem Stabler abzusetzen (c). Dadurch konnte der orale Rektumabschnitt mit dem Endometrioseknoten vor dem Introitus mit einer Tabaksnaht-Klemme fixiert und gesichert werden (d), so dass es nun möglich war, den Stabler-Kopf einzupassen und zu fixierten (e). Der adaptierte Stablerkopf wurde nun transvaginal im kleinen Becken versenkt und die endometriosefreie Scheide in typischer Weise an die gesunde Zervix angenäht (f). Bei der folgenden Laparoskopie wurden dann eventuell noch vorhandene Endometrioseläsionen oder Adhäsionen entfernt. Dann wurde unter laparoskopischer Kontrolle transanal das Stablergerät unter Sicht mit dem Stablerkopf adaptiert (g) und die Anastomose geschossen (h). Eine Rektoskopie mit flüssigkeitsgefülltem kleinen Becken zeigte die Dichtigkeit der Anastomose. Gelegentlich wurde diese sicherheitshalber endoskopisch übernäht. Geachtet werden muss bei dieser Technik auf die problemlose Mobilisierung des tiefen Rektums und auf die Spannungsfreiheit der Anastomose. Ein Nachteil des primär vaginalen Vorgehens besteht in dem Risiko, dass weitere Darmherde, die nicht diagnostiziert werden konnten oder wurden, das OP-Ergebnis relativieren. Ein Vorteil dieser Technik im Vergleich zu anderen Vorgehensweisen besteht in der kürzeren OP-Zeit (bei eingespieltem Team). Die Patientin hat im besten Fall auch nur noch drei Einstiche im Unterbauch (1 × 10 mm und 2 × 5 mm).

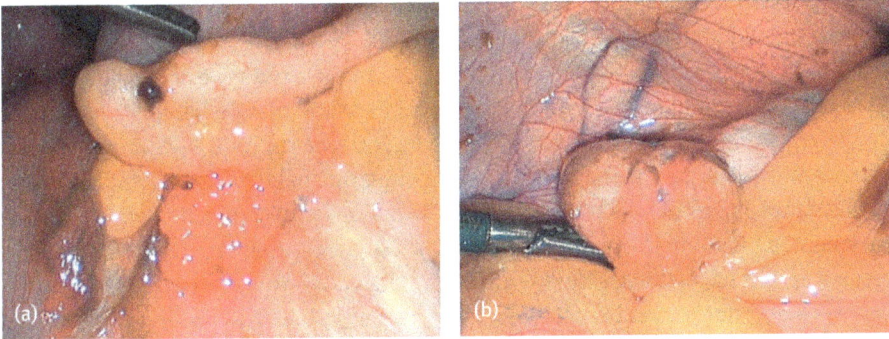

Abb. 13.13: Extragenitale Endometriose. (a) Einer der häufigsten Absiedlungsorte ist der Appendix, weshalb bei jeder Patientin der Darm begutachtet werden muss. Typisch ist die kolbenförmige Auftreibung (Hockeyschläger-Zeichen). (b) Weiterer Befund trommelschlegelförmige Veränderung der Appendixspitze durch Endometriose. Der Blinddarm muss dann immer mit entfernt werden.

Diese Studie mit 52 randomisierten Patientinnen belegt, dass die laparoskopische Therapieoption sicher ist. Erstaunlich waren die hohen Komplikationsraten in beiden Gruppen: bei 11/26 Patientinnen der Laparoskopiegruppe ($N = 26$) wurden Komplikationen Grad 2 + 3 ausgewiesen sowie bei 23/26 der Laparotomiegruppe ($N = 26$). Die Schwangerschaftsraten waren in der Laparoskopiegruppe höher als in der Laparotomiegruppe, während die Verbesserung der Symptome und der Lebensqualität sich in beiden Gruppen nicht unterschieden.

Eine interessante prospektive Studie beschreibt die Langzeitergebnisse von 100 Frauen (Dousset et al., 2010), die eine *offene* komplette Resektion wegen tiefer Rektumendometriose erhalten hatten (darunter immerhin 16 Frauen mit direkter koloanaler Anastomose!). Der Nachbeobachtungszeitraum betrug fünf Jahre. Die postoperative Komplikationsrate lag bei 16 %, darunter wurden zwei Anastomosenleckagen, vier rektovaginale Fisteln und zwei Urinfisteln beschrieben. Hinzu kam, dass 16 Patientinnen eine transiente „neurogene Blase" entwickelten und sieben eine Zweitoperation erhielten. Fünf Jahre nach der Operation gaben 83 Frauen eine komplette Symptomfreiheit an und 11 Frauen eine sehr zufriedenstellende Beschwerdereduktion. Urinverlust oder Stuhlinkontinenz wurde nicht beobachtet. Es gab auch kein Rezidiv der kolorektalen Endometriosen.

Derzeit wird aktiv diskutiert, ob die sogenannte konservative *shaving technique* den betroffenen Frauen tatsächlich mehr Benefit bringt als die komplette Segmentresektion (Donnez & Squifflet, 2010). Die Frage, ob eine radikale Operation auch die Schwangerschaftsraten verbessert, wurde in einer prospektiv-vergleichenden Studie nachgegangen (Stepniewska et al., 2009), die wahrscheinlich erscheinen lässt, dass die komplette Endometriosesanierung mit Darmsegmentresektion (Gruppe A, $N = 60$) bessere Fertilitätsergebnisse liefert, als das konservative Vorgehen (Gruppe B: Endometriosesanierung ohne Darmteilresektion, $N = 40$). Gleichzeitig entsprechen die Fertilitätsraten der Gruppe A aber (fast) denen, die bei Patientinnen mit ausgeprägter Endometriose, aber ohne Darmbefall (Gruppe C, $N = 55$) erreicht wurden.

Gerade auf den Gebieten der operativen Endometriosebehandlung fehlt es allerdings noch an belastbaren EBM-Daten.

13.5 Operationstechniken

> **!** **Merke:** Nur wer nicht operiert hat auch keine Komplikationen!

Es gibt verschiedene Operationstechniken mit verschiedensten individuellen Modifikationen. Es ist von Vorteil, wenn an einem Endometriosezentrum, den überwiegend jungen Frauen verschiedene OP-Techniken angeboten werden können. Die Beherrschung verschiedener Techniken ist auch für die Operateure essentiell, denn nicht selten muss man intraoperativ von einer in die andere wechseln oder das Vorgehen modifizieren (Tab. 13.2).

Tab. 13.2: Einige Operationstechniken für die symptomatische tiefinfiltrierende rektovaginale Endometriose.

Technik	Exemplarische Beispiele zur weiterführenden Literatur
per laparotomiam (offen)	Brouwer et al. 2007, Haug et al. 2007 u. andere
Laparoskopisch-assistierte Operation	Netzhat et al. 1992, Ribeiro et al. 2006, Darai et al. 2007 und andere
Kombiniert vaginal-laparoskopische Operation	Redwine et al. 1996, Possover et al. 2000, Abrao et al. 2005 u. andere
Kombiniert vaginal-laparoskopisch-offene Operation	Zanetti-Dallenbach et al. 2008; Haug et al. 2007, Mangler et al. 2008 u. andere
Transvaginal-laparoskopische Operation	Boni et al. 2007, Ghezzi et al. 2008, Ebert et al. 2009, u. andere
Primär-vaginale anteriore Rektumresektion mit laparoskopischer Anastomose	Ebert 2011

Merke: Die Aufklärung durch den Operateur über mögliche Komplikationen hat oberste Priorität und ist eine vertrauensbildende Maßnahme!

Es ist extrem wichtig für die Operateure und die betroffenen Frauen, dass der Begriff „Komplikation" klar definiert und entsprechend in das Vorgehen einbezogen wird. Ein wesentlicher Ansatz wurde hier durch die Clavien-Dindo-Klassifikation geliefert (Tab. 13.3). Man muss die betroffenen Frauen darüber aufklären, dass in 10–15 % mit durchaus schweren Frühkomplikationen *(major complications)* zu rechnen ist. Im Vordergrund steht hier die Anastomoseninsuffizienz. Die gefürchtete, daraus resultierende rektovaginale Fistel steht wahrscheinlich im Zusammenhang mit der Eröffnung der Scheide und der in gleicher Höhe befindlichen Darmanastomose. Hinzu kommen sogenannte *minor complications*, wie Nachblutungen, passagere Blasenentleerungsstörungen, Wundinfektionen oder Schmerzen.

Tab. 13.3: Die *Clavien-Dindo-Classification* als wichtiges Instrument im Rahmen OP-Standardisierung und des Komplikationsmanagements (Clavien et al. 2009, Dindo et al., 2004).

Clavien-Dindo Klassifikation für postoperative Komplikationen	
Grad	**Definition**
Grad I	Abweichungen vom normalen postoperativen Verlauf; keine pharmakologische, chirurgische, endoskopische oder radiologische Intervention nötig (ausgenommen: Antiemetika, Antipyretika, Analgetika, Diuretika, Elektrolyte, Physiotherapie)
Grad II	Pharmakologische Interventionen nötig, auch Bluttransfusionen oder parenterale Ernährung
Grad III	Chirurgische, endoskopische oder radiologische Interventionen nötig
Grad IIIa	Intervention nicht unter Allgemeinanästhesie
Grad IIIb	Intervention unter Allgemeinanästhesie
Grad IV	Lebensbedrohliche Komplikationen, Intensivbehandlung nötig
Grad IVa	Mit Dysfunktion eines einzelnen Organs (inklusive Dialyse)
Grad IVb	Mit Multi-Organversagen
Grad V	Tod des Patienten
Suffix D	Leidet der Patient an einer Komplikation zum Zeitpunkt der Entlassung, so wird dem entsprechenden Grad das Suffix „D" angefügt. Diese Kategorie erfordert eine Nachsorge des Patienten, um den Verlauf zu evaluieren.

! **Merke:** Niemals Patientinnen mit oligo- oder asymptomatischer tiefinfiltrierender rektovaginaler Endometriose zu einer Radikaloperation „überreden".

Vor einer ausgedehnten Endometrioseoperation sollte man sich folgende Fragen stellen und ehrlich beantworten: *Können Sie unter den gegebenen Umständen mit dem gegebenen Personal, mit den gegebenen materiellen Ressourcen sowie der eigenen körperlichen und mentalen Situation heute diese Operation sicher und gut durchführen?*

! **Merke:** Es gibt viele Modifikationen dieser Operationen und viele gute Operateure.
Nach der OP muss jedoch mehr passieren:
1. Sorgfältige postoperative Untersuchung inklusive Nierenultraschall,
2. sofort nach der Operation Miktions- und Stuhlprotokoll
3. individuellen Behandlungsplan mit der Patientin und den niedergelassenen KollegInnen festlegen.
4. Nachsorge durch Operateur organisieren!
5. Anschlussheilbehandlungen (AHB) oder/und Rehabilitationsmöglichkeiten anbieten und ausschöpfen.

13.6 Lymphknotenabsiedlung und Fernmetastasen

Insbesondere durch die systematischen Arbeiten von Mechsner et al. (2008, 2010) konnte das Vorkommen von Endometrioseläsionen in regionalen Lymphknotenstationen bei tief infiltrierender rektovaginaler Endometriose nachgewiesen werden (Abb. 13.14a, b). Eine lymphogene Ausbreitung der Endometriose ist schon seit langem bekannt, da zufällige Lymphknotenentnahmen im Rahmen von Rektumresektionen in verschiedenen Berichten immer wieder mal positiv waren. Nunmehr konnte gezeigt werden, dass das Sentinelkonzept im Vergleich zu zufällig resezierten Lymphknoten bei Patienten mit tief infiltrierender Endometriose besser geeignet ist, die relevanten Lymphknoten zu identifizieren. Weitere Studien sind m. E. notwendig, weil die Untersuchungen klar zeigen, dass eine retroperitoneal-lymphogene Ausbreitung möglich ist, was im Hinblick auf die chronischen Schmerzmuster vieler Patienten durchaus die Vermutung eines kausalen Zusammenhanges aufkommen lässt. Hierzu werden weitere morphologisch-orientierte Studien zum retroperitonealen Verlauf sensibler Nervenfasern sowie der entsprechenden Lymphstationen benötigt.

Die Endometriose kann metastasieren! So sind Lungenendometriosen, Knochenendometriosen, cerebrale Endometriosen, Leberendometriosen, Nierenendometriosen und andere Raritäten beschrieben worden, ebenso wie endometriosebedingte Zwerchfellrupturen. Zu beachten ist die zunehmende Anzahl von Narbenendometriosen nach Sectio cesarea, die in Zusammenhang mit dem „Auswischen" des Uterus nach Plazentaentfernung zu sehen sind, wobei vitales Endometrium in die Bauchdecke gelangt und in der Lage ist, sich in der Narbe zur Endometriose zu differenzieren. Gleiches gilt sicherlich für das vaginale Morcellement und einige abdominale Techniken.

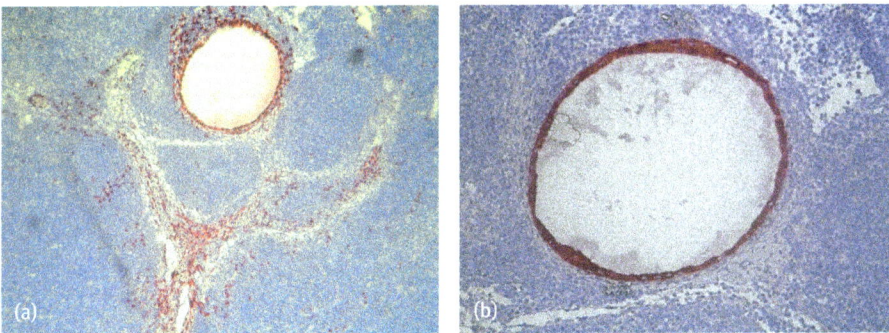

Abb. 13.14: Extragenitale Endometriose. Der Befall von Lymphknotenstationen durch Endometriose ist bekannt. Durch systematische Aufarbeitung konnten Mechsner et al. jedoch systematisch zeigen, dass die Endometriose in Lymphknoten metastasieren kann (a), (b) (Abb. freundlicherweise überlassen von Frau Prof. Dr. Sylvia Mechsner, Berlin).

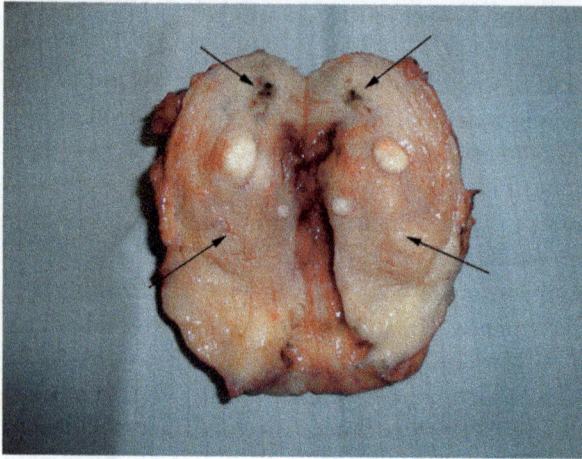

Abb. 13.15: Hysterektomie: Koinzidenz von Adenomyosis uteri (Pfeile) und Myomen.

13.7 Hysterektomie

Die einfache abdominale oder vaginale Hysterektomie in Abhängigkeit vom Alter und vom Zerstörungsgrad – mit oder ohne Mitnahme der Adnexe – steht am Ende der Therapieoptionen bei endometriosebedingten Schmerzen (Abb. 13.15). Die peritonealen bzw. extrauterinen Absiedlungen werden durch die vaginale Operation, die für eine Adenomyosis geeignet erscheint, nicht erreicht. In diesen Fällen empfiehlt sich ein laparoskopisch-assistiertes Vorgehen, um sicherzustellen, dass alle Endometrioseherde, soweit erkennbar, in gleicher Sitzung destruiert bzw. entfernt sind. Kinderwunsch- und Partnerschaftsprobleme müssen vorab definitiv geklärt werden (ESHRE, 2014).

Merke: Eine postoperative Behandlung für 6 Monate mit einem GnRH-Analoga oder Danazol reduzierte endometrioseassoziierte Schmerzen und verzögert das Auftreten von Rezidiven nach 12 und 24 Monaten Beobachtungszeit im Vergleich mit einem Placebo oder keiner Nachbehandlung. Hinweis: Danazol ist in Deutschland nicht mehr im Handel, wird aber wieder beforscht.

13.8 Neue Entwicklungen in der kolorektalen Chirurgie, der Robotic Surgery und der Adhäsionsprophylaxe

Die kolorektale Endometriose ist eine Herausforderung in der gynäkologischen und gynäkologisch-operativen Praxis. In der aktuellen Studie von (Darai et al., 2017) wurde der Einfluss der kolorektalen Endometriose auf die Fertilität untersucht. Die Autoren kommen zu der Schlussfolgerung, dass eine operative Sanierung einen positiven Einfluss auf die Fertilität der Patientinnen mit dieser Endometrioseform hat, das allerdings noch eine Reihe von Studien notwendig sind, um den Nutzen der medizinisch assistierten Reproduktion (In-vitro-Fertilisation bzw. intrauterine Insemination) festzulegen.

Die gleiche Studiengruppe unter Federführung von (Ballester, 2017) widmet sich der Fragestellung „Kann eine operative Sanierung kolorektaler Endometriose die ICSI- und IVF-Ergebnisse verbessern?" In dieser doppelzentrischen Studie wurden insgesamt 60 infertile Frauen, die eine komplette operative Sanierung kolorektaler Endometriose erhalten hatten, untersucht. Die Patientinnen erhielten dann entweder ICSI- oder IVF-Zyklen. 36 wurden schwanger. Die kumulative Schwangerschaftsrate betrug 41,7 % nach einem ICSI- oder IVF-Zyklus, 65 % nach ICSI-IVF-Zyklen und 87,1 % nach ICSI-IVF-Zyklen. Die kumulative Schwangerschaftsrate war niedriger bei Patientinnen, die eine Segmentresektion erhalten hatten im Vergleich zu den Frauen, bei denen ein rektales *Shaving* oder eine Vollwanddissektion durchgeführt wurde. Außerdem gab es einen Trend zu verschlechterten kumulativen Schwangerschaftsraten, wenn der erste ICSI-IVF-Zyklus mehr als 18 Monate nach der Operation begonnen wurde. Insgesamt schlussfolgerten die Autoren, dass eine kolorektale Operation bei dieser Endometrioseform gefolgt von ICSI-IVF eine gute Option ist für die Patientinnen, die erwiesenermaßen bisher infantil waren, auch wenn ICSI- bzw. IVF-Zyklen in der Vergangenheit nicht funktioniert haben.

Das operative Herangehen an Patientinnen mit Endometriose unterliegt großen Veränderungen. Während früher überwiegend laparotomiert wurde ist die Laparoskopie derzeit Option der Wahl und wird derzeit mit der *Robotic-Surgery* verglichen. In der von (Abo et al., 2017) vorgelegten Fallstudie von 35 Patientinnen kommen die Autoren zu der Aussage, dass die chirurgischen Operationen bei tiefinfiltrierender Endometriose durchaus den Einsatz der sog. Roboterchirurgie befürworten, obwohl die Daten in der Literatur und ihre eigenen Erfahrungen nicht unbedingt die Hypothese stärken, dass Roboterchirurgie der konventionellen Laparoskopie überlegen ist.

Es gibt bisher noch wenige Daten zur Roboterchirurgie bei Endometriose, speziell tiefinfiltrierender Endometriose. Bei der vorliegenden Untersuchung von (Soto et al., 2017) handelt es sich um eine multizentrische randomisierte klinische Studie, in die insgesamt 73 Patientinnen eingeschlossen und randomisiert wurden. 35 Patientinnen wurden in den Roboterchirurgie-Arm und 38 in den konventionell laparoskopischen Arm eingeschlossen. Die Gruppen waren in Bezug auf ihre prä-, peri- und postoperativen Komplikationen bzw. Charakteristika vergleichbar. Es gab keine Unterschiede im Blutverlust in den intra- und postoperativen Komplikationen und auch nicht in der Konversionsrate zur Laparotomie. Die Patientinnen aus beiden Gruppen berichteten über eine signifikante Verbesserung der Lebensqualität nach 6 Wochen und 6 Monaten. Die Operationszeit lag mit 106,6 (Roboterchirurgie) gegenüber 101,6 (Laparoskopie). Es bedarf also weiterer Studien, die zeigen müssen, ob die Roboterchirurgie gegenüber der konventionellen Laparoskopie in der Hand des Erfahrenen eine Rolle spielt, zumal bei der Roboterchirurgie an die entsprechenden ökonomischen Zusatzkosten gedacht werden muss.

In einer ersten prospektiv randomisierten, multizentrischen Patienten und Reviewer geblindeten klinischen Studie von (Trew et al. 2017) wurden 78 prämenopausale Patientinnen im Alter zwischen 18 und 46 Jahren, die ihre Fertilität erhalten wollten, einer gynäkologischen Laparoskopie unterzogen. Klar war, dass in 4–12 Wochen eine Second-look-Laparoskopie durchgeführt werden musste. Die Patienten erhielten intraoperativ 30 ml Hydrogel, welches auf alle Seiten des Operationstraumas gesprayt wurde, und dann wurde die Sicherheit der entsprechenden Applikation geprüft. Die Autoren berichten, dass keine ernsten Nebenwirkungen aufgetreten sind. Insgesamt wurden von 17 Patientinnen in der Behandlungsgruppe und 13 Patientinnen in der Kontrollgruppe Nebenwirkungen berichtet. Die Behandlung selbst war für die Operateure einfach bzw. sehr einfach. Wichtig war, dass der sogenannte *Baseline Adhesion Score* (BAS) in 41 % eine Reduktion im Vergleich zur Kontrollgruppe ergab. Betrachtete man nur die Patientinnen mit Myomektomie, so ergab sich eine Reduktion von 49,5 % (P = 0,008). Somit konnte geschlussfolgert werden, dass das Einsetzen von degradierbarem Hydrogel als Spray-Adhäsionsprophylaxe bei gynäkologischen Laparoskopien einfach und sicher ist und dass klar ist, dass eine Adhäsionsprophylaxe stattfindet. Dies setzt sicherlich auch einen Meilenstein in der operativen Behandlung der Endometriose.

> **!** **Merke:** Endometrioseoperationen ohne postoperative Adhäsionsprobleme wären in den meisten Fällen nur „halb so schlimm".

Literatur

Abo C, Roman H, Bridoux V, et al. Management of deep infiltrating endometriosis by laparoscopic route with robotic assistance: 3-year experience. J Gynecol Obstet Hum Reprod. 2017;46:9-18.

Asgari Z, Rouholamin S, Hosseini R, et al. Comparing ovarian reserve after laparoscopic excision of endometriotic cysts and hemostasis achieved either by bipolar coagulation or suturing: a randomized clinical trial. Arch Gynecol Obstet. 2016;293:1015-1022.

Ballester M, Roman H, Mathieu E, et al. Prior colorectal surgery for endometriosis-associated infertility improves ICSI-IVF outcomes: results from two expert centres. Eur J Obstet Gynecol Reprod Biol. 2017;209:95-99.

Daraï E, Cohen J, Ballester M. Colorectal endometriosis and fertility.Eur J Obstet Gynecol Reprod Biol. 2017;209:86-94.

Donnez O, Roman H. Choosing the right surgical technique for deep endometriosis: shaving, disc excision, or bowel resection? Fertil Steril. 2017;108:931-942.

Ebert AD, Burkhardt T, Parlayan S, Riediger H, Papadopoulos T. Transvaginal-laparoscopic anterior rectum resection in a hysterectomized woman with deep-infiltrating endometriosis: Description of a gynecologic natural orifice transendoluminal surgery approach. J Minim Invasive Gynecol 2009;16: 231–235.

Ebert AD. Primär-vaginale anteriore Rektumresektion mit laparoskopischer Anastomose bei endometriosebedingter symptomatischer Rektumstenose - Vorstellung einer neuen N.O.T.E.S. Technik. GGGB Sitzung 18.5.2011. (www.ggg-b.de).

Fouda UM, Elsetohy KA, Elshaer HS. Barbed Versus Conventional Suture: A Randomized Trial for Suturing the Endometrioma Bed After Laparoscopic Excision of Ovarian Endometrioma. J Minim Invasive Gynecol. 2016;23:962-968.

Ghezzi F, Cromi A, Bergamini V, et al. Outcome of laparoscopic ureterolysis for ureteral endometriosis. Fertil Steril. 2006;86:418-422.

Soto E, Luu TH, Liu X, et al. Laparoscopy vs. Robotic Surgery for Endometriosis (LAROSE): a multicenter, randomized, controlled trial. Fertil Steril. 2017;107:996-1002.

Trew GH, Pistofidis GA, Brucker SY, et al. A first-in-human, randomized, controlled, subject- and reviewer-blinded multicenter study of Actamax™ Adhesion Barrier. Arch Gynecol Obstet. 2017;295:383-395.

Zhang CH, Wu L, Li PQ. Clinical study of the impact on ovarian reserve by different hemostasis methods in laparoscopic cystectomy for ovarian endometrioma. Taiwan J Obstet Gynecol. 2016;55:507-511.

Weiterführende Literatur

Siehe Anhang.

14 Prävention und Management von Komplikationen bei der operativen Endometriosetherapie

Michael D. Mueller

14.1 Präoperative Aspekte

Die Laparoskopie ist nicht nur der Goldstandard zur Diagnosesicherung, sondern gleichzeitig auch der geeignete Zugang für die operative Therapie einer Endometriose. Der Erfolg des Eingriffes ist stark von der klinischen und technischen Erfahrung des Operateurs bzw. der Operateurin abhängig.

Fundierte anatomische Kenntnisse sind eine Voraussetzung um Komplikationen bei der operativen Endometriosetherapie zu vermeiden. Bedingt durch rezidivierende inflammatorische Episoden kommt es bei Endometriosepatientinnen oft zu ausgedehnten intraabdominalen Verwachsungen. Eine Endometriose kann den Darm, den Ureter oder die Harnblase infiltrieren, was die anatomische Orientierung und die Operation zusätzlich erschwert.

Wenn präoperativ ein komplexer Eingriff vermutet wird, so ist neben der rektovaginalen Untersuchung (ggf. auch in Narkose) und der Vaginalsonographie eine präinterventionelle Becken-MRT zu empfehlen. Auch nach Durchführen einer präzisen Bildgebung ist das Ausmaß eines Endometriosebefalls trotzdem oft erst intraoperativ zu erkennen.

Eine urogenitale Endometriose ist selten und betrifft nur ca. 1–2 % aller Fälle von Endometriose. Bei der tiefinfiltrierenden Endometriose ist jedoch in ca. 12 % der Fälle der ableitende Urogenitaltrakt ebenfalls befallen (Knabben et al., 2015). Die Grösse des Endometrioseknotens spielt dabei eine direkte Rolle. Eine Ureterendometriose kommt statistisch signifikant viel häufiger bei Endometrioseknoten im Septum rectovaginale > 3 cm vor. Die Notwendigkeit einer Ureterolyse nimmt mit zunehmender Größe eines Knoten im Bereich des Septum rectovaginale ebenfalls zu (Knabben et al., 2015). Ein weiterer Risikofaktor für eine Ureterendometriose stellt das Vorhandensein von *kissing ovaries* dar (Ghezzi et al., 2006).

Um intraoperativ Komplikationen zu vermeiden, muss bei einem klinisch palpablen Endometrioseknoten im Bereich des Septum rectovaginale oder bei ultrasonographischem Nachweis von *kissing ovaries*, präoperativ immer an die Möglichkeit einer Ureterendometriose gedacht werden. In diesen Situationen sollte immer eine Nierensonographie durchgeführt werden, um eine Dilatation der Nierenbecken auszuschliessen. Bei Endometrioseknoten im Bereich des Septum rectovaginale > 3 cm oder beim Nachweis einer Nierenbeckenkelchdilatation ist eine genauere präoperative Abklärung der Ureteren mittels intravenöser Urographie oder Uro-CT unabdingbar. Bei Nachweis von gestauten Nierenbecken sollte, je nach Befund, präoperativ eine Nierenszintigraphie durchgeführt werden, um die Nierenfunktion präoperativ zu

https://doi.org/10.1515/9783110561326-014

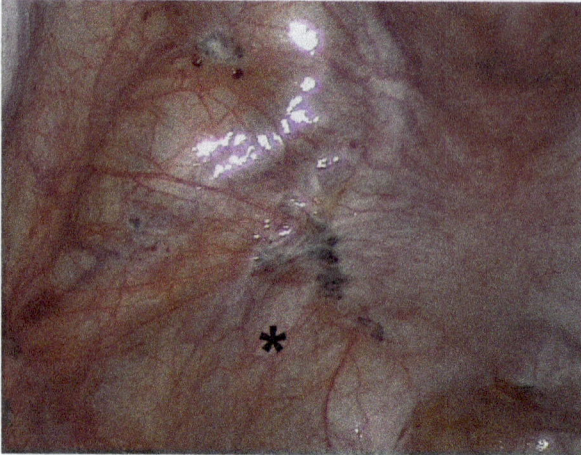

Abb. 14.1: Scheinbar nur „oberflächliche" Endometrioseherde auf dem Peritoneum, unter dem direkt der Ureter läuft.

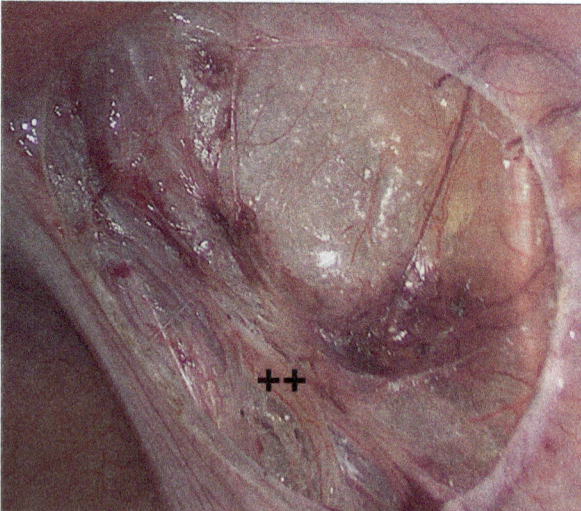

Abb. 14.2: Eine subtile Präparationstechnik ist notwendig, um den Ureter freizulegen, die Endometrioseherde zu resezieren und die begleitenden Nervenfasern zu schonen.

überprüfen. Auch wenn bei einer präoperativ durchgeführten Szintigraphie die Nierenfunktion < 10 % liegt, wird heutzutage, falls klinisch keine weiteren Symptome vorhanden sind, die betroffene Niere in situ belassen. Nicht selten kommt es zur Erholung eines Teiles der Nierenfunktion. In seltenen Fällen, vor allem bei Verdacht auf intrinsische Ureterendometriose, kann ein Uro-MRI sinnvoll sein.

Eine Darmvorbereitung mit Polyethylenglykol- oder Elektrolytlösungen kann zu Verschiebungen des Flüssigkeits- und Elektrolythaushaltes, sowie zu einer Minderung des Wohlbefindens der Patientinnen führen. Sie ist vor einem chirurgischen Eingriff wegen Endometriose meist nicht notwendig. Verschiedene Studien haben gezeigt, dass sogar bei Kolonresektionen eine Darmvorbereitung die operationsspezifischen Komplikationen (Infektionen, Anastomoseninsuffizienz) nicht verringert. Durch die Störung der Homöostase scheint sogar eine Erhöhung der postoperativen Morbidität möglich zu sein. Eine konventionelle präoperative Darmvorbereitung mit Cololyt® wird jedoch bei Patientinnen mit tiefinfiltrierender Endometriose und Knoten im Bereich des Septum Rectovaginale weiterhin empfohlen, insbesondere falls eine Darmresektion geplant ist.

Eine Einteilung der Komplikationen ist auch bei Endometriose-Eingriffen sinnvoll. Wie bei den allgemein chirurgischen Eingriffen hat sich die *Clavien-Dindo-Klassifikation* auch in der operativen Gynäkologie bewährt (Tab. 13.3).

Im Folgenden werden mögliche Komplikationen im Rahmen der chirurgischen Therapie der verschiedenen Endometriose-Formen beschrieben.

14.2 Peritoneale Endometriose

Peritoneale Endometrioseherde sollten vollständig exzidiert oder reseziert werden (Schere, CO2-Laser, monopolare Nadelelektrode, Ultraschall).

Merke: Die Destruktion von scheinbar oberflächlichen Endometrioseherden mit der bipolaren Koagulationselektrode sollte heutzutage nicht mehr angewendet werden, da die Tiefeneinwirkung der entstehenden Hitze nicht genau eingeschätzt werden kann, was zu Komplikationen führen kann.

Bei der Exzision von Endometrioseherden muss auf den oft sehr naheliegenden Ureter geachtet werden (Abb. 14.1). Die Exzision sollte genügend tief ins submesotheliale Gewebe reichen um den gesamten Endometrioseherd zu entfernen, gleichzeitig müssen die Nerven im kleinen Becken, wenn immer möglich, geschont werden (Abb. 14.2).

14.3 Ovarielle Endometriose

Die Entfernung von ovariellen Endometriomen ist, entgegen der allgemeinen Meinung, eine schwierige und komplexe Chirurgie, welche immer einen direkten Einfluss auf die Ovarialreserve hat (Muzii et al., 2017). Deshalb sollte so wenig wie möglich koaguliert werden.

Merke: Vorsichtig präparieren und wenig koagulieren – das rettet vitales Ovarialgewebe!

Verschiedene Studien haben nachgewiesen, dass eine blutstillende Naht oder die Anwendung eines lokalen Hämostyptikums nach Endometriosezystenextirpation für das Restovar schonender ist als eine ausgiebige Koagulation (Ata et al., 2015).

14.4 Tiefinfiltrierende Endometriose

Bei Befall des Septum rectovaginale ist eine Behandlung nur erfolgreich, wenn eine radikale Exzision des befallenen Gewebes erfolgt. Das heisst, dass die Endometriose komplett entfernt werden muss. Um dies zu erzielen, muss manchmal eine laparo-

Tab. 14.1: Zusammenfassung der publizierten Studien (Modifiziert nach Donnez und Roman, 2017).

Technik	Komplikation	Häufigkeit (%)
Shaving (N = 4.893)	Intraoperative Darmperforation	1,7 (0,0 – 11)
	Späte Darmperforation	0,12 (0,03 – 2,2)
	Rektovaginale Fistel	0,25 (0,0 – 2,3)
	Harnretention < 20 Tage	0,61 (0,0 – 3,2)
	Langzeit Blasenkatheterismus	0,23 (0,0 – 6,6)
	Ureterverletzung	0,13 (0,0 – 0,8)
	Ureter Fistel	0,3 (0,00 – 2,2)
	Schmerzrezidiv	7,9 (-- – 22,2)
Disc resection (N = 455)	Intraoperative Darmperforation	--
	Späte Darmperforation	0,0
	Rektovaginale Fistel	2,8 (0,0 – 3,3)
	Harnretention < 20 Tage	3,7 (0,0 – 13,4)
	Langzeit Blasenkatheterismus	0,0
	Ureterverletzung	0,3 (0,0 – 1,0)
	Ureter Fistel	0,0
	Schmerzrezidiv	9,3 (-- – 15,4)
Bowel resection (N = 2.956)	Intraoperative Darmperforation	--
	Späte Darmperforation	1,2 (-- – 4,5)
	Anastomosen Insuffizienz	3,7 (0,0 – 4,8)
	Rektovaginale Fistel	4,3 (0,0 – 14,2)
	Harnretention < 20 Tage	0,0
	Langzeit Blasenkatheterismus	5,4 (0,0 – 17,5)
	Ureterverletzung	0,04 (0,0 -0,5)
	Ureter Fistel	0,3 (0,0 – 2,4)
	Schmerzrezidiv	17,2 (1,1 – 25)

skopische Darmteilresektion durchgeführt werden. Die Literatur ist zum Teil kontrovers, aber es scheint, dass eine komplette Entfernung der Endometrioseherde die Rezidivrate senkt (Nirgianakis et al., 2014). Oft kann die Endometriose auch nur vom Darm abgetragen werden (sogenanntes *shaving*) oder nur eine sehr kleine Darmvorderwandresektion mittels zirkulärem Stapler (Disc Resektion) genügen, um dieses Ziel zu erreichen.

In ca. 5 – 14 % muss mit z. T. schweren intra- und unmittelbar postoperativen Komplikationen (Anastomoseninsuffizienzen) gerechnet werden (Meuleman et al., 2011; Donnez und Roman, 2017). Deshalb müssen die möglichen Komplikationen und Langzeitfolgen mit den Patientinnen präoperativ besprochen und gegen den erhofften positiven Effekt der Operation abgewogen werden. Zu den Langzeitfolgen gehören:

- Fisteln,
- rektale Dysfunktionen,
- Blasenatonie (asensitive, akontraktile Blase) und
- Sensibilitätsstörungen im Gesäss.

In der onkologischen Gynäkologie haben sich die Nerven schonende Operationen in den letzten Jahren durchgesetzt. Bei der tief infiltrierenden Endometriose ist eine „Nerven respektierende Chirurgie" sicher indiziert, ein Nerven schonendes Verfahren

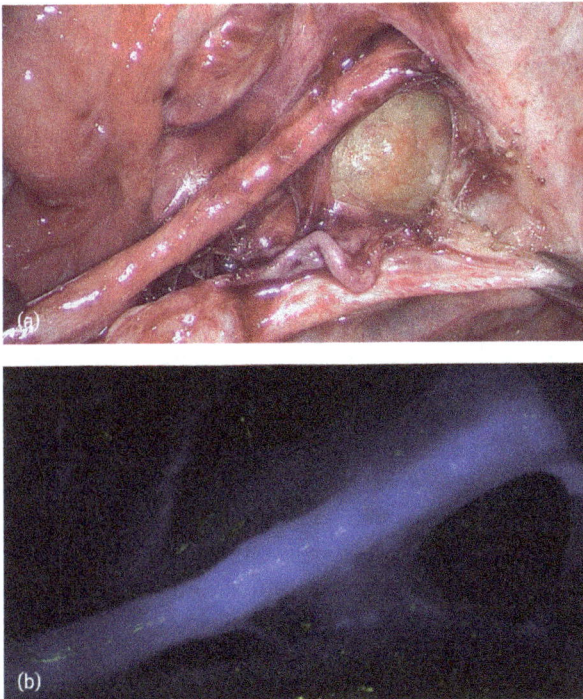

Abb. 14.3: Der Ureter ist freigelegt, die Endometrioseherde sind reseziert (a). Die intraoperative Uretervisualisierung (b) ermöglicht die sichere Ureterolyse.

jedoch wegen den engen, zum Teil pathophysiologisch bedingten Beziehungen zwischen Nerven und Endometriose meistens nicht möglich (McKinnon et al., .2015). Es kann zu iatrogenen Verletzungen des hypogastrischen Nervenplexus (Nn. splanchnici) kommen. Das Risiko einer postoperativen Blasenatonie wird in der Literatur bis zu 29.2 % angegeben (Bonneau et al., 2013).

! **Merke:** Im Mittelpunkt der präoperativen Patientinnenaufklärung müssen die Komplikationen stehen!

Bei den Operationen der tief infiltrierenden Endometriose werden hauptsächlich drei verschiedene Techniken angewendet (siehe auch Kapitel operative Therapie in diesem Buch):
– die *Shaving technique*,
– die *Disc resection* und
– die Darmsegmentresektion

Die in der Literatur beschriebenen Komplikationen entsprechend der Operationstechnik sind in Tab. 14.1 zusammengefasst.

Aus der Tab. 14.1 ist auch klar zu entnehmen, dass die sogenannte *Shaving Technique* die Methode zu sein scheint, welche die niedrigste Komplikationsrate hat. Gleichzeitig muss jedoch erwähnt werden, dass in einer nationalen Registerstudie über 11.135 Operationen wegen tiefinfiltrierender Endometriose in Frankreich, der einzige Todesfall nach dieser Operationsmethode zu verzeichnen war (Roman et al., 2015). Ein direkter Vergleich der Operationsmethoden ist leider jedoch unmöglich, da die verschiedenen Publikationen zum Thema nicht die gleichen Pathologien vergleichen (Vanhie et al., 2016). Deshalb sind Klassifikationen, wie der ENZIAN-Score (Tuttlies et al., 2005), wichtig, damit die Ergebnisse und Komplikationen von verschiedenen Techniken prospektiv evaluiert und überhaupt verglichen werden können.

Hinweis: Darmfunktionsstörungen nach Darmsegmentresektion sind nicht so häufig wie allgemein postuliert.

Die urogenitale Endometriose betrifft vor allem die Blase (84 % der Endometriosen des Harntraktes), gefolgt von einer Ureterendometriose (10 %), einer Endometriose der Nieren (4 %) oder der Urethra (2 %). Die Ureterendometriose ist meistens einseitig und kommt links viel häufiger vor als rechts. Sie kommt größtenteils mit anderen Endometrioseläsionen vor und ist meistens im unteren Drittel des Ureterverlaufs lokalisiert. In diesem Bereich entstehen auch die meisten Komplikationen.

Die laparoskopische Ureterolyse, eventuell mit präoperativer Einlage eines Doppel-J-Uretherkatheters, ist heutzutage die Therapiemethode der Wahl einer Ureterendometriose. Zur intraoperativen Identifikation des Ureters kann zystoskopisch retrograd Indocyanin grün in den Ureter injiziert werden (Abb. 14.3). Dank diesem Verfahren ist eine präzisere Uretherolyse möglich. In den meisten Fällen erholt sich die Ureterstenose wenige Wochen nach der Ureterolyse. In den Fällen wo präoperativ bildgeberisch eine Ureterstenose mit Dilatation des Ureters und/oder des Nierenbeckens nachgewiesen wurde, muss drei Monate postoperativ die Bildgebung wiederholt werden, um den Erfolg der Behandlung nachzuweisen. In seltenen Fällen, vor allem bei intrinsischer Endometriose, kann ein kleiner Bereich des Ureters laparoskopisch exzidiert und reanastomosiert werden (Mereu et al., 2010). Selten ist eine Ureterozystoneostomie notwendig.

Postoperative Ureter Komplikationen manifestieren sich meistens 10–14 Tage nach dem Eingriff und werden initial konservativ, durch Einlage eines Doppel-J Uretherkatheters für 6–8 Wochen behandelt.

Literatur

Ata B, Turkgeldi E, Seyhan A, Urman B. Effect of hemostatic method on ovarian reserve following laparoscopic endometrioma excision; comparison of suture, hemostatic sealant, and bipolar dessication. A systematic review and meta-analysis. J Minim Invasive Gynecol. 2015;22:363-372.

Bonneau C, Zilberman S, Ballester M, et al. Incidence of pre- and postoperative urinary dysfunction associated with deep infiltrating endometriosis: relevance of urodynamic tests and therapeutic implications. Minerva Ginecol. 2013;65:385-405.

Chen YJ, Hsu TF, Huang BS, Tsai HW, Chang YH, Wang PH.Postoperative maintenance levonorgestrel-releasing intrauterine system and endometrioma recurrence: a randomized controlled study. Am J Obstet Gynecol 2017; 216: 582.e1-582.e9.

Donnez O, Roman H.Choosing the right surgical technique for deep endometriosis: shaving, disc excision, or bowel resection? Fertil Steril. 2017;108:931-942.

Ghezzi F, Cromi A, Bergamini V, et al. Outcome of laparoscopic ureterolysis for ureteral endometriosis. Fertil Steril. 2006;86:418-422.

Granese R, Perino A, Calagna G, Saitta S, De Franciscis P, Colacurci N, Triolo O, Cucinella G.Gonadotrophin-releasing hormone analogue or dienogest plus estradiol valerate to prevent pain recurrence after laparoscopic surgery for endometriosis: a multi-center randomized trial. Acta Obstet Gynecol Scand 2015;94:637-645.

Grandi G, Xholli A, Napolitano A, Palma F, Cagnacci A.Pelvic pain and quality of life of women with endometriosis during quadriphasic estradiol valerate/dienogest oral contraceptive: a patient-preference prospective 24-week pilot study. Reprod Sci 2015; 22:626-632.

Harada T, Kosaka S, Elliesen J, Yasuda M, Ito M, Momoeda M.Ethinylestradiol 20 µg/drospirenone 3 mg in a flexible extended regimen for the management of endometriosis-associated pelvic pain: a randomized controlled trial. Fertil Steril 2017; 108: 798-805.

Harada T, Momoeda M, Taketani Y, Hoshiai H, Terakawa N.Low-dose oral contraceptive pill for dysmenorrhea associated with endometriosis: a placebo-controlled, double-blind, randomized trial. Fertil Steril 2008; 90:1583-1588.

Knabben L, Imboden S, Fellmann B, et al. Urinary tract endometriosis in patients with deep infiltrating endometriosis: prevalence, symptoms, management, and proposal for a new clinical classification. Fertil Steril. 2015;103:147-152.

McKinnon BD, Bertschi D, Bersinger NA, Mueller MD. Inflammation and nerve fiber interaction in endometriotic pain. Trends Endocrinol Metab .2015;26:1-10.

Mereu L, Gagliardi ML, Clarizia R, et al. Laparoscopic management of ureteral endometriosis in case of moderate-severe hydroureteronephrosis. Fertil Steril. 2010;93:46-51.

Meuleman C, Tomassetti C, D'Hoore A, et al. Surgical treatment of deeply infiltrating endometriosis with colorectal involvement. Hum Reprod Update. 2011;17:311-326.

Morelli M, Sacchinelli A, Venturella R, Mocciaro R, Zullo F.Postoperative administration of dienogest plus estradiol valerate versus levonorgestrel-releasing intrauterine device for prevention of pain relapse and disease recurrence in endometriosis patients. J Obstet Gynaecol Res 2013; 39: 985-990.

Muzii L, Di Tucci C, Di Feliciantonio M, et al. Management of Endometriomas. Semin Reprod Med. 2017;35:25-30.

Nirgianakis K, McKinnon B, Imboden S, et al. Laparoscopic management of bowel endometriosis: resection margins as a predictor of recurrence. Acta Obstet Gynecol Scand. 2014;93:1262-1267.

Priya K, Rajaram S, Goel N.Comparison of combined hormonal vaginal ring and low dose combined oral hormonal pill for the treatment of idiopathic chronic pelvic pain: a randomised trial. Eur J Obstet Gynecol Reprod Biol 2016; 207:141-146.

Roman H, Abo C, Huet E, et al. Full-Thickness Disc Excision in Deep Endometriotic Nodules of the Rectum: A Prospective Cohort. Dis Colon Rectum. 2015;58:957-966.

Tanaka Y, Mori T, Ito F, Koshiba A, Kusuki I, Kitawaki J.Effects of low-dose combined drospirenone-ethinylestradiol on perimenstrual symptoms experienced by women with endometriosis. Int J Gynaecol Obstet 2016; 135:135-139.

Taniguchi F, Enatsu A, Ota I, Toda T, Arata K, Harada T.Effects of low dose oral contraceptive pill containing drospirenone/ethinylestradiol in patients with endometrioma. Eur J Obstet Gynecol Reprod Biol 2015; 191:116-20.

Tuttlies F, Keckstein J, Ulrich U, et al. ENZIAN-score, a classification of deep infiltrating endometriosis. Zentralbl Gynakol. 2005;127:275-281.

Vanhie A, Meuleman C, Tomassetti C, et al. Consensus on Recording Deep Endometriosis Surgery: the CORDES statement. Hum Reprod. 2016;31:1219-1223.

Weiterführende Literatur

Siehe Anhang.

15 Medikamentöse Therapie

Andreas D. Ebert

Die medikamentöse Therapie der Endometriose stellt keine Alternative zur operativen Behandlung dar: Die Kombination beider Verfahren ist in vielen Fällen die effektivste Therapiestrategie, da auch bei sorgfältigster Operationstechnik oft keine R0-Resektion im onkologischen Sinne zu erzielen ist. D. h. es bleiben mit großer Wahrscheinlichkeit immer vitale Endometriosereste in situ. Die Wahl der Therapieoption ergibt sich aus dem Beschwerdebild der Frau, ihren Wünschen im Hinblick auf einen aktuellen oder späteren Kinderwunsch sowie dem Schweregrad der Endometriose.

> **Merke:** Voraussetzung für eine medikamentöse Therapie der Endometriose sollte im Regelfall die laparoskopische Sanierung mit histologischer Sicherung der Diagnose sein! Die *empirische* medikamentöse Behandlung endometrioseassoziierter Symptome sollte sich, wenn überhaupt, auf einen kurzen Zeitraum beschränken.

Grundlage der hormonalen Therapie ist die Erkenntnis, dass für die Entstehung und den Fortbestand der Endometrioseherde ein Östrogenstimulus erforderlich ist. Wahrscheinlich reicht auf Dauer auch die einfache Östrogendominanz (relativer Progesteronmangel), mit der bei Frauen ab dem 35. Lebensjahr zu rechnen ist. Dementsprechend führt ein Östrogenentzug (z. B. postmenopausal oder nach Entfernung bzw. Ausschaltung der Ovarien) zur Atrophie und zur bindegewebigen Umwandlung/Vernarbung vorhandener Endometrioseherde und verhindert eine Neubildung.

Idealziele der endokrinen Therapie bei Endometriose:
- Verkleinerung/Eliminierung der Endometrioseherde
- Reduktion/Eliminierung der Symptome
- Verbesserung der Fertilität
- Verringerung der Rezidivrate
- Vermeidung sekundärer Krankheitsfolgen
- Prophylaxe

> **Merke:** Ideal wäre die Prävention!

Ovarielle Endometriome („Schokoladen- bzw. Teerzysten") können durch die medikamentöse Therapie nur am weiteren Wachstum gehindert werden. Ihre Beseitigung ist nur operativ möglich! Gleiches gilt für die rektovaginalen Läsionen.

Weiterhin muss berücksichtigt werden, dass Endometriosegewebe unter Östrogenentzug in der Lage ist *survival pathways* zu nutzen. Wie beim Mammakarzinom lässt sich eine Hochregulierung der EGF-Rezeptoren in vitro nachweisen, was erklä-

https://doi.org/10.1515/9783110561326-015

ren könnte, dass Endometrioseläsionen eine endokrine Resistenz unter der Therapie entwickeln. Dieser Fakt ist allen Klinikern bekannt, wenn nach Jahren der OC-Einnahme die Beschwerden doch wieder durchbrechen.

> **! Merke:** Eine gute endokrine Therapie kann eine schlechte Operation nicht kompensieren! Eine gute Operation macht eine medikamentöse Therapie nicht immer überflüssig!

Eine präoperative Hormonbehandlung im Sinne einer neoadjuvanten endokrinen Therapie kann derzeit nach Studienlage nicht empfohlen werden (Deutsche Leitlinien, 2013).

In der Praxis kommen z. Z. folgende hormonal wirksame Substanzgruppen zum Einsatz (ESHRE, 2014):
- Gestagene (Monotherapie, inklusive der Levornogestrelhaltigen Spirale)
- Kombinierte orale Kontrazeptiva/„Pille" (nonstop-Gabe, *off-label-use*)
- Danazol (wird aufgrund von Nebenwirkungen nicht mehr empfohlen)
- GnRH-Analoga mit/ohne *add-back*

Diese Substanzen führen auf unterschiedlichen Wegen, in unterschiedlicher Ausprägung zur Hemmung der ovariellen Östrogensynthese, sei es durch negatives Feedback/antigonadotrope Wirkung (Gestagene, „Pille"), sei es durch direkte Downregulation der zentralen Mechanismen von Hypothalamus und Hypophyse. Äußeres Zeichen einer effektiven Hemmung der Ovarialfunktion ist die therapeutische Amenorrhö, über deren erwünschtes Eintreten und Unbedenklichkeit die Patientin ebenso eingehend aufgeklärt werden muss wie über die gleichzeitige kontrazeptive Wirkung dieser Behandlungsmethoden.

> **! Merke:** Eine 6-monatige endokrine Therapie reduziert endometrioseassoziierte Schmerzen (ESHRE 2005, 2014). Nach bisher vorliegenden Studien scheint hinsichtlich des Langzeiterfolges der Therapie eine Äquivalenz der aufgeführten Substanzgruppen vorzuliegen. Die Rezidivrate beträgt 5 Jahre nach Therapieende ca. 50–75 %.

Offene Fragen: Obwohl eine Hormonersatztherapie bei jungen Frauen mit bilateraler Adnexektomie wegen Endometriose notwendig ist und intensiv diskutiert wird, bleibt zu klären, welches Behandlungsregime in diesen Fällen zu empfehlen ist (ESHRE guideline, 2005).

15.1 Gestagenmonotherapie

Es gibt zahlreiche Gestagene, die zur Therapie der Endometriose in Frage kommen könnten (s. Tab. 15.1, 15.2, 15.3, 15.4, 15.5).

Wirkmechanismus: Substanz- und dosisabhängige antigonadotrope Wirkung. Außerdem antiöstrogene Wirkung durch Hemmung der Ausbildung von Östrogen-rezeptoren im eutopen und ektopen Endometrium (Tab. 15.1). Dieser Effekt bezieht sich allerdings vorwiegend auf die Functionalis und kaum auf die Basalis.

Nebenwirkungen: Die Nebenwirkungen der Gestagenmonotherapie sind wesentlich abhängig von der jeweiligen Substanz und deren Dosierung: Zwischenblutungen (= Durchbruchsblutungen), Mastodynie, gastrointestinale Beschwerden, Gewichts-zunahme, Kopfschmerzen, Stimmungsschwankungen, veränderte Libido, Androge-nisierungserscheinungen (Akne, Hirsutismus, Veränderung der Stimmlage), Ödeme, Fettstoffwechselstörungen, Insulinresistenz, Leberstörungen, Urtikaria. Gelegent-liche und kurzfristige Schmierblutungen sind zu tolerieren. Bei einer regelartigen Blutung oder anhaltenden *Spottings* von mehr als sieben Tagen ist eine 3- bis 5-tägige Einnahmepause einer Dosiserhöhung vorzuziehen. Norethisteronacetat und Lyne-strenol werden bei oraler Aufnahme in der Leber zu Norethisteron umgewandelt. Die Substanzen sind also bezüglich Wirkung und Nebenwirkungen identisch.

Desogestrel ist ein Nortestosteronderivat, hat aber eine stärkere antigonadotrope und eine geringere androgene Wirkung als Norethisteronacetat und Lynestrenol.

Tab. 15.1: Gestagene und ihre Partialwirkungen.

Gestagen	Partialwirkungen						
	gestagene Wirkung	antiestrogene Wirkung	estrogene Wirkung	antiandrogene Wirkung	androgen-anabole Wirkung	glucocorticoide Wirkung	antimineralo-corticoide Wirkung
Progesteronderivate							
Progesteron	+	+	–	(+)	–	(+)	+
Medroxyprogesteronacetat	+	+	–	–	(+)	+	–
Megestrolacetat	+	+	–	(+)	(+)	+	–
Chlormadinonacetat	+	+	–	+	–	+	–
Cyproteronacetat	+	+	–	+	–	+	–
Drospirenon	+	–	–	+	–	–	+
Dydrogesteron	+	+	–	(+)	–	–	(+)
Nortestosteronderivate							
Norethisteron	+	+	+	–	+	–	–
Norethisteronacetat	+	+	+	–	+	–	–
Ethynodioldiacetat	+	+	+	–	+	–	–
Lynestrenol	+	+	+	–	+	–	–
Levonorgestrel	+	+	–	–	+	–	–
Desogestrel	+	+	–	–	+	–	–
Gestoden	+	+	–	–	+	(+)	+
Norgestimat	+	+	–	–	+	–	–
Dienogest	+	–/+	–	+	–	–	–

Progesteron ist im eigentlichen Sinne kein Gestagen, sondern die ursprüngliche Muttersubstanz dieser Gruppe. Alle Gestagene sind synthetisch modifizierte Substanzen.

Quelle: Göretzlehner et al.: Praktische Hormontherapie in der Gynäkologie. 5. Auflage. De Gruyter 2007.
Alexander T. Teichmann: Kontrazeption – ein Kompendium für Klinik und Praxis (1991).
H. Kuhl, C. Jung-Hoffmann: Kontrazeption (1996).

Tab. 15.2: Progesteronderivate (Beispiele).

Präparat	Wirkstoff	Dosierung
Clinovir	Medroxyprogesteronacetat	30–50 mg/d
Prothil®	Medrogeston	50–75 mg/d

Tab. 15.3: Nortestosteronderivate (Beispiele)*.

Präparat	Wirkstoff	Dosierung
Primolut Nor®	Norethisteronacetat	10 mg/d
Orgametril®	Lynestrenol	10 mg/d
Cerazette®	Desogestrel	(0,075)–0,15 mg (= 1–2 Tabl./d)
Visanne®	Dienogest	2 mg/d

*Anmerkung: Derzeit gibt es so viele Generika, dass eine Aufzählung aller Präparate den Rahmen dieses Buches sprengen würde.

Tab. 15.4: Parenterale Gestagenpräparate (Beispiele)*.

Präparat	Wirkstoff	Dosierung
Depo-Clinovir®	Medroxyprogesteronacetat (MPA)	150 mg i. m. alle 12 Wochen
Sayana®	MPA	104 mg alle 12 Wochen
Implanon®	Etonogestrel	68 mg s. c. Implantat bis zu 3 Jahren

*Anmerkung: Derzeit gibt es so viele Generika, dass eine Aufzählung aller Präparate den Rahmen dieses Buches sprengen würde.

Tab. 15.5: Gestagenhaltiges Intrauterinpessar (nicht zur Therapie zugelassen/*off-label-use*).

Präparat	Wirkstoff	Dosierung
Mirena®	Levonorgestrel	20 µg/24 Std
Kyleena®	Levonorgestrel	16 µg/24 Std
Jaydess®	Levonorgestrel	14 µg/24 Std

*Anmerkung: Derzeit kommen erste Generika für die Mirena® auf den Markt.

15.2 Dienogest

> **!** **Merke:** Dienogest ist das aktuelle „Gestagen der Wahl".

Dienogest (Visanne®) wirkt:
- anti-östrogen
- anti-proliferativ
- anti-angiogenetisch
- immunmodulatorisch
- hemmend auf die Metalloproteinasen
- dezidualisierend auf das Endometrium
- atrophisierend auf das Endometrium

Da Dienogest (DNG) in „aller Munde" ist, sei auf einige Details dieses synthetischen Gestagens noch einmal detaillierter eingegangen.

Aufgrund seiner Molekülstruktur hat DNG einen starken Effekt am Endometrium und kombiniert die Eigenschaften eines Progesteronderivates mit denen eines 19-Nortestosteron-Derivates (Abb. 15.1).

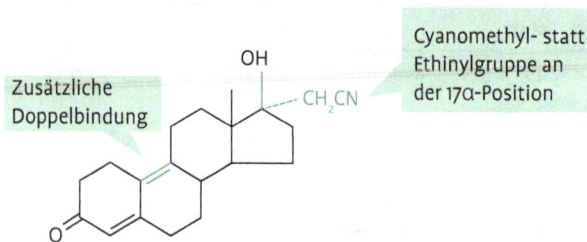

Abb. 15.1: Dienogest ist das derzeit einzige synthetische Gestagen, das aufgrund seiner Molekularstruktur Eigenschaften von 19-Nortestosteron-Derivaten mit denen der Progesteron-Derivate besonders am Endometrium kombiniert.

Dienogest (vor über 20 Jahren in Jena entwickelt):
- wirkt spezifisch auf den Progesteronrezeptor
- zeigt signifikante antiandrogene Aktivität
- zeigt keine östrogene, androgene, antimineralocorticoide, glucocorticoide Aktivität
- zeigt keine Affinität für SHBG und andere Transportproteine
- hat keinen Einfluss auf Testosteronspiegel, da Testosteron aus der SHBG-Bindung verdrängt wird

Dies bedeutet, dass die Strukturelemente der C 21- und C 19-Gestagene sich im pharmakodynamischen Profil widerspiegeln. Ein wichtiger Aspekt ist die Neutralität von Dienogest auf metabolische Effekte, also den Lipidstoffwechsel, den Glucosestoffwechsel und die Gerinnung.

Klinisch relevant sind weiterhin (nach Mueck):

– die Neutralität in Bezug auf das kardiovaskuläre System (Vasotonus, Blutdruck, Plaquestabilität u. a.)
– die Neutralität in Bezug auf die hepatobiliären Effekte (Transportproteine, Cyt P450 System)
– die Neutralität bzgl. zentraler Effekte (Vigilanz, Achse Hypothalamus-HVL u. a.), wobei auch unter Dienogest gestagentypische depressive Verstimmungen Dysphorien beobachtet werden. Bei manifesten Depressionen sollten Gestagene nicht oder nur sehr zurückhaltend gegeben werden.
– die zuverlässige Hemmung der Ovulation (LH, FSH Peak!, Progesteron) bei weitgehendem Erhalt von FSH- und LH-Spiegel während der restlichen Zyklustage
– die starke periphere Wirkung mit Hemmung der ovariellen E2-Produktion
– die Apoptose der Granulosazellen im dominanten Follikel mit Reduktion der E2-Spiegel bei gleichzeitigem Erhalt der FSH-Spiegel (im Tiermodell)

Die antiproliferative Wirkung am Endometrium, verbunden mit einer starken sekretorisch-transformativen Aktivität (mit atrophisierender Wirkung unter längerer Therapie) ist für die Behandlung einer Endometriose wichtig:

– Reduktion von (Durchbruch-) Blutungen
– verringertes Risiko einer Endometrium-Verschleppung
– atrophisierende Wirkung auf das Endometrium/Endometriose unter Langzeitbehandlung

Dosisfindungsstudien (Dysmenorrhoe, Dyspareunie, prämenstruelle Schmerzen, diffuse Unterbauchschmerzen) zeigten in Bezug auf das Symptom Schmerz (VAS-Score), dass 2 mg DNG/Tag die geringste effektive Dosis zur Endometriose-Therapie ist. So konnten Strowitzki et al. (2010) zeigen, dass DNG in Bezug auf Schmerzen wirksamer als ein Placebo ist (Abb. 15.2).

> **Merke:** Bei bis zu 55 % der Patientinnen kommt es unter dem Placebo zu einer signifikanten Schmerzreduktion (Kaupilla et al., 1979) – wir müssen als Ärzte diesen Effekt stärker in unsere Therapiekonzepte einbeziehen!

Nun erhielten die Patientinnen im Placebo-Arm dieser Studie auch DNG, woraufhin sich die Unterschiede in den Schmerz-Scores zwischen beiden Gruppen nivellierten (Abb. 15.3).

Die von Strowitzki et al. (2010) publizierten Daten belegen, dass DNG dem GnRHa Leuporelinacetat in Bezug auf seine Effekte auf das Symptom Schmerz, gemessen mit dem VAS Score, nicht unterlegen ist (Abb. 15.4).

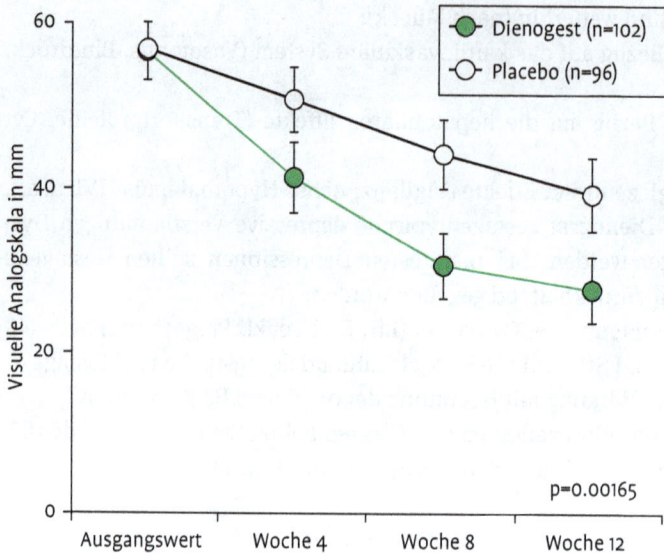

Abb. 15.2: DNG ist im Vergleich zu Placebo wirksamer.

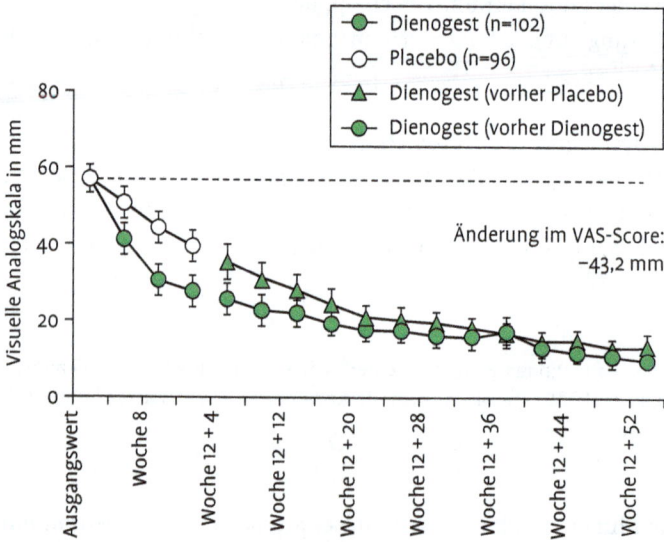

Abb. 15.3: Nachdem die Patientinnen der Placebogruppe auch auf DNG umgestellt wurden, glichen sich die zuvor signifikant differenten Effekte auf den Schmerz in beiden Gruppen an (VAS Scores).

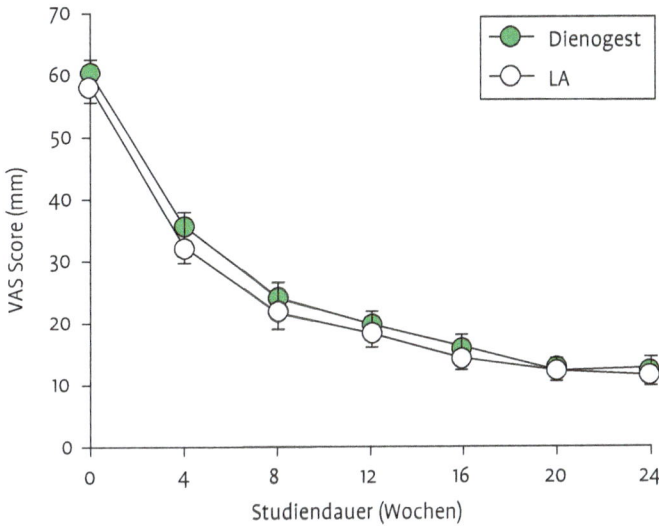

p<0.0001 for non-inferiority

Abb. 15.4: Dienogest ist der Standardtherapie Leuporelinacet im Studiensetting nicht unterlegen.

Merke: Das Nebenwirkungsspektrum und der Preis entscheiden in dieser Situation.

Somit stehen mit DNG und Leuporelinacetat (GnRHa) in Deutschland zwei zugelassene hocheffektive Substanzen zur Therapie der Endometriose zur Verfügung, die zu verschiedenen Zeitpunkten (auch sequentiell) eingesetzt werden können (Abb. 15.5).

Denkbare Therapieoptionen sind nun:
- DNG mono 6–12 Monate oder länger
- GnRHa mono 6 Monate mit *add-back*
- GnRHa (3 Monate)
- GnRHa (3 Monate) gefolgt von Visanne (vermeidet häufig die Phase der lästigen Schmierblutungen)
- GnRHa (3 Monate) gefolgt von Mirena
- DNG – switch auf COC – re-switch auf DNG
- DNG – Pause – DNG bei erneuter Symptomatik
- DNG – Pause – GnRHa (3 Monate) bei erneuter Symptomatik
- GnRHa (3 Monate) – Pause – DNG bei erneuter Symptomatik
- Andere experimentelle Kombinationsansätze (z. B. mit COX-Inhibitoren, Aromatase-Inhibitoren oder Esmya®)

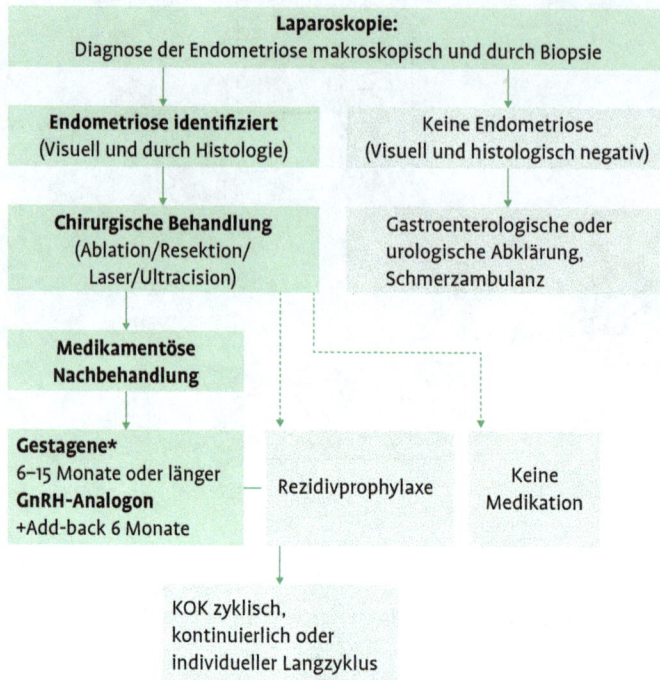

Abb. 15.5: Flussdiagramm zum möglichen Vorgehen bei Endometriose (nach Schweppe SEF 2013).

Ergänzt werden könnten diese neuen therapeutischen Ansätze durch Gestagen-Monotherapie-OC-SPRM-Kombinationen (z. B. Esmya für 14 Tage, dann Dienogest oder OC).

Studienlage

Es wurde bereits gezeigt, dass DNG gleich effektiv wie Buserelinacetat und Triptorelin ist. Medroxyprogesteronacetat (MPA) ist für seine Effekte bei Endometriose bekannt. In der Praxis finden *Progestine-Only-Pills* (POP) breite Verwendung ohne, dass hier eine Studienlage gegeben wäre.

Die postoperative endokrine Therapie steht oft nach operativer Sanierung einer Endometriose im Mittelpunkt von Tanmahasamut et al. (2012). Es kann nicht immer davon ausgegangen werden, dass alle Endometrioseläsionen entfernt werden und dass endometriosetypische Symptome durch eine Laparoskopie entfernt werden. Der postoperative endokrinen Therapie endometriosebedingter Schmerzen widmet sich eine doppelblind randomisierte, placebokontrollierte Studie, bei der 40 Patientinnen eingeschlossen wurden, die moderate bis schwere Dysmenorrhoen oder Unterbauchschmerzen aufgrund von Endometriose hatten. Nach der operativen Sanierung wurden die Patientinnen in eine Desogestrel- oder eine Placebo-Gruppe randomisiert.

Als Endpunkt wurde die Visuelle Analogskala (VAS) für Dysmenorrhoe, Unterbauch-schmerzen sowie Dyspareunie, aber auch die Patientenzufriedenheit und Neben-wirkungen abgefragt. Nach 6 Monaten zeigte sich in der Desogestrel-Gruppe ein sig-nifikant niedrigerer medianer VAS in Bezug auf Unterbauchschmerzen, Dysmenorrhoe und nicht zyklische Unterbauchschmerzen, wobei die Schmerzreduktionen bei der Dyspareunie ähnlich waren in der Kontrollgruppe. Während keine der Patientinnen der Desogestrel-Gruppe nach sechs Monaten über moderate oder schwere Unterbauch-schmerzen klagte, gaben vier Patientinnen der Placebo-Gruppe dies postoperativ an. Die Patientenzufriedenheit war in der Desogestrel-Gruppe höher als in der Placebo-Gruppe. Klinisch relevante Nebenwirkungen wurden während des Untersuchungszeit-raumes nicht beobachtet, weshalb die Autoren schlussfolgerten, dass das Desogestrel eine effektive und akzeptable Therapieoption in der postoperativen Phase bei Frauen mit moderaten oder schweren endometrioseassoziierten Schmerzen ist.

Parenterale Gestagenpräparate

sind zwar prinzipiell zur Endometriosetherapie geeignet, sollten aber nur in speziel-len Ausnahmefällen angewendet werden, da wegen der Depotwirkung ein „Abset-zen", z. B. bei Nebenwirkungen oder Eintreten von Kinderwunsch, nur stark verzögert möglich ist (Ausnahme: Implanon®).

Das levornogestrelhaltige Intrauterinpessar Mirena ist zur Therapie der im klei-nen Becken disseminierten Endometriose nicht geeignet, da es nur eine lokale Ge-stagenwirkung hat. Zur Behandlung der Dysmenorrhö ist es sehr wirksam. Positive Effekte bei Adenomyosis uteri und rektovaginaler (Douglas-) Endometriose wurden beschrieben. Nach 3- bis 6-monatigen Blutungsstörungen tritt meist eine Amenorrhö bzw. Hypomenorrhö ein. Zur Erzielung einer schnellen und optimalen antigonado-tropen Wirkung (Amenorrhö) sollte die Gestagenmonotherapie grundsätzlich am Zy-klusanfang (1. bis 2. Zyklustag) beginnen.

Merke: Über den Nutzen von Jaydess (14 µg/d LNG, 3 Jahre) und Kyleena (16 µg/d, 3 Jahre) liegen derzeit keine Informationen vor.

Die Gestagenmonotherapie ist bei guter Verträglichkeit und Wirksamkeit für eine Langzeitbehandlung geeignet. Bei den Progesteronderivaten ist jedoch im Gegensatz zum Norethisteron die mögliche Abnahme der Knochendichte (Osteoporose-Risiko) ein limitierender Faktor.

Hinweis: Der Kampf um die Messung der Knochendichte mit dem DXA Scan sollte zugunsten der betroffenen Frauen entschieden werden. Die medikamentös-induzierte therapeutische Amenor-rhoe mit entsprechend anhaltendem Hypoöstrogenismus macht die Patientinnen langfristig (und vor dem 70. Lebensjahr bzw. dem ersten Knochenbruch!) zu Risikopatientinnen in Bezug auf die Osteoporose.

Dienogest (Visanne©) vaginal

Die symptomatische tiefinfiltrierende rektovaginale Endometriose mit Darmbefall ist eine diagnostische und therapeutische Herausforderung (Berlanda et al., 2017; Halis at al., 2010; Donnez und Roman, 2017; Vanhie et al., 2016; Vercellini et al., 2017).

Die *orale* Applikation von Dienogest (Visanne©) ist derzeit neben der s. c. Applikation von Leuprorelinacetat (Enantone©, Trenantone©) in Deutschland zur Therapie der Endometriose zugelassen und wegen der geringeren Kosten sowie des geringeren Nebenwirkungsspektrums im Vergleich zu den GnRH-Analoga die medikamentöse Therapie der Wahl (Ulrich et al., 2014). Beide Therapieansätze sind einander in Bezug auf ihre Wirkungen und Nebenwirkungen gleichwertig (Bedaiwy et al., 2017; Harada et al., 2009; Lee et al., 2016; Strowitzki et al., 2010). Die bisherigen Studien wurden mit der oralen Applikation von Dienogest 2 mg/d durchgeführt (Andres et al., 2015; Leonardo-Pinto et al., 2017; Maiorana et al., 2017; Momoeda et al., 2009). Vaginale Therapieversuche mit 2 mg/d Dienogest wurden bis heute nicht publiziert (PubMed Research vom 24.3.2018; Ebert, 2018).

Fallbericht

Die 27-jährige Hausfrau (I Gravida I Para, Menarche im 13. Lebensjahr) stellte sich am 1. Oktober 2017 wegen sekundärer Dysmenorrhoe seit dem 25. Lebensjahr, Dyspareunie mit Rückenschmerzen, Obstipation mit perimenstruellem Blähbauch und Kontaktblutungen bei bekannter rektovaginaler Endometriose vor. Ihr Zyklus war regelmäßig (27/4). Der *Visual Analog Score* (VAS) der Dysmenorrhoe betrug 8. Bei der rektovaginalen gynäkologischen Untersuchung zeigte sich eine frische, leicht blutende Endometriose in der Fornix posterior (Abb. 15.6a). Die Portio war kolposkopisch und zytologisch unauffällig. Bei ca. 10 cm ab ano tastete man einen typischen, derben, dolenten, ca. 3 cm durchmessenden Knoten mit kaum verschieblicher Darmschleimhaut, der sich auch vaginalsonographisch gut bestätigen ließ (Abb. 15.7a). Die Nierensonographie war beidseits unauffällig. Ein MRT des kleinen Beckens zeigte wie die Vaginalsonographie eine typische Adenomyosis der Uterushinterwand mit Darmbefall und Sectionarbe der Uterusvorderwand. Aus der Anamnese war bekannt, dass im Februar 2015 wegen Beschwerden und Kinderwunsch bei ihr extern eine Laparoskopie erfolgte, bei der histologisch eine tiefinfiltrierende Endometriose ohne Atypien in der Fornix posterior und im Douglasraum bestätigt wurden. Eine adäquate Endometrioseentfernung erfolgt nicht. Die Tuben waren beidseits durchgängig. Die Patientin erhielt postoperativ bis August 2015 Dienogest (2 mg/d oral), was sie allerdings aufgrund von Nebenwirkungen sehr schlecht vertrug. Im Oktober 2015 wurde sie schwanger und 2016 am Termin per Notkaiserschnitt wegen vorzeitiger Plazentalösung von einem Jungen entbunden.

Postpartal nahmen die endometrioseassoziierten Symptome mit progredienter Abnahme der Lebensqualität zu. Die Patientin lehnte dennoch aus Angst vor Komplikationen und aus familiär-sozialen Gründen eine Operation ab. Endokrine Behandlungsoptionen (GnRH-Antagonisten, GnRH-Agonisten, *Progestine only Pills*, orale Contraceptiva) wurden ebenfalls aufgrund der Nebenwirkungen nicht gewünscht. Deshalb wurde mit der Patientin der Weg der vaginalen Applikation von Dienogest diskutiert und umgesetzt. Nach dreimonatiger vaginaler Dienogest-Behandlung

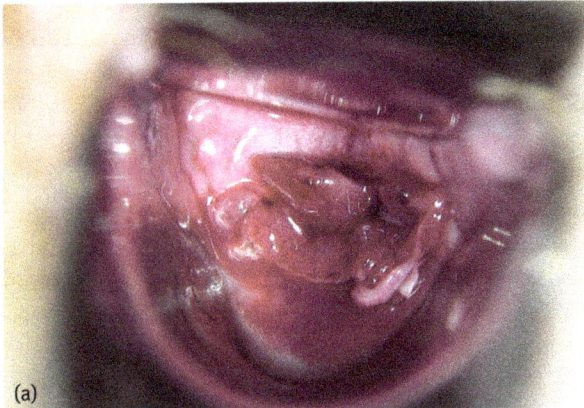

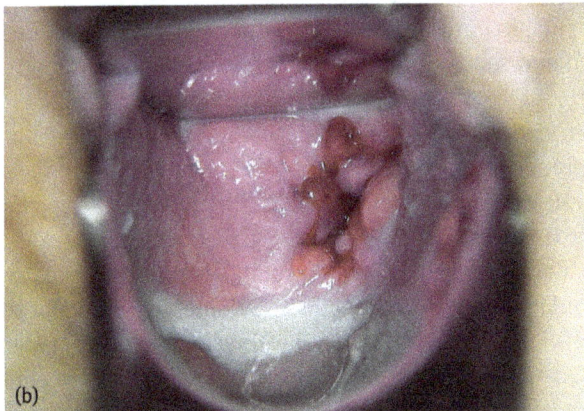

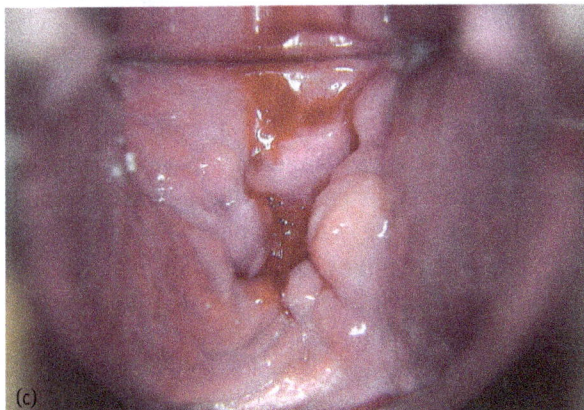

Abb. 15.6: (a) Frische, vulnerable histologisch gesicherte rektovaginale Endometriose in der Fornix posterior (Medivan Videocolposcope). Der *Visual Analog Score* der Untersuchung (VAS-U) vor Dienogest-Therapie betrug 9. (b) Gleicher Befund 3 Monate später nach täglicher vaginaler Dienogest-Applikation. Der VAS-U betrug nun 3. (c) Vaginalbefund der gleichen Patientin nach 6 Monaten Dienogest.

(2 mg/d vaginal) erfolgte die Wiedervorstellung. Die Patientin berichtete über geringe Schmierblutungen in den ersten 4 Wochen der Therapie, war aber seit knapp 8 Wochen amenorrhoisch. Sehr zufrieden berichtete sie über anfängliche minimale Nebenwirkungen (leichte Hautunreinheit, minimales Effluvium) und ihre Beschwerdefreiheit bezüglich der relevanten endometrioseassoziierten Symptome. Nur bei Sex kam es noch zu leichten Kontaktblutungen. Bei der rektovaginalen gynäkologischen Untersuchung zeigte sich die in Remission befindliche Endometriose in der Fornix posterior (Abb. 15.6b). Bei ca. 10 cm ab ano tastete sich weiterhin der derbe, ca. 3 cm durchmessende Endometrioseknoten, der aber deutlich weniger dolent war (Abb. 15.7a). Die Nierensonographie war beidseits unauffällig. Die Laborwerte LH (5,07 U/l) und FSH (7,29 U/l) waren bei einem LH/FSH-Quotienten von 0,7 unter Dienogest unauffällig, während 17-β-Östradiol (24,2 pg/ml) und Progesteron (< 0,05 ng/ml) supprimiert waren. Palpatorisch und vaginalsonographisch war der Befund vor und nach dreimonatiger Dienogest-Behandlung gleich (*no change*), aber die Patientin war nun de facto asymptomatisch. Auf ihren ausdrücklichen Wunsch hin wurde die Fortsetzung der vaginalen Dienogest-Applikation vereinbart.

Im vorgestellten Fall wurde Dienogest vaginal (2 mg/d) über drei Monate eingesetzt. Darunter kam es im Bereich des vaginal sichtbaren Anteiles der tiefinfiltrierenden Endometriose zu einer Remission (Abb. 15.6a und Abb. 15.6b), während der rektale Anteil sich palpatorisch und sonographisch in seiner Größe nicht veränderte (Abb. 15.7a und (Abb. 15.7b).

Dennoch war die Patientin bis auf Kontaktblutungen beschwerdefrei, was ein wesentlicher gewünschter Therapieerfolg ist. Auch die rektovaginale Untersuchung war nach 3 Monaten Dienogest signifikant weniger schmerzhaft (VAS-U 9 versus VAS-U 4). Dies steht mit eigenen und publizierten Erfahrungen (Leonardo-Pinto et al., 2017) in Übereinstimmung: vor der Befundverkleinerung kommt es zunächst zu einer Beschwerdebesserung. Eine Verkleinerung rektovaginaler Endometrioseherde kann trotz der höheren lokalen Dosis von Dienogest klinisch wahrscheinlich erst später beobachtet werden, da es sich bei der rektovaginalen Endometriose immer um eine Adenomyofibrohyperplasie handelt (Meyer, 1930), deren therapiebedingte Remission Zeit braucht (Harada et al., 2011). Dienogest wurde vaginal effektiv resorbiert, was bei unserer Patientin der therapeutischen Amenorrhoe und den entsprechenden Hormonbefunden zum Ausdruck kam. Die vaginale Dienogestaufnahme sollte pharmakokinetisch weiter untersucht werden, zumal diese Applikationsform von Präparaten bekannt ist (Buggio et al., 2017). Grundsätzlich könnte man so den hepatischen *first-pass effect* umgehen und höhere Konzentrationen eines Wirkstoffes, z. B. Dienogest, bei niedrigeren Nebenwirkungen als bei der oralen Applikation an den Wirkort, z. B. einen rektovaginalen Endometrioseherd, bringen. Zudem wäre auch eine Dosisreduktion bei der lokalen Dienogest-Administration dabei denkbar. Kleinere Studien mit Danazol, Anastrozol oder dem Verhütungsring zeigten eine Abnahme der Unterbauchschmerzen und vor allem der Dysmenorrhoe. Eine Reduktion der sonographisch messbaren Befunde der rektovaginalen Herde wurde hingegen nicht von

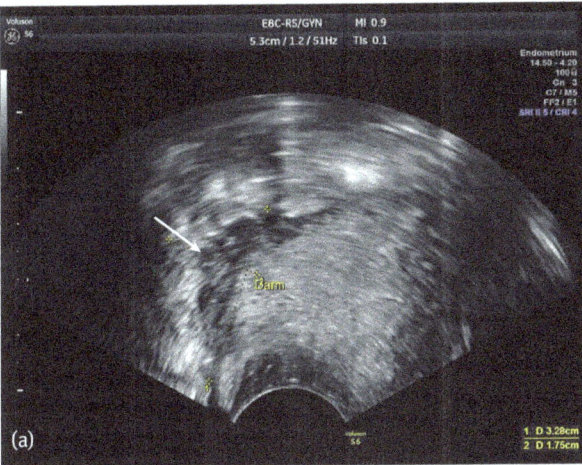

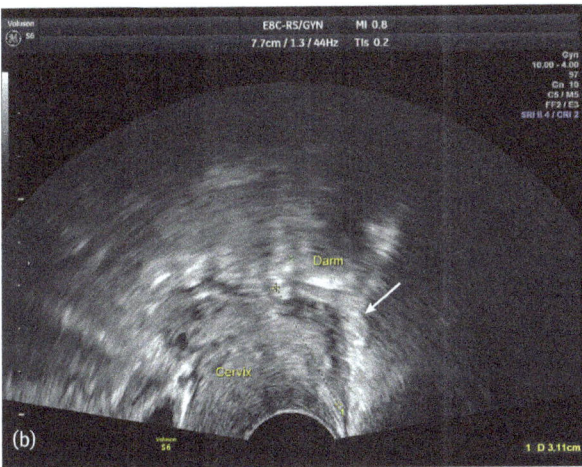

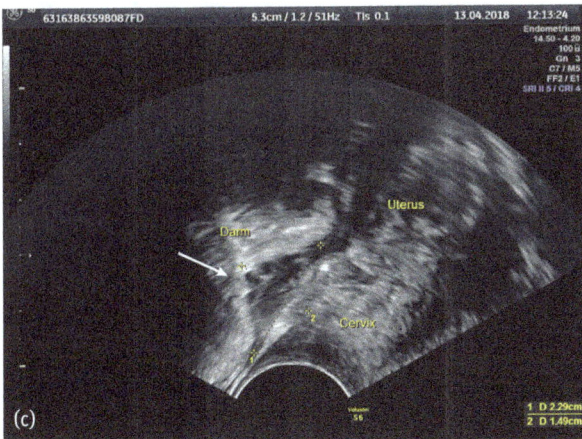

Abb. 15.7: (a) Vaginalsono-graphische Darstellung des rektovaginalen Darmbefalles (Pfeile) vor Therapiebeginn bei symptomatischer Patientin. (b) Vaginalsonographisch gleicher Befund (*no change*) nach dreimonatiger vaginaler Dienogest-Applikation (2 mg/d) bei jetzt de facto asymptomatischer Patientin. (c) Befund größenregredient nach 6 Monaten Dienogest.

allen Untersuchern beschrieben (Buggio et al., 2017). Mit der vaginalen Applikation von Dienogest (oder anderen Steroiden) können höhere Hormonkonzentrationen am rektovaginalen Endometrioseherd erreicht werden als mit der oralen, der intramuskulären oder der transkutanen Applikation (Buggio et al., 2017). Somit kann bei Patientinnen mit symptomatischer rektovaginaler Endometriose, die aus verschiedenen Gründen eine Operation oder andere Therapieoptionen ablehnen, die vaginale Dienogest-Applikation einen neuen und nebenwirkungsarmen Behandlungsansatz darstellen. Die vaginale Dienogestgabe (und die anderer Hormone) muss durch pharmakokinetische und klinische Studien untermauert werden.

15.3 Kombinierte orale Kontrazeptiva („Pille")

> **!** **Merke:** Immer Langzyklus oder nonstop-Applikation!

Die „Pille" ist eine der am häufigsten eingesetzten „Hormontherapien" bei Endometriose. Gegenüber der Monotherapie mit Gestagenen entfallen die eventuellen Nebenwirkungen des Östrogenentzugs (z. B. Osteoporose-Risiko, Hitzewallungen) und die der hohen Gestagendosis (z. B. Gewichtszunahme). Gleichzeitig besteht aber potentiell weiterhin eine östrogene Stimulation der Endometriose. Um diese weitestgehend zu unterdrücken, sollten grundsätzlich gestagenbetonte Präparate mit niedrigem Östrogenanteil (20–30 μg Ethinylestradiol = EE) ausgewählt werden. Eine ausreichende antigonadotrope Wirkung wird nur durch monophasische Präparate erzielt, die therapeutische Amenorrhö i. a. nur bei pausenloser (nonstop-)Einnahme. Vergleichsstudien zwischen verschiedenen Präparaten liegen nicht vor.

Wirkmechanismus: Zentrale Hemmung der Ovarialfunktion (antigonadotrope Wirkung) und weitgehend antiproliferative Wirkung durch „Überwiegen" der zugeführten Gestagene gegenüber den aufgenommenen Östrogenen. Therapeutische Amenorrhö bei Nonstop-Einnahme.

Nebenwirkungen: Thromboserisiko beachten!!! Da die „Pillen" der dritten Generation aufgrund ihres niedrigen Östrogenanteils sowie der guten antigonadotropen und antiöstrogenen Wirksamkeit der „modernen" Gestagene für die Endometriosetherapie besonders geeignet erscheinen, soll noch einmal gesondert auf das bei jeder Kombinationstherapie erhöhte Thromboserisiko hingewiesen werden. Wichtig: Eingehende Erhebung der Eigen- und Familienanamnese!

Merke: Alle Pillenpräparate führen zu einer Erhöhung der Inzidenz von Thrombose:

von 5/100.000 Frauen/Jahr auf

15/100.000 Frauen/Jahr

II. Generation (EE + Levonorgestrel, Norethisteron) bzw.

30/100.000 Frauen/Jahr

III. Generation (EE + Norgestimat, Gestoden, Desogestrel, Dienogest).

Weiterhin: Übelkeit, Kopfschmerzen, Mastodynie, Veränderung der Libido, Stimmungsschwankungen, Chloasma, Bluthochdruck, Leberfunktionsstörungen, Lebertumoren u. a.

Tab. 15.6: Beispiele für kombinierte orale Kontrazeptiva* (*off-label-use* – auch im Langzyklus oder nonstop).

Präparat	Wirkstoff	Dosierung
1. Präparate der zweiten Generation		
	Levonorgestrel	0,1 mg + 20 µg EE
	Levonorgestrel	0,15 mg + 30 µg EE
	Norethisteron	0,5 mg + 20 µg EE
	Norethisteron	0,5 mg + 30 µg EE
2. Präparate der dritten Generation		
	Dienogest	2 mg + 30 µg EE
	Norgestimat	0,25 mg + 35 µg EE
	Gestoden	0,075 mg + 30 µg EE
	Desogestrel	0,15 mg + 20 µg EE

*Anmerkung: Derzeit gibt es in Deutschland bereits so viele Generika, dass eine Aufzählung aller Präparate den Rahmen dieses Buches sprengen würde.

Bei guter Verträglichkeit und fehlenden Kontraindikationen kann die Einnahme einer geeigneten „Pille" auch zur Endometriosetherapie und ohne monatliche Pause als Langzeiteinnahme erfolgen bis z. B. Kinderwunsch eintritt, rezidivierende Beschwerden einen Therapiewechsel oder erzwingen bzw. im Einzelfall auch bis zum Klimakterium.

Studienlage

Orale Kontrazeptiva (OC) sind in der Therapie der Endometriose extrem verbreitet. Auffällig hingegen ist, dass die Praxis hier die Studienlage weit überflügelt hat. Harada et al. (Harada et al., 2008) konnten in einer Placebo-kontrollierten, doppelblinden, randomisierten Studie zeigen, dass im Vergleich zu Placebo eine monophasische, niedrigdosierte Pille mit EE + NETA signifikant die Dysmenorrhoebeschwerden reduziert und Endometriome verkleinert. Ähnliche Daten aus einer prospektiven Studie wurden von Taniguchi et al. (Taniguchi et al., 2015) publiziert, die eine niedrigdosierte EE/DRSP Pille bei Endometriosepatientinnen untersuchten und fanden, dass die Dysmenorrhoe signifikant abnahm (*Visual Analogue Score*, VAS) und das ovarielle Endometriomvolumen nach 3 und 6 Monaten Behandlung kleiner wurden. In einer Multi-Center-Studie konnte demonstriert werden, dass GnRH Analoga genauso effektiv sind wie die Gabe von DNG + E2V um in den ersten 9 Monaten nach einer Laparoskopie das Auftreten chronischer Rezidivschmerzen zu verhindern (Granese et al., 2015). Diese Daten werden durch eine weitere (nichtrandomisierte) Studie gestützt (Grandi et al., 2015). Die 24-wöchige Gabe von einem vierphasischen OC (E2V/DNG) verminderte die Unterbauchschmerzen und verbesserte die Lebensqualität. E2V/DNG führte auch zu einer verbesserten Schmerzsituation und zu einer nichtsignifikanten Verbesserung der Rezidivraten gegenüber einer LNG-IUD. Die Patientinnenzufriedenheit war jedoch unter LNG-IUD signifikant besser (Morelli et al., 2013).

Perimenstruelle Beschwerden bei Patientinnen mit Endometriose sind ein bekanntes Problem. Diesem widmet sich die Studie der Arbeitsgruppe aus Kyoto um Tanaka et al. (2016). Sie untersuchte die Effektivität einer niedrig dosierten Kombination bestehend aus Drospirenon (3 mg) und Ethinylestradiol (0,02 mg) (24/4 Tage) bei Patientinnen mit Endometriose. In der publizierten prospektiven nicht randomisierten Studie wurden nur Patientinnen eingeschlossen mit radiologisch bzw. chirurgisch bestätigter Endometriose. Die Patienten erhielten oral Drospirenon plus Ethinylestradiol für 6 Behandlungszyklen. Evaluiert wurden Dysmenorrhoe, chronische Unterbauchschmerzen sowie die Dyspareunie mit Hilfe des VHS-Scores nach 3 und 6 Behandlungszyklen sowie die perimenstruellen Beschwerden unter Verwendung des sogenannten *Menstrual distress questioner* (MDQ)-*Scores*. Im Ergebnis konnten 46 Patientinnen eingeschlossen werden. Die Dysmenorrhoe, die chronischen Unterbauchschmerzen und die Dyspareunie nahmen signifikant nach 3 und 6 Monaten im Vergleich zum Ausgangswert ab. Gleiches galt für den sogenannten MDQ. Die Autoren schlussfolgerten, dass die Kombination aus Drospirenon und Ethinylestradiol effektiv in der Behandlung der Dysmenorrhoe der chronischen Unterbauchbeschwerden der Dyspareunie sowie somatischer und psychologischer Symptome bei Patientinnen mit Endometriose eingesetzt werden kann.

Die Effektivität und Sicherheit einer Kombination aus Ethinylestradiol 20 μg und Drospirenon 3 mg in einem „flexiblen erweiterten" Regime (Flexible MIB) wurde mit Placebo bei Patientinnen mit endometrioseassoziierten Unterbauchschmerzen von Harada et al. (2017) verglichen und untersucht. In dieser Phase-3 randomisierten Doppelblind-Placebo kontrollierten Parallelgruppenstudie über 24 Wochen folgte über 28 Wochen eine sogenannte *Open-Label*-Erweiterungsphase in einem ungeblindeten Referenzarm, in dem die Patientinnen Dienogest erhielten. Insgesamt wurden 312 Patientinnen mit Endometriose in die Studie eingeschlossen. Sie wurden in die Studien-Arme Flexible-MIB, Placebo oder Dienogest randomisiert. Die Flexible-MIB-Gruppe und die Placebo-Patientinnen erhielten eine Tablette kontinuierlich für 120

Tage pro Tag mit einem 4-Tage-tablettenfreien Intervall entweder nach 120 Tagen oder aber nach mehr als drei konsekutiven Tagen nach *Spottings* oder *Bleadings* am 25. bis 120 Tag. Nach 24 Wochen erhielten die Placebo-Patientinnen die Medikation der Flexible-MIB-Gruppe. Die Patientinnen wurden dann in einen Dienogest-Arm über 52 Wochen randomisiert. Im Ergebnis wurde gezeigt, dass Ethinylestradiol 20 und Drospirenon 3 mg im o. g. Regime signifikant die Unterbauchbeschwerden bei Endometriose reduzieren können. Hinzu kommt, dass andere endometrioseassoziierte Beschwerden und die Größe von Endometriomen verkleinert werden können. Die Behandlung wurde gut toleriert und könnte eine neue Alternative im Endometriose-Management darstellen.

Der Frage, ob durch eine Hormontherapie, hier speziell durch ein Levonorgestrel-Releasing IUD (Spirale) die Rezidivrate von Endometriomen beeinflusst werden kann ging Chen et al. (2017) in einer randomisierten kontrollierten Studie nach. Dabei gingen sie davon aus, dass drei Studien, die dieses IUD einsetzten, die rezidivierenden Endometrioseschmerzen im ersten postoperativen Jahr signifikant verringern konnten. Der Einfluss auf Rezidiv-Endometriome ist jedoch unbekannt. Zwischen Mai 2011 und März 2012 wurde mit 80 Patientinnen, die einer laparoskopischen Zystektomie unterzogen wurden und postoperativ für 6 Monate GnRH-Analoga erhielten, die o. g. Studie durchgeführt. Intraoperativ erfolgte die Randomisierung und die Patientinnen erhielten noch während der Operation die Einlage der Levonorgestrel freisetzenden Spirale oder nicht. Die Daten waren schwierig zu interpretieren, in erster Linie wurde jedoch klargestellt, dass die postoperative Einlage eines Levonorgestrel-Release nicht zu einer Prävention von Endometriom-Rezidiven im Vergleich zu GnRH-Analoga führte. Allerdings konnte gezeigt werden, dass in der Gruppe der Spiralenträgerinnen die Rezidivrate in Bezug auf die Dysmenorrhoe wesentlich geringer war als bei denen, die nur GnRH-Analoga erhielten. In der Gruppe der Frauen mit *Intrauterine Device* gab es auch eine geringe Anzahl von Patientinnen, die weitere Behandlungen brauchten im Vergleich zur Kontrolle.

Merke: Was international oft möglich ist – ist in Deutschland *off-label-use*. <kbd>!</kbd>

Auf dem Gebiet der OC sind noch sehr viele praktische Fragen ungeklärt: Welche Rolle spielen welche Gestagene in den OC? Wie wirkt sich ihre Dosierung aus? Sollte man die zyklische oder kontinuierliche Gabe empfehlen? Welche Rolle spielt der endokrine Vaginalring?

In einer neuen Studie wurde ein kombinierter hormoneller Vaginalring und eine niedrig dosierte, kombinierte orale Kontrazeption für die Behandlung idiopathischer chronischer Schmerzen in einer randomisierten Studie von Priya et al. (2016) untersucht. In dieser prospektiven interventionellen Studie wurden 60 Patientinnen eingeschlossen und in zwei Gruppen á 30 Frauen randomisiert. Jede Studiengruppe wurde 84 Tage behandelt und zwar entweder mit dem kombinierten Vaginalring oder einer kombinierten oralen, hormonellen Pille. Der Vaginalring setzte 50 µg Ethinylestradiol und 120 µg Etonogestrel/Tag frei während die Pille 30 µg Ethinylestradiol und 150 µg Levonorgestrel enthielt. Die Einnahme wurde nonstop durchgeführt. Alle 28 Tage wurden die Visuelle Analogskala (VAS) und ein sogenannter Verbaler Rating-Score (VRS) eingesetzt, um die Beschwerden zu analysieren, insbesondere die Dysmenorrhoe, die nicht zyklischen Unterbauchschmerzen und die tiefe Dyspareunie. Parallel wurden Nebenwirkungen, Compliance, Zufriedenheit und Nutzerfreundlichkeit gemessen. Insgesamt kam es zu einer mittleren VAS-Score-Reduktion in der Vaginalring-Gruppe um 6,23 bzw. in der Pillengruppe von 5,53. Ähnliche Daten ergaben sich für den VRS. Die Compliance, Zufriedenheit und die Nutzerfreundlichkeit wurden in der Gruppe mit dem Vaginalring mit 80 % und in der Gruppe der Pillennutzerinnen mit 70 % angegeben. Die Autoren schlussfolgern, dass in dieser Studie zum ersten Mal gezeigt wurde, dass sowohl eine vaginale als auch eine orale Hormontherapie in der Behandlung idiopathischer chronischer Unterbauchschmerzen effektiv sein kann und dass der Vaginalring möglicherweise die bessere Wahl ist, um hier Zufriedenheitsraten bei geringeren Nebenwirkungen zu erzielen.

> **!** **Merke:** OC in Langzyklus oder überhaupt nonstop mit dem Ziel der therapeutischen Amenorrhoe applizieren.

15.4 Natürliches Progesteron

Das natürliche Progesteron (Utrogest, Progestan, Famenita) kann zur Therapie der endometrioseassoziierten Beschwerden (Dysmenorrhoe, Zyklusstabilisierung) eingesetzt werden. Die Dosierung sollte 200 mg/d nicht unterschreiten. Bei der Behandlung der Dysmenorrhoe ist die abendliche Gabe 1 Kapsel á 200 mg (Tag 4–14), gefolgt von 200-400 mg Tag 15–26 oft hilfreich. Progesteron-Cremes können Symptomlinderung schaffen, wobei 5 % oder 10 % Progesteron-Cremes besser wirken als die 1–2 % Cremes. Klinische Studien existieren nicht.

> **!** **Merke:** Das natürliche Progesteron wirkt nicht sofort – wie für alle Hormonpräparate 4–6 Monate Geduld einfordern.

15.5 Gonadotropin-Releasing-Hormon-Analoga (GnRH-Analoga)

GnRH-Analoga mit *add-back*-Therapie sind derzeit in vielen Ländern der Goldstandard der medikamentösen Therapie bei ausgeprägter Endometriose.

Wirkmechanismus: Die kontinuierliche Gabe eines GnRH-Analogons führt zur Downregulation der GnRH-Rezeptoren der Hypophyse mit konsekutiver Suppression der LH/FSH-Ausschüttung und völliger Funktionsruhe der Ovarien. Die Östrogenspiegel entsprechen denen der Postmenopause. Dieser Zustand ist reversibel. Fast immer tritt sehr rasch eine therapeutische Amenorrhö und ein Sistieren der endometriosebedingten Beschwerden ein.

Es gibt weitere Präparate (z. B. Nafarelinacetat, Triptorelinacetat) zur Injektion, einige auch zur intranasalen Applikation. Die Injektion ist, überwiegend aus Gründen der Compliance (konsequente und regelmäßige Einnahme), dem Nasenspray vorzuziehen.

> **Merke:** Bezogen auf das Symptom Schmerz ist die 3-monatige GnRH-a-Gabe einer 6-monatigen Therapie gleichwertig. Bezogen auf das Rezidiv ist die 6-monatige Applikation überlegen.

Tab. 15.7: Beispiele für GnRH-Analoga.

Präparat	Wirkstoff	Dosierung
Enantone®-Gyn Trenantone®-Gyn	Leuporelinacetat	3,75 mg/4 Wochen s. c. 11,25 mg/3 Monate s. c.
Zoladex®	Goserelinacetat	3,8 mg/4 Wochen s. c.
Suprecur-Spray®	Buserelinacetat	3–4 × 300 µg täglich
Decapeptyl®	Triptorelin	im Rahmen der Kinderwunsch-behandlung
Synarela®	Nafarelin	2–4 Sprühstöße täglich

Nebenwirkungen und „add-back": Zur Vermeidung des Auftretens eines sog. initialen *flare-up* (Anstieg der Gonadotropine mit nachfolgender Stimulation der Ovarialfunktion bis hin zur Ovulation) sollte die erste Injektion in der Mitte der Gelbkörperphase (um den 22./23. Zyklustag) erfolgen. Werden bereits Gestagene oder eine „Pille" eingenommen, so erfolgt die erste Spritze unter dieser Therapie! Danach werden 4-wöchige Abstände möglichst genau eingehalten.

Die medizinisch wichtigste Nebenwirkung einer GnRH-Analoga-Therapie ist das Osteoporose-Risiko, das nach 6-monatiger Behandlung signifikant und zunehmend ansteigt. Dieses Risiko ist wie bei der postmenopausalen Osteoporose weitgehend individuell und teilweise genetisch determiniert. Die Dauer der Downregulation der

Ovarialfunktion sollte daher im Regelfall 6 Monate ohne *add-back* nicht überschreiten. Auch vorher kommt es schon zu einer messbaren Abnahme der Knochendichte, die sich aber mit dem sehr rasch erfolgenden Aufleben des ovariellen Zyklus ohne zusätzliche Maßnahmen und ohne Spätfolgen regeneriert.

> **Cave:** Eine Ausnahme stellen junge Frauen/Mädchen kurz nach der Menarche dar, bei denen die Ausreifung des Skelettes noch nicht abgeschlossen ist, auch wenn kein nennenswertes Wachstum mehr erfolgt. Hier sollte keine GnRH-Analoga-Gabe erfolgen.

Die subjektiven Nebenwirkungen der GnRH-Analoga-Therapie sind die des Östrogenentzuges (hypoöstrogener Zustand), die mit den Beschwerden im Klimakterium bzw. in der Postmenopause identisch sind: Hitzewallungen, Schlafstörungen, Depressionen, trockene Schleimhäute, Libidoverlust u. a. m. Sollten diese Beschwerden für die Patientin inakzeptabel sein, so besteht die Möglichkeit der sog. *Add-back*-Therapie. Dabei erfolgt die „Rückgabe" niedrigdosierter „natürlicher" Östrogene in Kombination mit Gestagenen, wobei die Dosierung so gewählt wird, dass der Therapieeffekt des GnRH-Analogons nicht gefährdet ist: Die E_2-Werte liegen knapp unter dem proliferativen Bereich. Gleichzeitig hat das *Add-back* eine osteoprotektive Wirkung (Hauptindikation!), so dass in Einzelfällen auch mehr als 6 Monate GnRH-Analoga appliziert werden können.

Hinweise: Enantone®-Gyn und TrenantoneR-Gyn haben derzeit als einziges Präparat eine Zulassung für eine 12-Monatstherapie der Endometriose bei gleichzeitiger *add-back*-Gabe von 5 mg Norethisteronacetat/Tag (Hornstein-Surrey-Schema).

Eine effektive Substanz sowohl im Hinblick auf die Beschwerden des Östrogenmangels als auch zur Vorbeugung der Osteoporose scheint Tibolon (Liviella®) zu sein, das aber die Kosten der Therapie erheblich steigert.

Wir empfehlen z. Z. bei *jeder* Downregulation mit GnRH-Analoga über 3 Monate die *add-back*-Behandlung mit Kliogest® (1/2–1 Tabl/d) oder Estragest TTS® sowie im Ausnahmefall mit Tibolon. Eine transdermale *add-back*-Therapie scheint der oralen Applikation überlegen.

GnRH-Therapie: Kumulative Rezidivrate nach 5 Jahren: 50–75 %.

Kasuistik: Bei der 27-jährigen Nulligravida wurde extern im 21. Lebensjahr eine „ausgedehnte" Endometriose (rASRM-Stadium III) laparoskopisch diagnostiziert. Eine postoperative medikamentöse Therapie wurde nicht empfohlen, wohl aber der Rat „nun mal schnell schwanger werden" gegeben, obwohl kein aktueller Kinderwunsch bestand. Die Patientin nahm in der Folge verschiedene orale Kontrazeptiva für die Dauer von Partnerschaften ein. Seit dem 24. Lebensjahr kam es zur Progredienz der primären Dysmenorrhöen, die jeweils zu mehrtägiger Bettlägerigkeit führte. Seit dem 26. Lebensjahr klagte die Patientin über Dyspareunie (ohne konsekutiven Libidoverlust). Zeitgleich wurde sonographisch erstmals eine Zyste am rechten Ovar diagnosti-

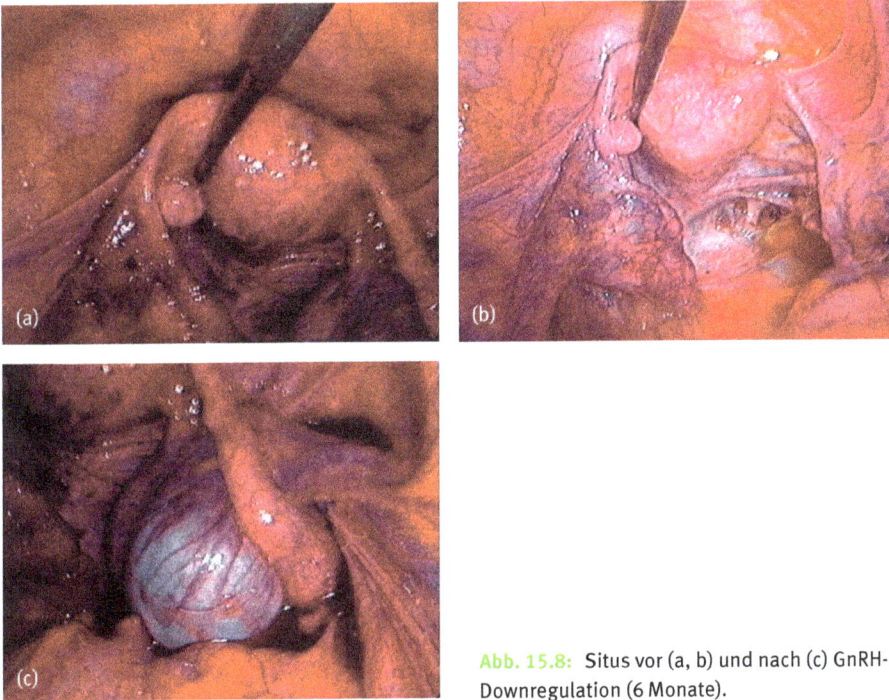

Abb. 15.8: Situs vor (a, b) und nach (c) GnRH-Downregulation (6 Monate).

ziert. Die Vorstellung erfolgte wegen akuter rechtsseitiger Unterbauchschmerzen. Die gynäkologische Untersuchung ergab einen ausgedehnten rechtsseitigen zystischen Tastbefund im Adnexbereich, der sich sonographisch als eine typische 9 cm durchmessende Endometriosezyste darstellte. Der Befund (Stadium IV rASRM) wurde per laparoscopiam gesichert (Abb. 15.8a), die Zyste (Abb. 15.8b) exstirpiert, die zahlreichen peritonealen Endometrioseherde reseziert oder bikoaguliert und eine GnRH-Therapie, hier mit Enantone®-Gyn, eingeleitet. Nach 6 Monaten fand sich bei der Relaparoskopie eine deutliche Regression der Endometriose (rASRM II). Die verbliebenen Endometrioseherde waren makroskopisch schwarz und wurden reseziert bzw. destruiert. Der Uterus (Abb. 15.8c) war typischerweise klein, fast atrophisch (reversibler „Normalbefund" nach GnRH-Analoga!). Da kein aktueller Kinderwunsch bestand, wurde eine Nonstop-Therapie mit Dienogest/EE® angeschlossen.

Studienlage
Die GnRH-Analoga waren lange Jahre die Therapie der Wahl. Neben einer guten Wirksamkeit zeichnen sie sich allerdings auch durch ein ausgeprägtes Nebenwirkungsprofil aus. Insbesondere der Vergleich mit DNG zeigte diesen Nachteil auf, denn DNG war LA im Zielparameter „Schmerz" (VAS) nicht unterlegen und nicht überlegen. Kürzlich wurde gezeigt, dass sich gleiche Therapieergebnisse erreichen lassen, wenn die

GnRH-Analoga-Gruppe eine *add-back*-Therapie erhält (Lee et al., 2016), was bei GnRH-Analoga-Gabe über 3 Monate Standard sein sollte. Die Schmerz-Scores unterschieden sich nicht und die Nebenwirkungen waren gut vergleichbar. Bei ausgedehnter symptomatischer Endometriose schein die Gabe von GnRH-Analoga für 3 Monate gefolgt von DNG vielversprechend, da in diesem Therapieansatz die lästigen Schmierblutungen entfallen (Kitawaki et al., 2011). Neuerdings wurden neue *add-back*-Optionen (1 mg E2V/MPA über 20 Wochen) untersucht (Tsai et al., 2016). In dieser Studie wurde eine niedrig dosierte *add-back*-Behandlung während einer postoperativen GnRH-Antagonisten-Behandlung untersucht. Dieses Problem ist relevant, da die GnRH-Analoga erfahrungsgemäß hypoöstrogene Nebenwirkungen erzeugen, die zum Therapieabbruch führen können. Die Effekte von niedrig dosierten *add-back*-Behandlungen sind unbekannt. Die Dosierung und die Präparate werden bisher relativ beliebig in der Praxis eingesetzt. In der vorliegenden Studie wurden 107 Patientinnen einer *add-back*-Behandlung mit Estradiolvalerat (1 mg) und Medroxyprogesteronacetat (2,5 mg) für 20 Wochen appliziert. Die Patientinnen erhielten die Tablette einmal am Tag, während in der Kontrollgruppe die Dosis zweimal täglich appliziert wurde. Die hypoöstrogenen Nebeneffekte, wie Hitzewallungen u. a. wurden dokumentiert. Außerdem wurde neben Knochenbeschwerden auch eine Knochendensitometrie durchgeführt. Die Drop-out-Raten in beiden Gruppen wurden untersucht. Als Resultat konnte festgehalten werden, dass die Inzidenz von hypoöstrogenen Nebenwirkungen in der *low-dose*-Gruppe niedriger war als in der Kontrollgruppe, bezogen auf Hitzewallungen. Statistisch signifikante Unterschiede gab es aber in beiden Gruppen nicht. Die *drop-out*-Rate in der Kontrollgruppe war etwas höher als in der *low-dose*-Gruppe. Beide Patientengruppen zeigten signifikante Verluste in der Knochendichte während der Behandlung. Die Autoren hielten fest, dass die niedrig dosierte *add-back*-Therapie effektiv die hypoöstrogenen Nebenwirkungen behandelt und auf diese Art und Weise die therapeutischen Effekte einer GnRH-Antagonisten-Behandlung unterstützt. Die *drop-out*-Rate war niedriger verglichen mit der regulären *add-back*-Dosis, weshalb geschlossen wird, dass die *low-dose add-back*-Behandlung durchaus als Therapie der Wahl im Rahmen einer GnRH-Antagonisten-Behandlung eingesetzt werden kann.

Die *add-back*-Therapie ist in Bezug auf die Knochendemineralisierung zu empfehlen (Ulrich et al., 2014). Interessant sind die Ansätze, in denen GnRH-Analoga mit Aromatasehemmer kombiniert wurden, was ein verlängertes rezidivfreies Intervall gegenüber der alleinigen GnRH-Analoga-Gabe bewirkte (Soysal et al., 2014; Tosti et al., 2016).

Die Therapie der Endometriose mit GnRH-Agonisten stellte über Jahre hinweg den Goldstandard der Therapie dar. Eingeschränkt wurde diese Therapieoption durch die hypoöstrogenen Nebenwirkungen. Deshalb widmet sich die Studie von Tang et al. (2017) der Dosisreduktion von GnRH-Agonisten im Rahmen der Therapie von Stadium 3–4 Endometriosepatientinnen. In dieser randomisierten kontrollierten Studie wurden insgesamt 50 Patientinnen eingeschlossen, die eine laparoskopisch diagnostizierte Endometriose hatten. Die Hormonwerte, die Symptome der Östrogendefizienz, aber auch die lumbale Knochendichte, wurden als Zielparameter in beiden Gruppen analysiert. Die Autoren stellten dabei fest, dass in der Gruppe der Patientinnen, die 1,88 mg statt 3,75 mg GnRH-Agonisten erhielten, die perimenopausalen Symptome zufriedenstellend verbessert wurden, die Knochendichte sich nicht so dramatisch veränderte und insgesamt gute klinische Effekte erzielt wurden. Die Nebenwirkungen waren jeweils in der 3,75 mg-Gruppe signifikant höher als in der Niedrig-Dosis-Gruppe.

15.6 GnRH-Antagonisten

GnRH-Antagonisten spielten bisher im klinischen Alltag kaum eine Rolle, obwohl sie nicht den unangenehmen initialen *flare-up* aufweisen. Sie müssen de facto wöchentlich gegeben werden, was auch nicht sehr anwenderfreundlich ist. Auch hier gibt es neue optimistische Ansätze, selbst für die Problemgruppe der Adoleszenten.

Die GnRH-Analoga wurden bisher überwiegend als Implantat appliziert, d. h. die Patientinnen erhielten entweder eine Ein-Monatsspritze oder aber eine Drei-Monatsspritze. Nunmehr wird mit dem oralen GnRH-Antagonisten Elagolix ein neues Therapieprinzip in die Therapie der Endometriose eingeführt. Die Studiengruppe um Taylor et al. (2017) führte zwei gleiche doppelblind randomisierte, 6-monatige Phase-3-Studien (EM1 und EM2) durch, um die Effekte von zwei Dosierungen (150 mg 1-mal täglich als sog. Niedrig-Dosis-Gruppe und 200 mg 2-mal täglich als sog. Hoch-Dosis-Gruppe) mit Placebo zu vergleichen. Alle Patientinnen hatten eine chirurgisch diagnostizierte Endometriose und moderate oder schwere Endometriose assoziierte Schmerzen. Insgesamt wurden in die EM I-Studie 872 und in die EM II-Studie 817 Patientinnen eingeschlossen. Davon konnten 653 (EM I) bzw. 632 (EM II) die Studie beenden. In beiden Studiengruppen, sowohl in der Hoch-Dosis- als auch in der Niedrig-Dosis-Gruppe der Frauen, die mit Elagolix behandelt wurden, zeigten sich eine effektive Verbesserung in Bezug auf Dysmenorrhoe und nicht menstruationsbedingter Unterbauchschmerzen in über 6 Monaten. Beide Dosierungen von Elagolix waren mit hypoöstrogenen Nebenwirkungen verbunden. Elagolix wirkt über die kompetitive Hemmung des GnRH-Rezeptors in der anterioren Hypophyse, was zu einer schnellen Reduktion der Gonadotropinsynthese und damit zu einem substanziellen Abfall der Estradiol-Serumwerte führt. Die Nebenwirkungen der Elagolix-Behandlung waren grundsätzlich handhabbar. Im Vordergrund standen hier Hitzewallungen, Schlaflosigkeit, Stimmungsschwankungen und Nachtschweiß. In der Studie zeigte sich auch ein geringfügiger Anstieg des Cholesterols, der LDL-Cholesterole und Triglyceride, aber auch ein Anstieg der HDL-Cholesterole. Die gemessene Knochendichte über sechs Monate war in den Elagolix-Gruppen signifikant niedriger als in den Kontrollgruppen, wobei hier die Niedrig-Dosis-Gruppe besser als die Hoch-Dosis-Gruppe abschloss. Die bekannten Knochendichteprobleme führten seinerzeit auch zu der bekannten Begrenzung der GnRH-Agonisten-Therapie auf 6 Monate, wenn sie ohne *add-back* eingesetzt werden. Die vorliegende Studie zeigt deutlich, dass Elagolix einen Effekt auf endometrioseassoziierte Beckenschmerzen hat, allerdings bleibt die optimale Dosis weiterhin unklar, denn die höhere Dosis ist zwar etwas effektiver, hat aber auch in Bezug auf die Knochen mehr Nebenwirkungen, was die Einsetzbarkeit in der Praxis limitiert. Kritisch bleibt festzuhalten, dass die beiden Studien keine Angaben über Langzeitprobleme der Knochendichte machen können. Eine *add-back*-Therapie muss in diesem Zusammenhang auch untersucht werden. Als letzter Kritikpunkt bleibt festzuhalten, dass die Studie keine Kontrollgruppe aufweist, d. h. sich nicht mit den derzeitigen Therapien der Wahl, wie etwa Gestagenen oder anderen Präparaten, vergleicht (Hornstein, 2017). Hier bleiben interessante Studien abzuwarten (Surrey et al., 2018).

> **!** **Merke:** Insgesamt ist der Einsatz oraler GnRH-Antagonisten auf jeden Fall interessant, um das Spektrum der Therapieoptionen bei Endometriose-Patientinnen zu erweitern.

15.7 Offene Frage bei Selektiven Progesteron-Rezeptor-Modulatoren

In den letzten Jahren stellt sich immer öfter die Frage, ob selektive Progesteronrezeptormodulatoren einen Stellenwert in der Therapie der Endometriose haben könnten. Fallberichte sprechen dafür. Aus diesem Grund wurde in der Cochrane-Data-Base ein entsprechender systematischer Review von Fu et al. (2017) erstellt. Es wurde theoretisch gezeigt, dass es eine moderate Evidenz gibt, dass Mifepriston Dysmenorrhoen positiv beeinflusst und dass es eine niedrige Qualität von Evidenz gibt, dass Mifepriston einen Einfluss auf Dyspareunie hat, obwohl Amenorrhoe und Hitzewallungen als Nebenwirkungen bekannt sind. Die Daten zur Dosierung sind noch inkonklusiv, wobei die meisten Studien 2,5 mg Mifepriston als weniger effektiv im Vergleich zu höheren Dosierungen bezeichnen. Die Autoren betonen, dass die Evidenz nicht ausreichend ist, um belastbare Schlussfolgerungen über die Sicherheit und Effektivität anderer selektiver Progesteronrezeptormodulatoren zu geben. Das beziehe sich auch auf die Präparate Gestrinone, Asoprisnil und Ulipristalacetat.

> **!** **Merke:** Solche Cochrane-Aussagen bedeuten NICHT, dass SPRM nicht einen sehr interessanten Ansatz in der medikamentösen Endometriosetherapie darstellen.

15.8 Danazol

Wirkmechanismus: Danazol (17α-Ethinyl-17β-hydroxyandrost-4-eno[2,3-d]isoxazol) ist ein Androgen mit nur inkompletter Wirkung auf die hypothalamisch-hypophysäre Achse. Obgleich die Stimulierbarkeit der Hypophyse durch GnRH erhalten bleibt, wird über eine Störung der zyklischen FSH- und LH-Sekretion aber die Follikelreifung im Ovar gehemmt, was zu einem anhaltenden Östrogendefizit führt. Zusätzliche direkte Wirkungen auf gonadaler Ebene sind bekannt. Hypoöstrogenämie und Anstieg des freien (wirksamen) Testosterons durch Senkung des SHBG führen zur Endometriumatrophie und zur therapeutischen Amenorrhö. Hypoöstrogenämie und androgene Partialwirkungen haben darüber hinaus synchrone immunmodulatorische Effekte, was möglicherweise eine zusätzliche Erklärung für die gute Wirksamkeit von Danazol bei Endometriose liefert.

Einziges Präparat im Handel ist das Winobanin® (Danazol) in Tablettenform a 200 mg. Die empfohlene Dosis liegt bei 400 mg/d (200–600 mg/d). Die Dosierung richtet sich nach den Beschwerden der Frau und der Erzielung einer Amenorrhö.

Die Nebenwirkungen des Danazols sind einerseits bedingt durch den Östrogenmangel (Hitzewallungen, atrophische Kolpitis u. a.), überwiegend aber androgenetisch und als solche z. T. gravierend: Gewichtszunahme, Seborrhö, Akne, Hirsutismus und irreversible Stimmvertiefung. Weiterhin sind Störungen des Fettstoffwechsels (Anstieg des HDL, Abfall des LDL) sowie der Leberfunktion bekannt. Dementsprechend ist eine Danazol-Therapie auf 6–9 Monate zu begrenzen und bei Störungen des Fettstoffwechsels und der Leberfunktion, bei Adipositas und Nikotinabusus kontraindiziert. Vor allem wegen dieser Nebenwirkungen hat das Danazol (früher das effektivste Medikament der Endometriosetherapie) mit der Entwicklung der GnRH-Analoga an Bedeutung verloren, zumal es auch hinsichtlich der Behandlungskosten keine günstigere Alternative darstellt.

15.9 Neuere medikamentöse Therapieansätze oder Therapiekombinationen

Wenn auch in geringerem Umfang als in der gynäkologischen Onkologie laufen klinische Studien auch auf dem Gebiet der Endometriose.
- GnRH-Antagonisten: Studien laufen
- Antigestagene: Studien laufen
- Danazol: Studien laufen
- Progestine: Studien laufen
- Aromatase-Inhibitoren: Studien laufen (Abb. 15.9)
- selektive Progesteron-Rezeptormodulatoren (Esmya®): Studien geplant
- COX-2-Inhibitoren: Studien geplant
  - TNF-alpha: experimentell

– Matrix-Metalloproteinasen: experimentell
– Tyrosinkinase-Inhibitoren: experimentell

Kasuistik: Bei einer 41-jährigen II Gravida wurde extern eine Endometriose laparoskopisch gesichert. Eine GnRH-Analoga-Behandlung wurde nach 4 Monaten abgebrochen. Ein Jahr später erfolgte ebenfalls extern wegen anhaltender Dysmenorrhö
die abdominale Hysterektomie mit linksseitiger Adnexektomie. Zwei Jahre danach
traten zyklische vaginale Blutungen auf. Eine Scheidenstumpfbiopsie ergab ein En-
dometrioserezidiv. Die anschließende Gestagenmonotherapie wurde nicht vertragen.
Aufgrund der rezidivierenden Blutungen stellte sich die nunmehr 45-jährige Frau in
unserem Zentrum vor. Die Diagnostik ergab eine 30 mm durchmessende Scheidenstumpfendometriose (Blutungsquelle, Abb. 15.9a) sowie eine 22 mm durchmessende
„Schokoladenzyste" im verbliebenen rechten Ovar. Nach eingehender Aufklärung

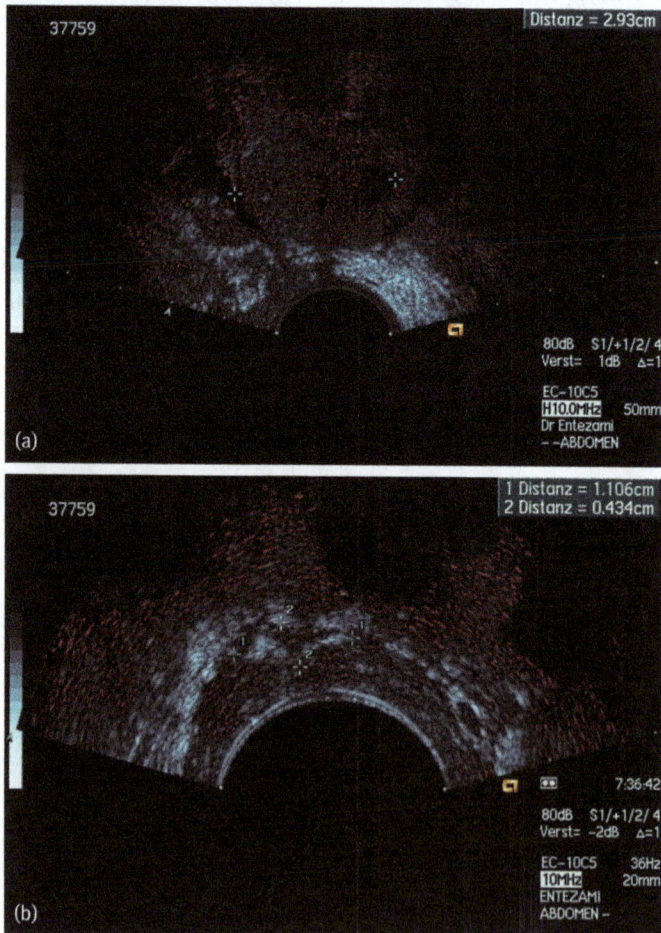

Abb. 15.9: Beispiel
für ultraschallgestütz-
tes Therapie-Monito-
ring bei Aromatase-
Inhibitor-Behandlung.

entschied sich die Patientin gegen eine sofortige nochmalige Operation und für einen Therapieversuch mit dem Aromatasehemmer Letrozol® (2,5 mg/die). Über den z. Z. experimentellen Charakter dieser Therapie wurde sie ausführlich informiert. Die vaginalen Blutungen sistierten bereits nach 10-tägiger Therapie. Der Scheidenstumpfherd schrumpfte nach einem Monat auf 16 mm und war nach 4 Monaten palpatorisch und sonographisch nicht mehr nachweisbar (Abb. 15.9b). Die Schokoladenzyste zeigte Größenkonstanz und keinerlei Malignitätskriterien. Als Nebenwirkung wurde nur eine leichte Müdigkeit angegeben. Neuaufgetretene Ovarialzysten waren nicht zu verzeichnen. Eine Relaparotomie im 5. Monat ergab eine fibrotisch umgewandelte Endometrioseplatte (schwarze Herde) sowie eine zystisch veränderte Adnexe (Schokoladenzyste), die komplett entfernt wurde. Die Knochendichte blieb im Normbereich. Zur Prävention von Ovarialzysten scheint die Gabe von GnRH-Analoga oder von Gestagenen unter Studienbedingungen biologisch sinnvoll.

15.10 Postoperative medikamentöse Therapie und das Rezidivproblem

Die Rezidivraten nach operativer Therapie der Endometriose sind hoch und werden für die ersten postoperativen 5 Jahre mit ca. 45 % angegeben. Konsequenterweise wurde in verschiedenen Studien inzwischen gezeigt, dass es tatsächlich sinnvoll ist, nach einer suffizienten operativen Endometriosesanierung medikamentös nachzubehandeln (Zorbas et al., 2015). Dabei scheint die kontinuierliche OC-Gabe der zyklischen OC-Applikation überlegen. Dies bezieht sich in erster Linie auf das rezidivfreie Intervall (Koga et al., 2016).

Takaesu et al. (2016) zeigten, dass die kumulative Rezidivrate postoperativ nach 5 Jahren in der Verumgruppe (2 mg DNG) signifikant niedriger war als in der Gruppe, die nach Operation keine Medikation erhielt. Die postoperative Behandlung von Patientinnen mit Endometriose, die einer konservativen operativen Behandlung unterzogen wurden, ist nach wie vor ein offenes Problem, obwohl Dienogest derzeit als Therapie der Wahl gilt und die Gonadotropin-Releasing-Hormone abgelöst hat. Dies liegt in erster Linie an der Problematik der hypoöstrogenen Nebenwirkungen, die mit der GnRH-Agonisten-Behandlung verbunden ist. In der vorliegenden Studie wurden 111 Patientinnen in zwei Gruppen randomisiert: in eine Dienogest-Gruppe (n = 56) und eine Goserelin-Gruppe (n = 55). Die Patientinnen wurden für 24 Monate nach der Laparoskopie beobachtet. Außerdem gab es eine postoperative Gruppe, die keine Behandlung erhielt, weil sie keiner Behandlung bedurfte. In der Studie wurden die Rezidivraten, die Nebenwirkungen, der Grad der Menstruationsschmerzen und der Beckenschmerzen mit Hilfe des VAS-Scores untersucht und innerhalb der drei Gruppen verglichen. Nach Angaben der Autoren gab es keine signifikanten Unterschiede in Bezug auf postoperative Rezidivraten zwischen der Dienogest- und der Goserelin-Gruppe. Es gab auch keine signifikanten Unterschiede in der Rezidivrate zwischen der

Goserelin-Gruppe und der Nicht-Behandlungsgruppe. Allerdings wurden signifikante Unterschiede in der Rezidivrate zwischen der Dienogest-Gruppe und der nicht behandelten Gruppe beschrieben. Menstruationsbeschwerden und Unterbauchbeschwerden verbesserten sich signifikant in den beiden Gruppen, die Hormone erhielten. Die Nebenwirkungen waren in der Goserelin-Gruppe größer als in der Dienogest-Gruppe. Die Autoren schlussfolgerten deshalb, dass Dienogest für eine Langzeitbehandlung über 6 Monate sinnvoll ist und zwar sinnvoller als Goserelin, welches wiederum für eine Kurzzeittherapie einzusetzen sei.

Gute Ergebnisse ließen sich nach Laparoskopie auch mit LNG-IUD und MPA-Depots erzielen (Wong et al., 2010), was die Daten von Cho et al. (2014) unterstützt. Diese Gruppe konnte zeigen, dass die Rezidivrate 17 Monate nach LNG-IUD mit der von OC vergleichbar sei. Takamura et al. (2009) und Seracchioli et al. (2010) belegten den Nutzen eine kontinuierlichen oder zyklischen OC-Gabe zur postoperativen Rezidivvermeidung von Endometriomen. Ähnliche Effekte erzielt man mit GnRH Analoga oder Danazol (Kaponis et al., 2015). Die GnRH Analoga-Gabe führt bekanntlich verglichen mit Placebo zu einem signifikant verlängertem rezidivfreien Intervall (Yap et al., 2004). Da im Fall von Rezidivendometriomen eine erneute operative Intervention zu einem Parenchymverlust und damit zu einer Reduktion der ovariellen Reserve kommt, sollte nur nach scharfer Indikationsstellung erneut operiert werden.

15.11 Schmerztherapie

Prinzipiell unterscheidet man eine medikamentöse und eine operative Schmerzausschaltung (Tab. 15.8). Die Schmerzpatientinnen sollten in jedem Fall eine konsequente, ggf. präemptive Schmerztherapie erhalten (ESHRE guideline, 2014; Ulrich et al., 2014).

Tab. 15.8: Schmerztherapie bei Endometriose (Literatur s. Anhang).

Nichtsteroidale Antiphlogistika (nonsteroidal antiinflammatory drugs = NSAIDs)			
Diclofenac®	2–3/tgl	50–100 mg	Schmerzkalender! Bei Magenulcus:
Ibuprofen®	3–4/tgl	400 mg	Prophylaxe erwägen/durchführen!
Celebrex®	1–2/tgl	200 mg	selektive COX-2-Hemmer:* kausaler Therapieansatz? Derzeit nicht auf dem Markt.
Arcoxia®	1/tgl	60, 90, 120 mg	selektiver COX-2-Hemmer

Tab. 15.8: (fortgesetzt) Schmerztherapie bei Endometriose (Literatur s. Anhang).

Schwache Opioide (evtl. in Kombination mit NSAIDs)			
Tilidin®	2–3/tgl	100 mg	festes Einnahmeschema
Tramadol®	3–4/tgl	50 mg	festes Einnahmeschema
Nicht-opioide Analgetika			
Metamizol (Novalgin)	3–4/tgl	20–30 Tropfen	festes Einnahmeschema ist immer besser
Antidepressiva (additiv)			
Imipramin®	1–2 Einzeldosen	50–100 mg	stimmungsaufhellend
Amitryptilin®	zur Nacht	50–75 mg	angstlösend
Desipramin®	1–2 Einzeldosen	50–100 mg	
Gabapentin			
Operative Schmerztherapie			
LUNA (*Laparoscopic Uterine Nerve Ablatio*)		nicht stillbare Schmerzen, fraglicher Effekt	
PSNA (*Presacrale Nerve Ablatio*)		Studien benötigt, effektiv	

*Die selektiven COX-2-Inhibitoren wurden wegen kardialer Nebenwirkungen bei älteren Patientinnen vom Markt genommen. Weitere Entwicklungen bleiben abzuwarten. Wichtiger Forschungsansatz!

Die Schmerzbeurteilung (z. B. nach Behrman-Biberoglu) für Dysmenorrhö, Dyspareunie und Unterbauchschmerzen kann mit der Patientin erfolgen:

0 = keine Schmerzen, 1 = leichte Schmerzen (geringe Leistungsminderung), 2 = mäßige Schmerzen (zeitweilig bettlägerig, gelegentlich arbeitsunfähig), 3 = starke Schmerzen (einen Tag oder mehrere bettlägerig, komplett leistungsunfähig).

Der VAS Score (Abb. 15.10) ist eine einfache Methode, um einen Eindruck über die Schmerzintensität zu erhalten. Schmerz ist ein sehr subjektives Symptom. Deshalb macht eine Verlaufsbeobachtung, d. h. eine mehrfache VAS-Erhebung im Therapieverlauf, mehr Sinn als nur eine „Momentaufnahme".

Nichtsteroidale Antiphlogistika können in der Therapie endometrioseassoziierter Schmerzen effektiv sein (*Evidence level* Ib, siehe ESHRE guideline, 2014; DGGG-Leitlinie, 2014).

Die operative Entfernung aller Endometrioseherde in Kombination mit einer LUNA reduziert endometrioseassoziierte Schmerzen (Abb. 15.11) im Vergleich zu einer diagnostischen Laparoskopie. Die LUNA selbst hat jedoch keinen Einfluss auf eine endometrioseassoziierte Dysmenorrhoe (*Evidence level* Ib, siehe ESHRE guideline, 2005; DGGG-Leitlinie, 2014).

Die präsakrale Neurektomie (PSN) ist effektiv, aber technisch anspruchsvoll und nicht ungefährlich (ESHRE, 2014).

Welches Schmerzmittel wann?

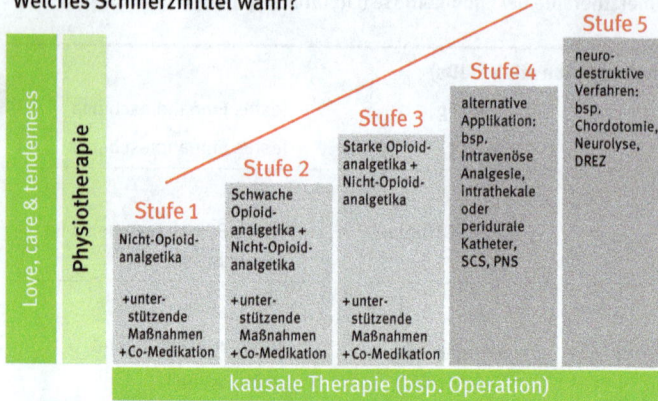

Erweitertes WHO-Stufenschema zur Schmerztherapie
(unterstützende Verfahren: VT, Komplementärmedizin/Co-Medikation: TCA, Antikonvulsiva etc.).

(a)

Visuelle Analogskala

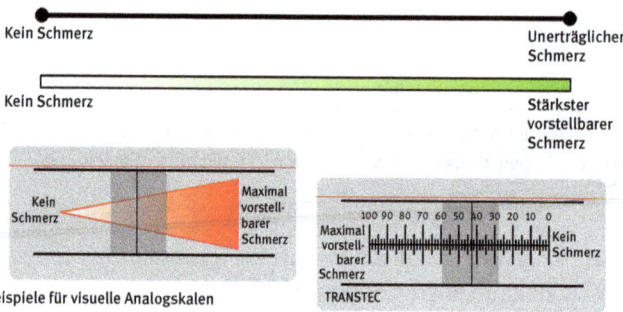

Beispiele für visuelle Analogskalen

(b)

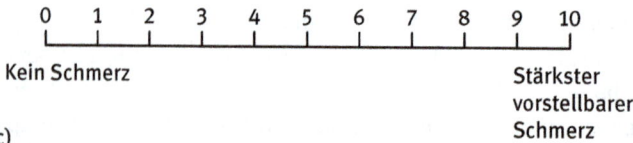

(c)

Abb. 15.10: VAS-Score zur Beurteilung der Schmerzintensität (nach Halis et al. 2010).

Es empfiehlt sich immer die interdisziplinäre Kooperation mit einem erfahrenen Schmerztherapeuten bzw. einer Schmerzambulanz. Bei therapieresistenten Schmerzen, die neuropathischen Charakter haben, kann ein Therapieversuch mit Gabapentin oder Pregabalin durchgeführt werden. Die Dosierung von Gabapentin sollte mindestens 1.800 mg/d betragen, sonst erreicht es den neuropathischen Schmerz nicht. Wenn diese Dosierung keinen Effekt bringt, so kann bis max. 3.600 mg/d gesteigert werden. Dabei gilt: merkt die Patientin nach 10 Tagen Gabapentin 1.800 mg/d keine Besserung, so kann das Präparat abgesetzt werden, dann ist kein weiterer Nutzen zu erwarten ist (persönl. Mitteilung von Prof. Dr. S. Mechsner). In jedem Fall ist wichtig wegen der ty-

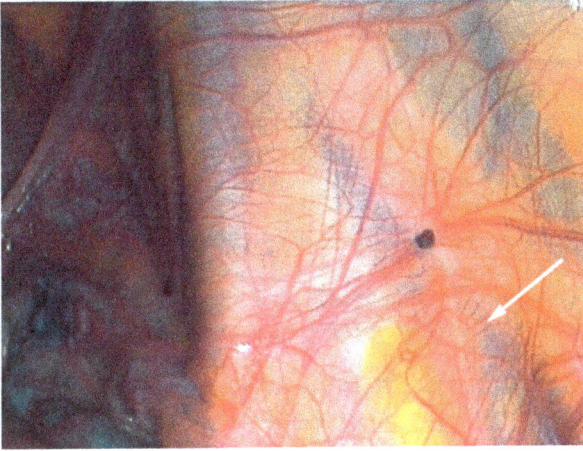

Abb. 15.11: Endometriose und Nerven. Auch mechanisch kann es zu neuronalen Alterationen kommen, wie dieses Bild zeigt. Unter dem Endometrioseherd läuft der pars femoralis des nervus genitofemoralis entlang. Noch ist der retroperitoneal laufende Nerv nicht infiltriert (Pfeil).

pischen Nebenwirkungen Schwindel und Kopfschmerz die Dosierung langsam zu steigern; diese kann auch individuell angepasst sein, z. B. 0-0-300 (mg/d) oder 300-0-300 (mg/d) oder 300-300-300 (mg/d) usw. wobei man alle 2–3 Tage steigert.

Literatur

Andres Mde P, Lopes LA, Baracat EC, Podgaec S. Dienogest in the treatment of endometriosis: systematic review. Arch Gynecol Obstet. 2015;292:523-529.

Bedaiwy MA, Allaire C, Alfaraj S. Long-term medical management of endometriosis with dienogest and with a gonadotropin-releasing hormone agonist and add-back hormone therapy. Fertil Steril. 2017;107:537-548.

Berlanda N, Somigliana E, Frattaruolo MP, et al. Surgery versus hormonal therapy for deep endometriosis: is it a choice of the physician? Eur J Obstet Gynecol Reprod Biol. 2017;209:67-71.

Buggio L, Lazzari C, Monti E, et al. "Per vaginam" topical use of hormonal drugs in women with symptomatic deep endometriosis: a narrative literature review. Arch Gynecol Obstet. 2017;296:435-444.

Chen YJ, Hsu TF, Huang BS, et al. Postoperative maintenance levonorgestrel-releasing intrauterine system and endometrioma recurrence: a randomized controlled study. Am J Obstet Gynecol. 2017;216:582.e1-582.e9.

Cho S, Jung JA, Lee Y, et al. Postoperative levonorgestrel-releasing intrauterine system versus oral contraceptives after gonadotropin-releasing hormone agonist treatment for preventing endometrioma recurrence. Acta Obstet Gynecol Scand. 2014;93:38-44.

Donnez O, Roman H. Choosing the right surgical technique for deep endometriosis: shaving, disc excision, or bowel resection? Fertil Steril. 2017;108:931-942.

Ferrero S, Barra F, Leone Roberti Maggiore U. Current and Emerging Therapeutics for the Management of Endometriosis. Drugs. 2018;78:995-1012.

Fu J, Song H, Zhou M, et al. Progesterone receptor modulators for endometriosis. Cochrane Database Syst Rev 2017;7:CD009881.

Grandi G, Xholli A, Napolitano A, Palma F, Cagnacci A. Pelvic pain and quality of life of women with endometriosis during quadriphasic estradiol valerate/dienogest oral contraceptive: a patient-preference prospective 24-week pilot study. Reprod Sci. 2015;22:626-632.

Granese R, Perino A, Calagna G, et al. Gonadotrophin-releasing hormone analogue or dienogest plus estradiol valerate to prevent pain recurrence after laparoscopic surgery for endometriosis: a multi-center randomized trial. Acta Obstet Gynecol Scand. 2015;94:637-645.

Halis G, Mechsner S, Ebert AD. The diagnosis and treatment of deep infiltrating endometriosis. Dtsch Arztebl Int. 2010;107:446-455.

Harada M, Osuga Y, Izumi G, et al. Dienogest, a new conservative strategy for extragenital endometriosis: a pilot study. Gynecol Endocrinol. 2011;27:717-720.

Harada T, Kosaka S, Elliesen J, et al. Ethinylestradiol 20 µg/drospirenone 3 mg in a flexible extended regimen for the management of endometriosis-associated pelvic pain: a randomized controlled trial. Fertil Steril. 2017;108:798-805.

Harada T, Momoeda M, Taketani Y, et al. Dienogest is as effective as intranasal buserelin acetate for the relief of pain symptoms associated with endometriosis--a randomized, doubleblind, multi-center, controlled trial. Fertil Steril. 2009;91:675-681.

Harada T, Momoeda M, Taketani Y, Hoshiai H, Terakawa N. Low-dose oral contraceptive pill for dysmenorrhea associated with endometriosis: a placebo-controlled, double-blind, randomized trial. Fertil Steril. 2008;90:1583-1588.

Hornstein MD. An Oral GnRH Antagonist for Endometriosis - A New Drug for an Old Disease. N Engl J Med. 2017;377:81-83.

Kaponis A, Taniguchi F, Azuma Y, et al. Current treatment of endometrioma. Obstet Gynecol Surv. 2015;70:183-195.

Kim NY, Ryoo U, Lee DY, et al. The efficacy and tolerability of short-term low-dose estrogen-only add-back therapy during post-operative GnRH agonist treatment for endometriosis. Eur J Obstet Gynecol Reprod Biol. 2011;154:85-89.

Kitawaki J, Kusuki I, Yamanaka K, Suganuma I. Maintenance therapy with dienogest following gonadotropin-releasing hormone agonist treatment for endometriosis-associated pelvic pain. Eur J Obstet Gynecol Reprod Biol. 2011;157:212-216.

Koga K, Takamura M, Fujii T, Osuga Y. Prevention of the recurrence of symptom and lesions after conservative surgery for endometriosis. Fertil Steril. 2015;104:793-801.

Lee DY, Lee JY, Seo JW, Yoon BK, Choi D. Gonadotropin-releasing hormone agonist with add-back treatment is as effective and tolerable as dienogest in preventing pain recurrence after laparoscopic surgery for endometriosis. Arch Gynecol Obstet. 2016;294:1257-1263.

Leonardo-Pinto JP, Benetti-Pinto CL, Cursino K, Yela DA. Dienogest and deep infiltrating endometriosis: The remission of symptoms is not related to endometriosis nodule remission. Eur J Obstet Gynecol Reprod Biol. 2017;211:108-111.

Maiorana A, Incandela D, Parazzini F, et al. Efficacy of dienogest in improving pain in women with endometriosis: a 12-month single-center experience. Arch Gynecol Obstet. 2017;296:429-433.

Meyer R. Die Pathologie der Bindegewebsgeschwülste und Mischgeschwülste. In: Stoeckel W: Handbuch der Gynäkologie. 3. Auflage, Band 6, J. F. Bergmann, München 1930, pp.356-615.

Momoeda M, Harada T, Terakawa N, et al. Long-term use of dienogest for the treatment of endometriosis. J Obstet Gynaecol Res. 2009;35:1069-1076.

Morelli M, Sacchinelli A, Venturella R, Mocciaro R, Zullo F. Postoperative administration of dienogest plus estradiol valerate versus levonorgestrel-releasing intrauterine device for prevention of pain relapse and disease recurrence in endometriosis patients. J Obstet Gynaecol Res. 2013;39:985-990.

Priya K, Rajaram S, Goel N. Comparison of combined hormonal vaginal ring and low dose combined oral hormonal pill for the treatment of idiopathic chronic pelvic pain: a randomised trial. Eur J Obstet Gynecol Reprod Biol. 2016;207:141-146.

Seracchioli R, Mabrouk M, Frascà C, et al. Long-term cyclic and continuous oral contraceptive therapy and endometrioma recurrence: a randomized controlled trial. Fertil Steril. 2010;93:52-56.

Seracchioli R, Mabrouk M, Frascà C, et al. Long-term oral contraceptive pills and postoperative pain management after laparoscopic excision of ovarian endometrioma: a randomized controlled trial. Fertil Steril. 2010;94:464-471.

Soysal S, Soysal ME, Ozer S, Gul N, Gezgin T. The effects of post-surgical administration of goserelin plus anastrozole compared to goserelin alone in patients with severe endometriosis: a prospective randomized trial. Hum Reprod. 2004;19:160-167.

Strowitzki T, Marr J, Gerlinger C, Faustmann T, Seitz C. Dienogest is as effective as leuprolide acetate in treating the painful symptoms of endometriosis: a 24-week, randomized, multicentre, open-label trial. Hum Reprod. 2010;25:633-641.

Surrey E, Taylor HS, Giudice L, et al. Long-Term Outcomes of Elagolix in Women With Endometriosis: Results From Two Extension Studies. Obstet Gynecol. 2018;132:147-160.

Takaesu Y, Nishi H, Kojima J, et al. Dienogest compared with gonadotropin-releasing hormone agonist after conservative surgery for endometriosis. J Obstet Gynaecol Res. 2016;42:1152-1158.

Takamura M, Koga K, Osuga Y, et al. Post-operative oral contraceptive use reduces the risk of ovarian endometrioma recurrence after laparoscopic excision. Hum Reprod. 2009;24:3042-3048.

Tanaka Y, Mori T, Ito F, et al. Effects of low-dose combined drospirenone-ethinylestradiol on perimenstrual symptoms experienced by women with endometriosis. Int J Gynaecol Obstet. 2016;135:135-139.

Tang H, Wu R, Li X, et al. Curative effect of 1.88-mg and 3.75-mg gonadotrophin-releasing hormone agonist on stage III-IV endometriosis: Randomized controlled study. J Obstet Gynaecol Res. 2017;43:1550-1554.

Taniguchi F, Enatsu A, Ota I, et al. Effects of low dose oral contraceptive pill containing drospirenone/ethinylestradiol in patients with endometrioma. Eur J Obstet Gynecol Reprod Biol. 2015; 191:116-20.

Taylor HS, Giudice LC, Lessey BA, et al. Treatment of Endometriosis-Associated Pain with Elagolix, an Oral GnRH Antagonist. N Engl J Med. 2017;377:28-40.

Tosti C, Biscione A, Morgante G, et al. Hormonal therapy for endometriosis: from molecular research to bedside. Eur J Obstet Gynecol Reprod Biol. 2017;209:61-66.

Tsai HW, Wang PH, Huang BS, et al. Low-dose add-back therapy during postoperative GnRH agonist treatment. Taiwan J Obstet Gynecol. 2016;55:55-59.

Ulrich U, Buchweitz O, Greb R, etl al. German and Austrian Societies for Obstetrics and Gynecology. National German Guideline. (S 2k): Guideline for the Diagnosis and Treatment of Endometriosis: Long Version – AWMF Registry No. 015-045. Geburtshilfe Frauenheilkd. 2014;74:1104-1118.

Ulrich U, Buchweitz O, Greb R, et al; German and Austrian Societies for Obstetrics and Gynecology. National German Guideline (S2k). Guideline for the Diagnosis and Treatment of Endometriosis: Long Version - AWMF Registry No. 015-045. Geburtshilfe Frauenheilkd. 2014;74:1104-1118.

Vanhie A, Meuleman C, Tomassetti C, et al. Consensus on Recording Deep Endometriosis Surgery: the CORDES statement. Hum Reprod. 2016;31:1219-1223.

Vercellini P, Buggio L, Somigliana E. Role of medical therapy in the management of deep rectovaginal endometriosis. Fertil Steril. 2017;108:913-930.

Wong AY, Tang LC, Chin RK. Levonorgestrel-releasing intrauterine system (Mirena) and Depot medroxyprogesterone acetate (Depoprovera) as long-term maintenance therapy for patients with moderate and severe endometriosis: a randomised controlled trial. Aust N Z J Obstet Gynaecol 2010; 50: 273-279.

Yap C, Furness S, Farquhar C. Pre and post operative medical therapy for endometriosis surgery. Cochrane Database Syst Rev. 2004;(3):CD003678.
Zorbas KA, Economopoulos KP, Vlahos NF. Continuous versus cyclic oral contraceptives for the treatment of endometriosis: a systematic review. Arch Gynecol Obstet. 2015;292:37-43.

Weiterführende Literatur

Siehe Anhang.

16 Endometriose, Infertilität und geburtshilfliche Probleme

Christian Becker und Andreas D. Ebert

16.1 Epidemiologie und Kausalität

Infertilität ist definiert als die Unfähigkeit innerhalb von zwölf Monaten bei regelmäßigem, ungeschütztem Geschlechtsverkehr schwanger zu werden. Endometriose wird im Allgemeinen mit Infertilität assoziiert. Anhand klassischer Querschnittstudien wurde geschätzt, dass zwischen 25 und 50 % aller Frauen, die an Infertilität leiden, eine Endometriose haben und dass ca. 30 bis 50 % der Endometriosepatientinnen unfruchtbar sind. Eine direkte Kausalität zwischen Infertilität und Endometriose konnte allerdings bisher nicht eindeutig gezeigt werden. In der prospektiven *Nurses' Health Study II* wurde jedoch kürzlich beschrieben, dass wohl eine *temporäre* Relation zwischen beiden besteht. Frauen, bei denen Endometriose laparoskopisch diagnostiziert wurde, die jünger als 35 Jahre sind und einen normalen *Body Mass Index* (BMI; unter 25 kg/m²) besitzen, haben verglichen mit Frauen ohne Endometriose ein etwa doppelt so hohes Risiko unfruchtbar zu sein.

Falls nun tatsächlich eine Kausalität zwischen Endometriose und Infertilität besteht, sind deren grundlegende molekulare Mechanismen bisher noch nicht eindeutig identifiziert. Bei Patientinnen mit ausgeprägter Beckenendometriose, bei denen aufgrund der endometriosetypischen chronischen Entzündungsprozesse und möglicherweise wiederholter chirurgischer Eingriffe eine Verklebung und Vernarbung der Eileiter und Eierstöcke mit umgebenden Strukturen und Organen (Adhäsionen) aufgetreten ist, können durch die anatomischen Veränderungen der Eiauffangmechanismus und der Eitransport stark beeinträchtigt oder in seltenen Fällen irreversibel geschädigt sein. Allerdings ist bis heute unklar, in wieweit genau die Fertilität bei verschiedenen Schweregraden dieser Adhäsionen eingeschränkt ist. Abhängig von Faktoren wie Alter oder der Ovarialreserve profitieren diese Patientinnen zumeist vornehmlich von Kinderwunschbehandlungen wie IVF oder ICSI. Abgesehen von den Veränderungen der Beckenanatomie bestehen andere Möglichkeiten, wie die Endometriose einen negativen Einfluss auf die Fruchtbarkeit haben kann.

16.1.1 Veränderung des peritonealen Milieus

Diverse Studien haben gezeigt, dass sich die Zusammensetzung der Peritonealflüssigkeit bei Endometriosepatientinnen von der nicht betroffener Frauen unterscheidet. Endometriose ist eine chronisch entzündliche Erkrankung. Dementsprechend sind inflammatorische Zytokine, wie IL-1, IL-6, TNFα u. a., in hohen Konzentrationen nach-

https://doi.org/10.1515/9783110561326-016

weisbar. Des Weiteren spielen Makrophagen eine zentrale Rolle in der Pathogenese. Diese produzieren pro-angionene Faktoren wie IL-8 und VEGF. *In vitro* Studien haben gezeigt, dass solche Faktoren negative Auswirkungen auf Spermien und Eizellen haben können sowie funktionelle Störungen beim Eizell- und Spermientransport, dem Eiauffangmechanismus oder der Fertilisierung hervorrufen können (s. Kap. 16.2).

16.1.2 Reduzierte Qualität von Eizellen und Embryonen

Eine hohe Qualität der Eizellen ist eine der zentralen Voraussetzungen für eine erfolgreiche Befruchtung, Implantation und Schwangerschaft. IVF- und ICSI-Studien deuten darauf hin, dass Endometriose, insbesondere bei direkter Beteiligung der Ovarien, die Eizellenqualität negativ beeinflussen kann. Die meisten Studien haben indirekte Qualitätsparameter verwendet wie beispielsweise die Zusammensetzung der Follikelflüssigkeit oder Expressionsmuster und Morphologie der die Eizellen umgebenden Kumuluszellen. Allerdings gibt es auch direkte Hinweise auf eine Beeinträchtigung der Eizellqualität durch Endometriose. So scheint es, dass Endometriose mit einer Abnahme an kortikaler Granularität, einer Verhärtung der Zona pelucida, Veränderungen des Spindelapparates und einer Verminderung der Mitochondrienzahl in den Eizellen assoziiert ist (Sanchez et al., 2017).

Interessanterweise scheinen sich jedoch diese abnormen morphologischen Befunde nicht signifikant auf die Erfolgsquoten von IVF- und ICSI-Zyklen auszuwirken. Eine Metaanalyse von 33, allerdings zumeist retrospektiven Studien zeigte, dass sich sowohl die klinische Schwangerschaftsrate (positiver Ultraschall) als auch die Lebendgeburtenrate nicht signifikant zwischen Frauen mit und ohne ovarieller Endometriose unterscheiden (Hamdan et al., 2015). Allerdings konnten trotz höherer Gonadotropindosen weniger reife Metaphasen II gesammelt werden – und mehr Zyklen wurden vorzeitig abgebrochen. Dies könnte darauf hinweisen, dass Endometriose eine negative Auswirkung auf die Eizellreifung hat, worauf auch andere Studien hindeuten. Beispielsweise sind die IVF-Erfolgsraten beeinträchtigt, wenn Embryonen, die von Spendereizellen von Endometriosepatientinnen stammen, in Uteri von „gesunden" Frauen implantiert wurden (Simon et al., 2017). Die chirurgische Entfernung von Endometriosezysten scheint keine negative (oder positive) Auswirkung auf die klinische oder Lebendgeburtenrate zu haben (Hamdan et al., 2015).

16.1.3 Beeinträchtigung der Einnistung

Intensive und kontroverse Diskussionen werden derzeit geführt, ob die endometriale Rezeptivität bei Endometriosepatientinnen vermindert ist und somit zu einer reduzierten Fertilität beiträgt (Miravet-Valenciano et al., 2017). Die Befürworter der These, dass ein Unterschied besteht, belegen dies mit Studien, welche eine aberrante

Steroidsynthese im Endometrium von Endometriosepatientinnen zeigen (Yang et al., 2015). Beispielsweise sind sowohl eine vermehrte Expression des Östrogenrezeptors α und eine Progesteronresistenz beschrieben worden (Lessey et al., 2006). Verschiedene Genexpressionsstudien haben mehrere Kandidaten identifiziert, die unterschiedliche Expressionsmuster im Endometrium von Endometriosepatientinnen im Vergleich zu Kontrollen aufzeigen (Kao et al., 2003). Oberflächenliganden wie Integrine und Selectine, die bei der Implantation eine integrale Rolle spielen, sind von verschiedenen Gruppen bei Endometriosepatientinnen als vermindert exprimiert beschrieben worden (Lessey et al., 1992; Margarit et al., 2009). Vertreter der HOXA-Familie wie z. B. HOXA 10, das eine Rolle in der endometriellen Rezeptivität spielt, sind im Endometrium von Endometriosepatientinnen ebenfalls unterschiedlich exprimiert. Interessanterweise scheint sich dies durch chirurgische Therapie der Endometriose zu normalisieren (Matsuzaki et al., 2009).

Andere Studien widersprechen der These, dass die endometrielle Rezeptivität durch die Endometriose bedeutend verändert ist. Eine Pilotstudie, bei der die Expression von 238 Genen im Endometrium von Endometriose- und Kontrollpatientinnen untersucht wurde, zeigte keine statistisch signifikante Abweichung im Expressionsmuster zwischen den Gruppen (Garcia-Velasco et al., 2015). Weiterhin zeigte eine kleine, jedoch prospektive Studie, bei der Eizellen von „gesunden" Spenderinnen gleichmäßig auf Empfängerinnen mit und ohne Endometriose verteilt wurden, dass sich Implantations-, klinische Schwangerschafts- und Spontanabortraten nicht signifikant unterschieden (zumindest bei moderater und schwerer Endometriose) (Diaz et al., 2000). Allerdings hat eine andere Studie gegenteilige Ergebnisse demonstriert (Prapas et al., 2012). Der eindeutige Einfluss der Endometriose auf die endometrielle Rezeptivität ist also weiterhin noch nicht bewiesen, so dass weitere, groß angelegte prospektive Studien notwendig sind.

16.1.4 Behinderung des utero-tubaren Transport

Kissler et al. und ältere Studien haben gezeigt, dass bei Frauen mit Endometriose eine Beeinträchtigung des utero-tubaren Transports vorliegt, die möglichweise mit einer verminderten Fruchtbarkeit einhergeht (Kissler et al., 2005). Mit Hilfe der Hysterosalpingoszintigraphie wurde bei 56 Frauen mit Endometriose eine reduzierte utero-tubare Transportkapazität im Vergleich mit 22 Kontrollpatientinnen gefunden. Eine entsprechende Studie von der gleichen Gruppe zeigte ähnliche Ergebnisse auch bei Frauen mit Adenomyose (Kissler et al., 2006). Interessanterweise hat sich allerdings gezeigt, dass Eileiterschwangerschaften bei Endometriosepatientinnen vermehrt vorkommen, was die oben genannte These unterstützen könnte (Saraswat et al. 2017).

16.2 Therapie

Zwei häufig gestellte Fragen von Frauen mit Endometriose oder deren Angehörigen ist, ob und wie sie am besten schwanger werden können. Zur Beantwortung dieser Frage sind Faktoren wie das Alter der Frau, ihre Ovarreserve (gemessen anhand des Anti-Müller Hormons (AMH) im Serum und/oder der Anzahl antraler Follikel), etwaige vorherige Schwangerschaften, die Tubendurchgängigkeit oder die Schwere der Endometriose (Stadium der Erkrankung) mit einzubeziehen. Generell sollte jede Frau darin unterstützt werden, zu versuchen, auf natürlichem Wege schwanger zu werden. Die Zeitspanne hängt von den oben genannten Faktoren ab, sollte sich aber generell primär nicht von den Empfehlungen für die Allgemeinbevölkerung unterscheiden.

Falls eine ärztliche Intervention notwendig werden sollte, so ist mit der Patientin zu besprechen, ob für sie die Behandlung der Infertilität oder der Schmerzsymptome im Vordergrund steht. Es ist eindeutig, dass jede, auf weiblichen Hormonen basierende Endometriosetherapie bei Frauen, die schwanger werden möchten, kontraindiziert ist, da die Zeit der Unfruchtbarkeit aufgrund der kontrazeptiven Wirkung der Hormone verlängert wird (Dunselmann et al., 2014). Einzige Ausnahme könnte die drei- bis sechsmonatige Unterdrückung der Hypothalamus-Hyphophysen-Ovarien-Achse durch Gonadotropin Releasing Hormon Agonisten (GnRHa) vor einem geplanten IVF-Zyklus sein (Sallam et al., 2006).

Eine laparoskopische Intervention könnte bei minimaler und milder Endometriose sowie gleichzeitiger Infertilität von Vorteil sein. Allerdings haben Studien gezeigt, dass circa 12 Frauen operiert werden müssen, um eine zusätzliche Spontanschwangerschaft zu erreichen (Duffy et al. 2014). Die Empfehlungen für eine operative Therapie bei moderater und schwerer Endometriose und Infertilität sind weniger eindeutig, da sie auf retrospektiven Studien basieren. Diese allerdings befürworten einen chirurgischen Eingriff, um eine Zunahme der Spontangeburtenrate zu erreichen. Ob dies vor geplanten IVF-Zyklen auch der Fall ist, ist umstritten. Vor allem bei Patientinnen mit Endometriosezysten sollte vor einem IVF-Zyklus eine laparoskopische Entfernung nur dann stattfinden, wenn die Ovarreserve ausreichend gut und die Patientin jung ist sowie wenn die Zysten die Eizellpunktion extrem erschweren würden oder wenn die Patientin unter starken Schmerzen leidet. Alternativ könnte ein zweizeitiges Vorgehen mit laparoskopischer oder transvaginaler Zystenpunktion, gefolgt von GnRHa-Therapie und IVF-Zyklus mit Einfrieren der Eizell- oder Embryonen und anschließender laparoskopischer Zystenentfernung gewählt werden. Allerdings fehlen für ein solches Vorgehen bisher noch ausreichende Daten (Celik et al., 2015; Rossi et al., 2016).

Hinweis: Die Therapie der endometrioseassoziierten Sterilität ist komplex, ebenso die aktuelle Studienlage. Klären Sie mit der Patientin und dem Partner vor der Therapie die Einflussfaktoren auf die Sterilität:
– Eizellentwicklung und Eizellreifung
– Tubenbeweglichkeit und Eizelltransport
– gerichteter Spermientransport
– Beeinflussung der Embryonalentwicklung
– mechanisch verursachte nichtbakterielle Entzündung

Merke: Zentrale Probleme sind die Adenomyosis und die Zerstörung des tubo-ovariellen Apparates.

16.2.1 Hinweis zur alleinigen medikamentösen Therapie

Die vorliegende Metaanalyse (Cochrane-Database) belegt auch heute noch, dass derzeit kein untersuchtes Medikament (GnRH, Danazol, Gestagen, OC) im Vergleich zum Placebo die Fertilität steigert. Kein Präparat ist signifikant wirksamer als ein anderes. Die alleinige medikamentöse Therapie verzögert die Konzeption durch Unterdrückung der Ovulation und führt dadurch nur zu einem Zeitverlust, der sich als „Altersfaktor" ungünstig auswirken kann *(Evidence level Ia)* (Hughes et al., 2001; Hughes et al., 2004; Hughes et al., 2007).

16.2.2 Stadienabhängigkeit

r-ASRM-Stadium I und II: Die Metaanalyse nichtrandomisierter Studien belegt, dass die chirurgische Intervention im Stadium I und II günstig ist *(Evidence level Ia)*. Es gibt keine Unterschiede, ob laser- oder elektrochirurgisch operiert wird.

Im Hinblick auf die Schwangerschaftsraten ist die operative Laparoskopie dem rein diagnostischen Eingriff überlegen: Schwangerschaftsraten 30,7 vs. 17,7 % nach 36 Wochen *follow-up* und 20 Wochen nach Konzeption (Marcoux et al., 1997).

Demgegenüber stehen Daten, die eine *live birth rate* von 22 % für die diagnostische Laparoskopie und eine von 20 % für die operative Laparoskopie nach 12 Monaten angeben (Parazzini et al., 1999). Eine Kombinationsanalyse ergibt dennoch einen geringen, aber signifikanten Vorteil der operativen Laparoskopie (*odds ratio* für Schwangerschaften 1,7; 95 % Vertrauensintervall) (Olive & Pritts, 2001). Eine Resektion von Endometrioseherden in den Stadien rASRM I und II kann vor IVF bessere Schwangerschaftsraten und Geburtenraten bringen.

> **!** **Merke:** Die laparoskopische Zystenausschälung ovarieller Endometriome (> 4 cm) verbessert im Vergleich zur Zysteneröffnung oder zur Koagulation die Fertilität (*Evidence level Ib*, siehe ESHRE guideline, 2005).

r-ASRM-Stadium III und IV: Die Schwangerschaftsrate ist in diesen Stadien unbehandelt sehr niedrig. Die operative Sanierung mit entsprechender Rekonstruktion der Beckenanatomie kann zu Schwangerschaften führen *(Evidence level III)*. Die offene Chirurgie ist der endoskopischen Therapie gleichrangig *(Evidence level III)*.

Interessant erscheint der Gedanke, bei ausgedehnter Endometriose mit Befall der Adnexe und Kinderwunsch zunächst nur eine diagnostische Laparoskopie mit bioptischer Sicherung der Diagnose vorzunehmen – und vor einer Rekonstruktion der Tuben eine Behandlung mit GnRH-Analoga zu beginnen. Der Versuch der operativen Refertilisierung sollte erst im 4. Therapiezyklus vorgenommen werden, wenn die akute Entzündung abgeklungen ist, die bei der floriden Endometriose das umgebende Gewebe alteriert. Die medikamentöse Therapie wird postoperativ 8–12 Wochen fortgesetzt. Obgleich gute Erfolge berichtet werden, ist dieses Vorgehen nicht allgemein empfohlen *(Evidence level IV)*. Insgesamt bleibt festzuhalten, dass eine postoperative Nachbehandlung mit Danazol oder GnRH-Agonisten im Vergleich zur nicht medikamentös behandelten Kontrollgruppe nicht zu einer Verbesserung der Fertilität führte *(Evidence level Ib*, siehe ESHRE guideline, 2005; Leitlinie, 2010).

Tief-infiltrierende Endometriose: Die Datenlage hier ist sehr inkonsistent. Gelingt die operative Sanierung, so kann mit höheren Schwangerschaftsraten im Rahmen einer folgenden IVF-Behandlung gerechnet werden. Dieser Vorteil wird durch andere Studien relativiert (Douay-Hauser et al., 2011). Ein wesentlicher Punkt dürften aus der klinischen Erfahrung die Frage der Ausdehnung der Adenomyosis uteri, die Involvierung des tubo-ovariellen Apparates und die Komplikationsrate (z. B. Blutung, Infektion, Re-OP) sein.

16.2.3 Assistierte Reproduktion und Endometriose

16.2.3.1 Ovulationsinduktion und intrauterine Insemination (IUI)
Eine Ovulationsinduktion in Kombination mit intrauteriner Insemination verbessert die Fertilität von Endometriosepatientinnen im Stadium rASRM I–II (ESHRE guideline, 2005).

Clomifen: In einer prospektiven, nichtrandomisierten Kohorten-Studie (Clomifen vs. keine Therapie) zeigte sich ein signifikanter Effekt (erhöhte Schwangerschaftsrate) zugunsten der Clomifen-Gruppe *(Evidence level IIb)*. Clomifen mit intrauteriner Insemination kann somit am Beginn einer assistierten Reproduktion bei endometrioseassoziierter Sterilität stehen, sofern die Tuben durchgängig sind (Simpson et al., 1993).

Gonadotropinbehandlung: Die Superovulation in Kombination mit Insemination ist in rASRM-Stadium I- und II-assoziierter Sterilität effektiv *(Evidence level Ia)*. Die Schwangerschaftsraten/Therapiezyklus betrugen ca. 13 %. Für Patientinnen in den rASRM-Stadien III und IV betrugen die Schwangerschaftsraten/Therapiezyklus ca. 8 % (Peterson et al., 1994; Tummon et al., 1997). Die Bedeutung der alleinigen intrauterinen Insemination bleibt offen.

Interessant sind neuerdings die Therapieansätze mit Aromatasehemmern, da diese nicht nur die intraovarielle Steroidsynthese hemmen, sondern auch die Östrogensynthese in den Endometriose-Zellkompartimenten (epitheliale Drüsen, Stroma, glatte Muskulatur)

16.2.3.2 In-vitro-Fertilisation (IVF) und Intrazytoplasmatische Spermieninjektion (ICSI)

Bei endometrioseassoziierter Sterilität ist die IVF indiziert, wenn ein Tubenfaktor oder ein *male factor* vorliegen oder wenn andere Behandlungsverfahren keinen Erfolg gebracht haben (*Evidence level IIb*, ESHRE guideline, 2005). Eine randomisierte kontrollierte Studie zeigt einen marginalen, jedoch signifikanten Therapieeffekt (Soliman et al., 1993).

Merke: IVF-Schwangerschaftsraten sind bei Patientinnen ohne Endometriose höher als bei Patientinnen mit Endometriose.

– Downregulation mit GnRH-Agonisten vor IVF: Höhere Schwangerschaftsraten wurden bei Patientinnen mit moderater oder schwerer Endometriose beschrieben, wenn eine Suppression für wenigstens 3 Monate vor IVF durchgeführt wird (*Evidence level Ib*, siehe ESHRE guideline, 2005).
– IVF, endometrioseassoziierte versus tubare Sterilität:
  – Subgruppenanalysen zahlreicher Studien ergaben keine signifikanten Unterschiede in den Schwangerschaftsraten von Patientinnen mit Endometriose (Stadien I und II) im Vergleich zu Patientinnen mit tubarer Sterilität. Die Schwangerschaftsraten/IVF-Zyklus sind etwa gleich (CCCE, 1999).
  – Subgruppenanalysen zahlreicher Studien ergaben einen signifikanten Unterschied in den Schwangerschaftsraten zwischen Patientinnen mit Endometriose (Stadien III und IV) im Vergleich zu Patientinnen mit tubarer Sterilität. Die Schwangerschaftsraten/IVF-Zyklus sind bei Endometriosepatientinnen niedriger als bei Patientinnen mit tubarer Sterilität ohne Endometriose (CCCE, 1999).

Im Falle tubarer Sterilität konnte gezeigt werden, dass Endometriose- und Nichten-dometriosepatientinnen nach IVF vergleichbare Schwangerschaftsraten aufweisen (Opoien et al., 2012)

Bei männlicher Sterilität, aber auch bei vorangegangenen, frustranen IVF-Zyklen kann ICSI indiziert sein. Für Endometriosepatientinnen liegen keine prospektiven Studien vor. Eine retrospektive Studie scheint zu belegen, dass Endometriose keinen Einfluss auf das ICSI-Ergebnis hat (Minguez et al., 1997).

Erst kürzlich wurde wieder betont, dass IVF/ICSI bei endometrioseassoziierter Infertilität ein effektiver Therapieansatz ist, da sich trotz verringerter Implantations-raten und anderer reproduktionsmedizinischer Parameter (Oocytenzahl, Embryo-zahl, *high-quality* 3-Tages-Embryos, Serum-E2-Konzentrationen, Fertilitätsraten u. a.) die Schwangerschaftsraten zwischen der Gruppe der Patientinnen mit Stadium III/IV-Endometriose und den Frauen mit einer Tubenfaktor-Infertilität nach IVF/ICSI nicht unterschieden (Dong et al., 2013).

Es muss immer wieder darauf hingewiesen werden, dass sich speziell die *Adeno-myosis* negativ auf die IVF/ICSI-Ergebnisse auswirkt (Vercellini et al., 2014). Deshalb sollte vor einer anstrengenden und teuren Behandlung die Adenomyosis uteri durch US und MRT ausgeschlossen oder bestätigt werden. Dies wird durch Daten unter-stützt, die belegen, dass infertile Patientinnen mit tiefinfiltrierender Endometriose und Endometriomen im Rahmen eines ersten ICSI-Zyklus weniger profitieren (Oppen-heimer et al., 2013). Doch auch der Einfluss der Endometriome und der Adenomyose darf nicht bagatellisiert werden (Ashrafi et al., 2018; Alabiso et al., 2016).

Endometriome können – sicherlich in Abhängigkeit von ihrer Größe – vor IVF belassen werden, wobei hier die *cut-off*-Größe noch näher definiert werden muss (3 cm versus 4 cm versus größer). Außerdem spielt es eine Rolle, ob es sich um unila-terale oder bilaterale Endometriome handelt. In der Praxis gängig ist nicht selten die transvaginale Endometriompunktion, die das chirurgische Trauma umgeht, aber ein höheres Infektionsrisiko mit sich bringt. Im Falle von Rezidivendometriomen sollte wahrscheinlich dem nichtoperativen Vorgehen der Vorzug gegeben werden, da bei ausgedehnter Endometriose die künstliche Befruchtung im Vergleich zu einer Reope-ration bessere Ergebnisse liefert.

> **Merke:** Endometriome können über ein intraovarielles Kompartmentsyndrom die Ovarialkapazität negativ beeinflussen.

Immer gehen in die Indikation zu einer Re-OP folgende Faktoren ein: Alter der Pa-tientin, Dauer der Sterilität, Symptome der Endometriose, vorliegende Informationen über den tubo-ovariellen Apparat, Stadium der Endometriose, Wunsch der Patientin und ihres Partners, dessen Spermiogramm sowie die Qualifikation des Arztes bzw. der Ärztin.

Ganz kontrovers wurde jüngst zur Diskussion gestellt, dass Endometriose nicht mit einer inferioren Schwangerschaftsrate im Rahmen von IVF assoziiert ist (Polat et al., 2014). Die Grundaussage lautet: weder die Anwesenheit einer Endometriose noch ihre Ausprägung haben irgendeinen diametralen Einfluss auf die IVF-Schwangerschaftsraten. Diese Daten, die ja einen Paradigmenwechsel bedeuten würden, sollten bald erhärtet werden.

Hinweis: *Follow-up*-Studien (IVF, ICSI) werden dringend erwartet. Die assistierte Reproduktion gilt in Rezidivsituationen einer Reoperation derzeit als überlegen.

16.3 Geburtshilfliche Probleme

Wenn Frauen mit kolorektaler Endometriose sich einer radikalen Operation unterzogen haben, so besteht immer die Frage, wie der Uterus und das OP-Gebiet auf die radikale Operation im Falle einer Schwangerschaft reagieren werden. Die Arbeitsgruppe um Thomin et al. (2018) hat sich dieser Frage angenommen und 72 Schwangerschaften von 67 Patientinnen aus sechs Zentren untersucht. Dabei wurden 41 Patientinnen nach kolorektaler Chirurgie und 26 Patientinnen mit vorhandener kolorektaler Endometriose in die Studie aufgenommen. Die Hälfte der Frauen erhielten einen Kaiserschnitt. Die postoperative Komplikationsrate nach Kaiserschnitt lag bei 39 % ohne Unterschied zwischen den Gruppen. Es gab Schwierigkeiten bei der Kindsentwicklung in 22 % und die postoperativen Komplikationen traten häufiger bei den Frauen mit einer anterioren, tief infiltrierten Endometriose auf, egal ob sie eine Operation erhalten hatten oder nicht. Die Patientinnen, die eine vaginale Entbindung durchführten, bedurften in 28 % eines operativen Vorgehens. Hier lagen die postpartalen Komplikationen im Vordergrund. Insgesamt waren jedoch die postpartalen Komplikationen niedriger in der Gruppe der Frauen mit vaginaler Entbindung als in der Gruppe mit Kaiserschnitt. Die Arbeitsgruppe empfiehlt, dass Frauen mit kolorektaler Endometriose unabhängig davon, ob sie bereits operiert wurden oder nicht, über das hohe Risiko bei einem Kaiserschnitt informiert werden. Die vaginale Entbindung scheint günstiger mit einer geringeren Inzidenz von postpartalen Komplikationen. In jedem Falle empfiehlt sich, dass diese Patientinnen in einer spezialisierten Entbindungsklinik ihre Kinder zur Welt bringen.

Merke: Nach radikaler Operationen mit Darm- und Scheidenteilresektion aufgrund einer tiefinfiltrierenden rektovaginalen Endometriose sollte ein primärer Kaiserschnitt empfohlen werden.

Endometriose kann nach einem systematischen Review mit Metaanalyse von Zullo et al. (2017) zu vermehrten geburtshilflichen Komplikationen führen. Diese Fragestellung wurde mit der Analyse von 24 Studien, die insgesamt über 1,9 Millionen Frauen einschloss, untersucht. Frauen mit Endometriose haben statistisch ein erhöhtes Risiko für Frühgeburt, Abort, Placenta praevia, Kinder mit intrauteriner Wachstumsretardierung sowie einem Kaiserschnitt als Entbindungsmodus im Vergleich zu gesunden Kontrollen. Es gab keine Unterschiede in der Inzidenz bezüglich eines Schwangerschaftshypertonus oder einer Präeklampsie. Die Autoren schlussfolgerten, dass alle Patientinnen entsprechend aufgeklärt werden müssen und dass die Entbindung in spezialisierten geburtshilflichen Zentren stattfinden sollte.

Literatur

Alabiso G, Alio L, Arena S, et al. Endometriosis Treatment Italian Club: Adenomyosis: What the Patient Needs. J Minim Invasive Gynecol. 2016;23(4):476-488.

Ashrafi M, Arabipoor A, Hemat M, Salman-Yazdi R. The impact of the localisation of endometriosis lesions on ovarian reserve and assisted reproduction techniques outcomes. J Obstet Gynaecol. 2018;26:1-7.

Celik O, Unlu C, Otlu B, Celik N, Caliskan E. Laparoscopic endometrioma resection increases peri-implantation endometrial HOXA-10 and HOXA-11 mRNA expression. Fertil Steril. 2015;104:356-65.

Díaz I, Navarro J, Blasco L, et al. Impact of stage III–IV endometriosis on recipients of sibling oocytes: matched case-control study. Fertil Steril. 2000;74:31-4.

Dong X, Liao X, Wang R, Zhang H. The impact of endometriosis on IVF/ICSI outcomes. Int J Clin Exp Pathol. 2013;6(9):1911-1918.

Douay-Hauser N, Yazbeck C, Walker F, et al. Infertile women with deep and intraperitoneal endometriosis: comparison of fertility outcome according to the extent of surgery. J Minim Invasive Gynecol. 2011;18:622-628.

Duffy JM, Arambage K, Correa FJ, et al. Laparoscopic surgery for endometriosis. Cochrane Database Syst Rev. 2014 Apr 3;(4):CD011031. doi: 10.1002/14651858. CD011031.pub2.

Dunselman GA, Vermeulen N, Becker C, et al. European Society of Human Reproduction and Embryology. ESHRE guideline: management of women with endometriosis. Hum Reprod. 2014 Mar;29(3):400-12.

Garcia-Velasco JA, Fassbender A, Ruiz-Alonso M, et al. Is endometrial receptivity transcriptomics affected in women with endometriosis? A pilot study. Reprod Biomed Online. 2015;31:647-54.

Hamdan M, Dunselman G, Li TC, Cheong Y. The impact of endometrioma on IVF/ICSI outcomes: a systematic review and meta-analysis. Hum Reprod Update. 2015 Nov-Dec;21(6):809-25, doi: 10.1093/humupd/dmv035. Epub 2015 Jul 12.

Kao LC, Germeyer A, Tulac S, et al. Expression profiling of endometrium from women with endometriosis reveals candi- date genes for disease-based implantation failure and infertility. Endocrinology. 2003;144:2870-81.

Kissler S, Hamscho N, Zangos S, et al. Diminished pregnancy rates in endometriosis due to impaired uterotubal transport assessed by hysterosalpingoscintigraphy. BJOG. 2005;112:1391-6.

Kissler S, Hamscho N, Zangos S, et al. Uterotubal transport disorder in adenomyosis and endometriosis – a cause for infertility. BJOG. 2006 Aug;113(8):902-8. Epub 2006 Jun 2.

Lessey BA, Damjanovich L, Coutifaris C, et al. Integrin adhesion molecules in the human endometrium. Correlation with the normal and abnormal menstrual cycle. J Clin Invest. 1992;90:188-95.

Lessey BA, Palomino WA, Apparao KB, Young SL, Lininger RA. Estrogen receptor-alpha (ER-alpha) and defects in uterine receptivity in women. Reprod Biol Endocrinol. 2006;1(4 Suppl):9.

Lessey BA, Kim JJ. Endometrial receptivity in the eutopic endometrium of women with endometriosis: it is affected, and let me show you why. Fertil Steril. 2017 Jul;108(1):19-27.

Margarit L, Gonzalez D, Lewis PD, et al. L-Selectin ligands in human endometrium: comparison of fertile and infertile subjects. Hum Reprod. 2009;24:2767-77.

Matsuzaki S, Canis M, Darcha C, Pouly JL, Mage G. HOXA-10 expression in the mid-secretory endometrium of infertile patients with either endometriosis, uterine fibromas or unexplained infertility. Hum Reprod. 2009 Dec;24(12):3180-7. doi: 10.1093/humrep/dep306. Epub 2009 Sep 7.

Mínguez Y, Rubio C, Bernal A, et al. The impact of endometriosis in couples undergoing intracytoplasmic sperm injection because of male infertility. Hum Reprod. 1997;12(10):2282-2285.

Miravet-Valenciano J, Ruiz-Alonso M, Gómez E, Garcia-Velasco JA. Endometrial receptivity in eutopic endometrium in patients with endometriosis: it is not affected, and let me show you why. Fertil Steril. 2017 Jul;108(1):28-31. doi: 10.1016/j.fertnstert.2017.06.002.

Opøien HK, Fedorcsak P, Omland AK, et al. In vitro fertilization is a successful treatment in endometriosis-associated infertility. Fertil Steril. 2012;97(4):912-918.

Oppenheimer A, Ballester M, Mathieu d'Argent E, et al. Pregnancy Rate after First Intra Cytoplasmic Sperm Injection- In Vitro Fertilisation Cycle in Patients with Endometrioma with or without Deep Infiltrating Endometriosis. Int J Fertil Steril. 2013;7(3):207-216.

Prapas Y, Goudakou M, Matalliotakis I, Kalogeraki A, et al. History of endometriosis may adversely affect the outcome in menopausal recipients of sibling oocytes. Reprod Biomed On- line. 2012;25:543-8.

Rossi AC, Prefumo F. The effects of surgery for endometriosis on pregnancy outcomes following in vitro fertilization and embryo transfer: a systematic review and meta-analysis. Arch Gynecol Obstet. 2016;294:647-55.

Sanchez AM, Vanni VS, Bartiromo L, et al. Is the oocyte quality affected by endometriosis? A review of the literature. J Ovarian Res. 2017 Jul 12;10(1):43. doi: 10.1186/s13048-017-0341-4.

Sallam HN, Garcia-Velasco JA, Dias S, Arici A. Long-term pituitary down-regulation before in vitro fertilization (IVF) for women with endometriosis. Cochrane Database Syst Rev. 2006 Jan 25;(1):CD004635

Saraswat L, Ayansina DT, Cooper KG, et al. Pregnancy outcomes in women with endometriosis: a national record linkage study. BJOG. 2017 Feb;124(3):444-452. doi: 10.1111/1471-0528.13920. Epub 2016 Feb 16.

Simon C, Guti errez A, Vidal A, et al. Outcome of patients with endometriosis in assisted reproduction: results from in-vitro fertilization and oocyte donation. Hum Reprod. 1994;9:725-9.

Thomin A, Belghiti J, David C, et al. Maternal and neonatal outcomes in women with colorectal endometriosis. BJOG. 2018;125(6):711-718.

Yang C, Geng Y, Li Y, Chen C, Gao Y. Impact of ovarian endometrioma on ovarian responsiveness and IVF: a systematic review and meta-analysis. Reprod BioMed Online. 2015;31:9-19.

Vercellini P, Consonni D, Dridi D, et al. Uterine adenomyosis and in vitro fertilization outcome: a systematic review and meta-analysis. Hum Reprod. 2014;29(5):964-977.

Wu Y, Strawn E, Basir Z, Halverson G, Guo SW. Promoter hypermethylation of progesterone receptor isoform B (PR-B) in endometriosis. Epigenetics. 2006;1:106-11.

Zullo F, Spagnolo E, Saccone G, et al. Endometriosis and obstetrics complications: a systematic review and meta-analysis. Fertil Steril. 2017;108(4):667-672.

Weiterführende Literatur

Siehe Anhang.

17 Endometrioseassoziierte Malignome

Uwe A. Ulrich

Einleitende Bemerkungen

Die Endometriose ist pathologisch-histologisch eine prinzipiell gutartige Erkrankung. Gleichwohl weisen das biologische Verhalten maligner Tumoren und jenes der Endometriose einige charakteristische Gemeinsamkeiten auf. Das betrifft u. a. histologische und molekulare Eigenschaften wie

– Neoangiogenese
– Lymphangiogenese,
– lokale Invasion,
– Resistenz gegenüber Apoptosemechanismen,
– COX2- und Aromatase-Überexpression sowie
– genomische Instabilität.

Klinisch wichtig ist die Tatsache, dass auf dem Boden einer Endometriose Malignome entstehen können. Eine bisher noch nicht abschließend beantwortete Frage dabei ist, ob die Endometriose in gewisser Weise wie eine „Krebsvorstufe" anzusehen ist oder sowohl die Endometriose als auch einige maligne Tumoren im selben „histologischen Milieu" entstehen.

> **Merke:** Die Endometriose ist keine bösartige Erkrankung – auch wenn sie durchaus Eigenschaften maligner Tumoren, wie z. B. Invasion, Neoangiogenese, Lymphangiogenese oder genomische Instabilität aufweist.

Bisher sind die Kriterien für ein endometrioseassoziiertes Malignom (EAM) nicht verbindlich definiert. In der klassischen gynäko-pathologischen Literatur lässt sich folgendes dazu lesen:

– Endometriose ist mit dem jeweiligen Malignom morphologisch assoziiert, d. h., die Malignomstrukturen und die (gutartige) Endometriose sind histologisch erkennbar verbunden.
– Für den Tumor ist kein anderer Ursprung ersichtlich.
– Die histologische Beschaffenheit ist so, dass eine histogenetische Abstammung von Endometriose tatsächlich möglich ist.
– Eine direkte, graduelle Transformation von gut- zu bösartig, wie wir das von verschiedenen Präkanzerosen kennen, also z. B. über Dysplasien bzw. Atypien, wird für die Einordnung als endometrioseassoziiertes Malignom bisher nicht prinzipiell gefordert aber für die Histogenese solcher Tumoren diskutiert (s. u.).

https://doi.org/10.1515/9783110561326-017

Es wird somit rasch verständlich, dass hier eine mehr oder weniger große Variabilität bei den befundenden Pathologen zu erwarten ist, ob auf ein EAM erkannt wird oder nicht. Für solche seltenen Malignome wäre eine generelle referenzpathologische Befundbestätigung zu überlegen, sofern der Pathologe vor Ort nicht selbst über entsprechende Erfahrungen mit dieser speziellen Tumorgruppe verfügt.

Die maligne Transformation der Endometriose kann im Prinzip jedes Gewebe betreffen, in dem auch Endometriose vorkommt. Am häufigsten sind Ovarialkarzinome auf dem Boden einer Endometriose (nach älteren Arbeiten fallen 80 % auf diese Untergruppe, wahrscheinlich ist der Prozentsatz noch höher), danach kommen

– EAM bei tief infiltrierender Rektum- oder Sigmaendometriose,
– EAM des Septum rectovaginale und
– EAM der parametranen Strukturen sowie
– EAM anderer, sehr seltener Manifestationsorte (Tab. 17.1).

Tab. 17.1: Extragonadale Malignome auf dem Boden einer Endometriose (nach Ulrich et al., 2005).

Lokalisation der Manifestation	Anzahl der Fälle
Darm	40 (78 % Rektum und Colon sigmoideum)
rektovaginal	18
Uterus (aus einer Adenomyose)	12
Peritoneum	8
Lig. latum und parametran	6
Harnblase	4
Vagina	3
Tuba uterina	2
Zervix	2
andere (Nabel, Pleura, Vulva, Omentum majus u. a.)	44
Insgesamt	139

Als ausgesprochene Raritäten sieht man auch einmal endometrioseassoziierte endometriale Stromasarkome oder Adenosarkome.

In älteren Publikationen wird das Risiko einer malignen Transformation von Endometriosegewebe insgesamt mit etwa 1 % beziffert, speziell bei ovarieller Endometriose mit 2,5 %, wobei sich – je nach Studie – eine Spanne zwischen 2 und 17 % findet (Tab. 17.2)

Merke: Endometrioseassoziierte Malignome sind selten. Trotzdem: Daran denken! Klinisch sollte man die Möglichkeit einer malignen Erkrankung auf dem Boden einer Endometriose in die differentialdiagnostischen Überlegungen einbeziehen.

Tab. 17.2: Relatives Risiko (RR) für Patientinnen mit Endometriose, an einem bestimmten histologischen Typ eines Ovarialkarzinoms zu erkranken (nach Pearce et al., 2012).

klarzelliges Ovarialkarzinom	RR 3,05	(95 %-KI 2,43–3,84, p < 0,0001)
endometrioides Ovarialkarzinom	RR 2,04	95 %-KI 1,67–2,48, p < 0,0001)
seröses Ovarialkarzinom, *low-grade*	RR 2,11	(95 %-KI 1,39–3,20, p < 0,0001)
seröses Ovarialkarzinom, *high-grade*	RR 1,13	(95 %-KI 0,97–1,32, p = 0,13)
muzinöses Ovarialkarzinom	RR 1,02	(95 %-KI 0,69–1,50, p = 0,93)
Borderline Tumoren (BOT)	ebenfalls keine Assoziation	

Endometrioseassoziierte Ovarialkarzinome (EAOC)

Die Manifestation im Ovar ist mit Abstand am häufigsten zu finden. Die EAOC und die benignen ovariellen Endometriome weisen histologisch einige Gemeinsamkeiten auf. Eine direkte maligne Transformation benigner Endometriose über Atypien – obwohl in der Definition der EAM nicht gefordert (s. o.) – erscheint histogenetisch möglich.

Hinweis: Nicht jede ovarielle Endometriose ist eine Präkanzerose im klassischen histopathologischen Sinne.

Eine Endometriosezyste darf aber gleichwohl unter bestimmten Bedingungen als eine Veränderung gelten, die mit einem erhöhten Risiko für die Entwicklung einiger histologischer Typen des Ovarialkarzinoms behaftet ist. Insofern sprechen einige Pathologen eben doch von sog. „präkanzerösen Läsionen" oder „Präkursorläsion", wenn von der benignen Endometriose Schritte in Richtung Atypie unternommen wurden.

In der Grauzone zwischen benigne und maligne wird bei der Entstehung von EAOC die Zwischenstufe „atypische Endometriose" diskutiert. Hierunter werden morphologisch heterogene Veränderungen subsummiert, die Hyperplasien des Endometriums mit oder ohne Atypien bzw. sog. *hobnail*-Zellen innerhalb der ovariellen Endometriose einschließen. Histologisch präsentieren sich die EAOC überwiegend als endometrioide (meistens G1 oder G2) und klarzellige Tumoren (per definitionem G3), andere histologische Typen des Ovarialkarzinoms sind dabei weitaus seltener vertreten. In Tab. 17.2 wird veranschaulicht, dass sich ein erhöhtes relatives Risiko gleichwohl auch für gut differenzierte seröse Karzinome nachweisen lässt, während eine Assoziation für muzinöse und *high-grade* seröse Tumoren sowie für BOT nicht gefunden wurde. Laufende Untesuchungen zeigen an einem großen Kollektiv aber auch für die Entwicklung von BOT durchaus ein erhöhtes relatives Risiko. Wird histologisch – ohne eine vorher bekannte Endometriose – ein klarzelliges oder ein endometrioides Ovarialkarzinom primär diagnostiziert, so wird man bei diesen in 33 % und bei jenen in 53 % bzgl. einer ovariellen Endometriose fündig. Die meisten Frauen mit EAOC oder anderen EAM sind etwa 10 Jahre jünger als die typische Patientin mit einem *high-grade* serösen Ovarialkarzinom, also um die 50 Jahre und etwas darüber.

> **Hinweis:** Der Autor hat auch schon Patientinnen mit EAOC betreut, die jünger als 30 Jahre waren.

Folgende Risikofaktoren wurden für die endometrioiden und klarzelligen EAOC (und anderen EAM) herausgearbeitet:

- Ovarielle Endometriose, insbesondere bei Endometriomen ≥ 9 cm
- Vorhandensein eines ovariellen Endometrioms im Alter von 10-29 Jahren
- Peri- und postmenopausaler Status
- Relativer Östrogenüberschuss, z. B. bei Östrogenmonosubstitution
- Tamoxifentherapie

Umgekehrt können die folgenden Faktoren protektiv bzgl. der Entwicklung eines EAOC wirken:

- Geburten
- Orale hormonelle Antikonzeption
- Eine chirurgische Sterilisation (Tubendurchtrennung und Salpingektomie)
- Hysterektomie

> **!** **Merke:** Der Einsatz von Ovulationshemmern, viele Schwangerschaften und Geburten, die Tubensterilisation oder die Hysterektomie können wahrscheinlich das ohnehin geringe Risiko einer späteren Entartung der Endometriose weiter verringern.

Molekulare Befunde

Viele einzelne Befunde sind bei EAM und EAOC auf molekularer Ebene erhoben worden, ohne, dass sich bisher ein einheitliches Bild ergäbe.

Heterozygotieverlust ist bei klarzelligen und endometrioiden Ovarialkarzinomen und in den korrespondierenden gutartigen Endometrioseabschnitten desselben Ovars beschrieben worden. Mutationen von PTEN treten in etwa 50 % der endometrioiden Ovarialkarzinome auf und wurden ebenfalls in gutartigen Endometriosezysten nachgewiesen. Die Inaktivierung des PTEN Tumorsuppressorgens ist vielleicht einer der ersten molekularen Schritte auf dem Weg der malignen Transition. Mutationen des p53 Tumorsuppressorgens kommen ebenfalls bereits in benignen Endometriosezysten vor. ARID1A Gen-Mutationen wurden in 46 % der klarzelligen und in 30 % der endometrioiden Ovarialkarzinome identifiziert. Die Folge dieser Mutation ist eine Reduktion der BAF250a Proteinexpression, eines wichtigen Tumorsuppressors. Weitere Mutationen in EAOC sind solche des HNF1β, KRAS und CTNNB1. HNF1β-Überexpression wurde in klarzelligen Ovarialkarzinomen und atypischen und „normalen" Endometriosebezirken gefunden. Aktuelle, zusammengefasste genetische Analysen zeigen, dass insgesamt typische endometriosebezogene genetische Variationen mit dem Risiko, an einem Ovarialkarzinom zu erkranken, assoziiert sind. Das galt interessanterweise auch für *high-grade* seröse Karzinome.

Ein Erklärungsmodell besagt, dass die zyklisch wiederkehrenden Blutungen in den ovariellen Endometriomen durch die damit verbundene Eisenüberladung und konsekutiv die Erhöhung von Sauerstoffradikalen zu genetischen Veränderungen führen könnte. Durch das veränderte Mikromilieu im Epithel der Endometriosezysten akkumulierten etwaige somatische Mutationen, die dann über verschiedene Vorstufen („atypische Endometriose") zur Entwicklung eines Ovarialkarzinoms führten.

Klinische Konsequenzen

EAOC werden meistens im Stadium FIGO I oder II diagnostiziert. Die Tumoren können dabei sehr groß werden, Aszites ist selten. Während einige Autoren für die EAOC eine günstigere Prognose verglichen mit *high-grade* serösen Ovarialkarzinomen fanden (progressionsfreies- und Gesamtüberleben) und jene insofern als eigene Entität betrachten, konnten andere das nicht bestätigen, wenn eine Adjustierung bzgl. Alter, Stadium, Differenzierungsgrad und durchgeführter Therapie vorgenommen wurde. Die Prognose der EAOC sei nur deshalb günstiger, weil mehr FIGO-Stadien I und II vorlägen und deshalb eben öfter eine tumorfreie Resektion erreichbar sei – und nicht per se wegen der Assoziation mit Endometriose, aber noch kann das nicht abschließend beurteilt werden.

Die Therapie der Wahl der EAOC und der extragonadalen EAM ist die Resektion im Gesunden, was glücklicherweise mit wenigen Ausnahmen gelingt, auch bei organüberschreitendem Befall; hier kommt man mit der Hudson-Technik im Becken gut ans Ziel. Der Effekt einer adjuvanten Chemotherapie ist bei diesen Tumoren mit endometrioider Histologie wahrscheinlich reduziert im Vergleich zu *high-grade* serösen Ovarialkarzinomen. Gleichwohl wird man sich in der Regel zur stadienadaptierten, leitliniengerechten Chemotherapie entschließen. Das gilt ohnehin für die klarzelligen Tumoren. Darüber hinaus profitierten die Patientinnen im Stadium FIGO I und II mit extragonadalen endometrioiden EAM vielleicht eher von einer adjuvanten pelvinen Teletherapie. Das mag vor allem für die EAM der Rektumwand und des Septum rectovaginale zutreffen, wenn es sich – wie meistens – um ein rein pelvines Geschehen handelt. Da diese Fälle selten sind, gibt es keine verbindlichen Empfehlungen.

Klinische Aufmerksamkeit ist immer geboten, wenn eine peri- oder postmenopausale Patientin (vor allem ohne eine Hormonersatzbehandlung) über ein Wiedereinsetzen ihrer „Endometriose"-Symptome berichtet, obwohl diese bereits seit Jahren abgeklungen waren. Hier ist eine histologische Abklärung anzuraten, um ein endometrioseassoziiertes Malignom nicht zu übersehen. Bei den EAOC steht mit der vaginalen Sonographie zusätzlich zu den Symptomen, also der akribischen Anamneseerhebung, eine diagnostische Option zur Verfügung, wenn ein scheinbar bekanntes Endometriom in dieser Lebensphase an Größe zunimmt oder eine Veränderung seines sonographischen Aspekts bietet. Eine Patientin über dem 40. Lebensjahr, bei der wiederholt ein ovarielles Endometriom ausgeschält wurde, ist beim dritten oder vierten Rezidiv im selben Ovar mit einer Salpingo-Oophorektomie vielleicht besser beraten als mit dem x-ten Versuch des Ovarerhaltes. Bei jüngeren Frauen mit Kinderwunsch befinden sich Patientin und Arzt in dieser Situation gleichermaßen in einer Zwickmühle, wenn es gilt, wegen der kompromittierten ovariellen Reserve das verbliebene ovarielle Gewebe zu schonen und auf eine erneute Resektion aber damit auch auf die histologische Abklärung zu verzichten. Hier sind Erfahrung und Augenmaß gefragt.

Zu einer Östrogenmonosubstitution in der Postmenopause ist bei „ehemaligen" Endometriosepatientinnen – das gilt sicherlich vor allem für Patientinnen mit früheren Endometriomen und tiefer infiltrierender Endometriose – auch *nach Hysterektomie* und damit entgegen der Empfehlung in der S 3-Leitlinie zur Hormonersatztherapie (AWMF Register Nr. 015-062) nicht zu raten. Hier sind bei entsprechender Indikation bzw. Notwendigkeit geeignete, niedrig dosierte Östrogen-Gestagen-Kombinationen oder Tibolon zu bevorzugen (s. Leitlinie für die Diagnostik und Therapie der Endometriose, AWMF Register Nr. 015-045).

Fallbeispiel

Eine 48-jährige Patientin mit seit langem bestehender Endometriose konsultierte uns mit der Frage, ob bei Verdacht auf tief infiltrierende Endometriose mit fraglichem Befall des Septum rectovaginale und des Rektums noch eine sanierende Operation angemessen sei. Die Patientin war perimenopausal. Sie berichtete über seit einiger Zeit bestehende klimakterische Beschwerden und eine abnehmende Endometriosesymptomatik. Sie hatte bisher keine Östrogen-Gestagen-Substitution erhalten. Nach eingehender Beratung erfolgte zunächst der gemeinsame Entscheid, nicht zu operieren in der Annahme und Hoffnung, dass die Situation möglicherweise weiterhin auf dem Wege der Besserung bei nachlassender ovarieller Aktivität sein dürfte. Nach einem Jahr stellte sich die die Patientin erneut mit zunehmender Dynamik und Heftigkeit der ihr nur zu gut bekannten Beschwerden vor, obwohl sie jetzt klar postmenopausal war. Wegen der eindrucksvollen Symptomatik wurde der Entschluss zum operativen Eingriff mit laparoskopisch-assistierter tiefer anteriorer Rektumresektion getroffen. Histologisch zeigte sich die erwartete Rektumendometriose – aber mit einem endometrioiden Adenokarzinom in der Rektummuskularis („Endometrioseassoziiertes Karzinom"). Die Patientin unterzog sich in zweiter Sitzung der radikalen onkologischen Nachresektion in sano mit pelviner Lymphadenektomie (N0). Eine Chemotherapie wurde nicht durchgeführt. Es gab keine weiteren extrapelvinen Manifestationen. Sie ist seit nun 7 Jahren rezidivfrei.

Merke: Die „typische" Patientin mit endometrioseassoziiertem Karzinom ist in der Peri- oder Postmenopause – damit etwa um die 50 Jahre alt. Wenn die Endometriose bekannt war, berichtet sie nicht selten über ein Wiederaufflackern der Beschwerden, die zuvor bereits auf dem Rückmarsch waren. Nicht selten haben die Patientinnen bei im Vorfeld erfolgter Hysterektomie eine Östrogenmonosubstitution erhalten. Die Tumoren (vor allem bei EAOC) können sehr groß werden, gleichwohl besteht fast nie Aszites. Meistens liegt ein Stadium FIGO I vor, nur selten höher als FIGO II. Fast immer kann eine Komplettresektion erfolgen. Die Prognose ist eher günstig, das Langzeitüberleben häufig.

Literatur

Brooks JJ, Wheeler JE. Malignancy arising in extragonadal endometriosis: a case report and summary of the world literature. Cancer. 1977;40:3065-3073.
del Carmen MG. Evidence for the Relationship Between Endometriosis and Epithelial Ovarian Cancer. Obstet Gynecol Surv 2015;70(9):587-95.
Davis M, Rauh-Hain JA, Andrade C, et al. Comparison of clinical outcomes of patients with clear cell and endometrioid ovarian cancer associated with endometriosis to papillary serous carcinoma of the ovary. Gynecol Oncol. 2014;132:760-766.
Kurman RJ, Hedrick Ellenson L, Ronnett BM (Hrsg). Blaustein's Pathology of the Female Genital Tract, 6th Edition. New York – Dodrecht – Heidelberg – London: Springer, 2011.
Lu Y, Cuellar-Partida G, Painter JN, et al. Shared genetics underlying epidemiological association between endometriosis and ovarian cancer. Hum Mol Genet. 2015;24(20):5955-5964.
Pearce CL, Templeman C, Rossing MA, et al. Ovarian Cancer Association Consortium. Association between endometriosis and risk of histological subtypes of ovarian cancer: a pooled analysis of case-control studies. Lancet Oncol. 2012;13(4):385-394.
Sampson JA. Endometrial carcinoma of ovary rising in endometrial tissue in that organ. Arch Surg. 1925;10:1-72.
Schmidt D, Ulrich U. Endometrioseassoziierte Tumorerkrankungen des Ovars. Pathologe. 2014;35:348-35.
Ulrich U, Rhiem K, Kaminski M, et al. Parametrial and rectovaginal adenocarcinoma arising from endometriosis. Int J Gynecol Cancer. 2005;15:1206-1209
Ulrich U, Wunschel A, Reichert VM, et al. Endometriose-assoziierte maligne Tumoren. Gynäkologe. 2015;48:221-227.

Weiterführende Literatur

Siehe Anhang.

18 Psychosomatische Mitbetreuung

Wiebke Kühling

„Auf die Dauer nimmt die Seele die Farbe der Gedanken an"
Marc Aurel.

Entsprechend der Komplexität des Krankheitsbildes Endometriose, des anamnestisch gewachsenen Leidensdruckes, der möglichen Chronifizierung und der zum Teil eingreifenden und langjährigen Therapiemaßnahmen sollte in geeigneten Fällen die kontinuierliche oder interventionelle psychosomatische Mitbetreuung erfolgen.

Das Ausmaß der psychosozialen Probleme, beginnend beim Arbeitsplatzverlust bis hin zum Zerfall von Partnerschaften, durch endometriosebedingte Beschwerden wird gemeinhin erheblich unterschätzt. Effiziente und unbürokratische Hilfe bei Kur- und Rehabilitationsanträgen muss gefordert werden.

In jedem Fall empfiehlt sich die medizinische Rehabilitation zur Wiederherstellung der Gesundheit sowie des körperlich-seelischen Wohlbefindens verbunden mit der Erhaltung oder Wiederherstellung der Erwerbsfähigkeit. Insbesondere bei chronischen Endometriosebeschwerden ist eine Rehabilitation für die betroffenen Frauen essentiell.

Endometriose ist ein Krankheitsbild, das häufig leider erst nach vielen Jahren entdeckt und eindeutig diagnostiziert wird. Bis dahin geht die Patientin einen langen Weg, um eine klare Antwort auf ihre, durch Schmerz spürbaren, somatischen Veränderungen zu erhalten. Die fehlende körperliche Erklärung der Beschwerden erhöht gerade zu Beginn der Krankheit den Leidensdruck der betroffenen Frauen enorm. So kommt es zu Partnerschaftskonflikten, depressiven Verstimmungen, Müdigkeit und Stimmungsschwankungen, welche das alltägliche Leben erschweren.

In Einzelfällen wird das Leiden der Endometriosepatientin sogar als psychisch deklariert, da den Ärzten keine eindeutigen Befunde vorliegen. Die Betroffene beginnt sich zunehmend hilflos zu fühlen, zieht sich zurück, sucht Antwort. Ist die Diagnose „Endometriose" dann eindeutig, bedeutet das für die Frau, sich mit diesem Krankheitsbild und dessen Folgen auseinandersetzen zu müssen.

Merke: Immer die Stigmatisierung vermeiden.

Viele Patientinnen berichten von einer tiefen Verzweiflung, die sie spürten, als sie die Nachricht erhielten, auf Grund der Endometriose eventuell auf eine Familienplanung verzichten zu müssen. Es entsteht ein Gefühl tiefer Trauer und ungekannten Schmerzes, welches das bisher vorliegende körperliche Unwohlbefinden erheblich verstärkt und nun psychische Belastung hinzufügt.

https://doi.org/10.1515/9783110561326-018

Operationen und Hormone, die das Wachstum der Krankheit aufhalten, können unter Umständen ebenfalls zu Schmerz und Gemütsveränderungen führen, wobei die Frage aufkommt, in wie weit die Psyche auf diese körperlichen Veränderungen Einfluss nimmt, wenn es auf Grund einer Operation zum Verlust eines Organs kommt oder die Hoffnung auf Familienplanung endgültig stirbt.

Immer häufiger stellt sich verständlicher Weise die Frage, ob psychische Faktoren Einfluss auf die Entstehung und den Verlauf dieser chronischen Erkrankung haben. Einige wissenschaftlich fundierte Forschungsergebnisse beziehen sich auf psychosoziale Aspekte aus der frühen Kindheit einer erkrankten Frau. In diesem Zusammenhang werden u. a. erste Identitätszuweisungen von Eltern auf ihr Kind benannt. Einige Theorien lassen sogar vermuten, dass der starke Wunsch nach einem männlichen Stammhalter innerhalb der Familie, das Kind bereits in der Embryonalphase in einen frühen Identitätskonflikt bringt und somit das spätere Annehmen des eigenen, weiblichen Körpers und der weiblichen Organe erschwert werden könnte.

Auch körperlicher und seelischer Missbrauch, sowie Trauer und Familienschmerz stehen im Verdacht die Krankheit Endometriose zu begünstigen. Endometriosepatientinnen geben nicht selten an, erste Geschlechtsrollenkonflikte typischerweise im Zusammenhang mit dem negativen Erleben der Menarche empfunden zu haben. Auch negative sexuelle Erfahrungen in der Adoleszenz finden häufige Erwähnung. Viele der Betroffenen berichten von einer schwierigen Beziehung zu ihrem Vater, unterdrückten Gefühle, einem fehlenden Umgang mit Konflikten oder auch einer Tabuisierung der Sexualität innerhalb der Familie. In der täglichen therapeutischen Praxis können diese Forschungsergebnisse in einer Vielzahl beobachtet und bestätigt werden.

Doch in welchem Ausmaß kann die menschliche Psyche überhaupt Einfluss auf den Körper nehmen und wie ordnen sich diese Fakten in den Symptomenkreis der Erkrankung Endometriose ein? Alle von einem Menschen im Laufe seines Lebens gemachten Erfahrungen hinterlassen messbare Veränderungen in der Nervenlandschaft des Gehirns. Alle Sinneseindrücke eines Menschen werden durch das Limbische System im Gehirn in biologische Signale umgewandelt. Die Aktivität der Zellen wird beeinflusst. Krankheit ist ein Ausdruck des Körpers. Schmerz ein Sprachrohr für das Körperinnere. So können wir in gewisser Hinsicht dankbar sein, dass wir Schmerz empfinden können.

> **!** **Merke:** Schmerz gibt uns das Signal, dass eine Veränderung nötig ist.

Schmerzen können sowohl gelernt, als auch trainiert werden. So ist es möglich, dass uns Körperteile oder auch Organe noch immer Schmerzen bereiten, obwohl wir diese gar nicht mehr haben (Phantomschmerz). Der Schmerz hat sich über eine lange Zeit manifestiert und ist nun fest programmiert. Auf dieselbe Weise können auch unbearbeitete, schmerzliche Erfahrungen und inneren Konflikte eines Menschen in den Zellen gespeichert werden und Krankheit und Schmerz auslösen.

Steigt mit der Bereitschaft zur Eigenverantwortung das Wohlbefinden? Das Leben mit Endometriose kann durch die Bereitschaft der Patientin, Eigenverantwortung zu übernehmen und somit den Selbstheilungsprozess aktiv in Angriff zu nehmen erleichtert werden. Wir wissen heute, dass die Genesung eines Menschen stark von seiner psychischen Verfassung geprägt ist. Umso stabiler die Psyche, desto schneller erreichen wir eine maßgebliche Verbesserung unseres körperlichen Wohlbefindens.

Was können wir durch eine psychosomatische Behandlung erreichen? Voraussetzung ist, dass die Patientin bereit ist, ihr Leben und ihre Gesundheit in die eigene Hand zu nehmen, aktiv Eigenverantwortung zu übernehmen und nicht passiv in der Rolle eines Opfers zu verweilen. Sie muss herausfinden, was ihr Körper zur Stärkung der eigenen Vitalität benötigt und welche inneren Ressourcen er dafür braucht. Außerdem muss die Betroffene reflektieren, welche belastenden Denkmuster sie begleiten und bereit sein, sich von ihnen zu lösen. Dieses Lösungsritual setzt die Bereitschaft für das Verabschieden alter Verhaltensweisen und Denkmuster voraus.

Die Patientin sollte bereit sein, den Zusammenhang zwischen Körper und Psyche zu akzeptieren und zu verstehen und ihre Genesung u. a. durch ihre Intuition und Vorstellungskraft eigenständig zu beeinflussen. Um die Genesung auf psychischer Ebene anzugehen, kann der Therapeut mit seiner Patientin verschiedene Techniken einsetzen und so u. a. mit Entspannungsverfahren und Imagination arbeiten. Mit Hilfe der Imagination gelingt es der betroffenen Frau Zugang zu ihrem Unterbewusstsein zu bekommen, welches den Zusammenhang aller Gründe einer körperlichen Veränderung durch belastende Erfahrungen oder Ereignisse erkennt und mit Hilfe tiefliegender Ressourcen, Lösungen für die körpereigene Genesung aufdeckt.

Die Patientin reist in ihrer Vorstellung somit direkt in ihren Körper und begegnet der Krankheit von „Angesicht zu Angesicht". Sie hat nun die Möglichkeit, durch einen inneren Dialog mit der Krankheit Fragen zu stellen und Antworten zu finden, um zu verstehen, welche Glaubenssätze dieser Erkrankung zu Grunde liegen und was benötigt wird, um Genesung einzuleiten. Im Anschluss an diese aktive Reise hat die Patientin die Möglichkeit zu skizzieren, wie sie ihr Körperinnenleben wahrgenommen hat. Diese Visualisierung ist besonders hilfreich, um die Notwendigkeit der Veränderung durch das eigene Handeln zu verstehen. Diese Übung der Körperreise dient der Auseinandersetzung mit der eigenen Person, dem tiefen „In sich hinein hören", um aufzuspüren, welche Gründe letztendlich zur körperlichen Erkrankung führten.

Es gibt zahlreiche therapeutische Methoden, die sich diese Auseinandersetzung durch Imagination zu Nutze machen. Erwähnung finden an dieser Stelle die Methode „Wildwuchs" nach Koppe oder auch die Katathym-Imaginative Psychotherapie nach Leuner.

Durch das Ablegen der krankmachenden, alten Dogmen und durch das Erlernen neuer, positiver Denkmuster beginnt der Prozess der Genesung.

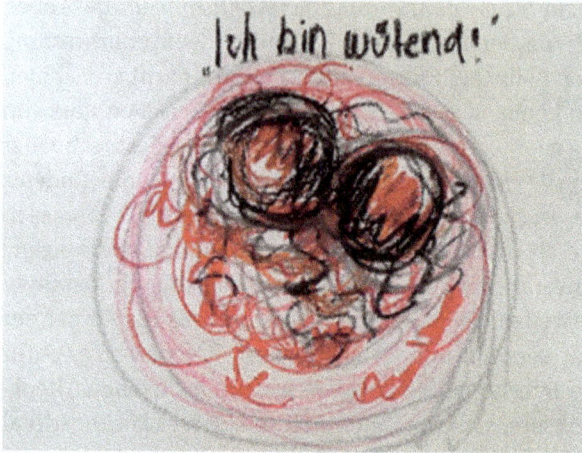

Abb. 18.1: Zeichnung der Eierstöcke (1. Sitzung).

Fallbeispiel 1 aus der therapeutischen Praxis

Bei einer 36-jährigen Patientin wurde eine Endometriose diagnostiziert. In der Anamnese der Patientin war ein körperlicher Missbrauch durch ihren Vater im Alter von 6 Jahren bekannt. Die Eltern ließen sich scheiden. Die Patientin hatte nach der Trennung der Eltern eine, nach eigenen Angaben, glückliche Kindheit. Sie berichtete aber, dass sie in der Adoleszenz jedoch hin und wieder ein „schwieriges Verhältnis" zu Männern gehabt habe. Die Patientin heiratete mit 26 Jahren einen Mann, der sie zunehmend an ihren Vater erinnerte, u. a. war dieser wie der Vater alkoholabhängig. Sie wünschte sich trotzdem nichts sehnlicher, als eine eigene Familie mit diesem Mann zu gründen, was körperlich nicht funktionierte. Nach unzähligen Arztbesuchen und immer stärker werdenden Unterbauchschmerzen, stellten Ärzte nach 8 Jahren die Diagnose Endometriose.

Die Patientin gab sich die Schuld, ihrem Partner nicht zu genügen und ihm den Kinderwunsch nicht erfüllen zu können. Sie fühlte sich nicht als Frau. Es kam zu schwerwiegenden partnerschaftlichen Konflikten. So verliebte sich die Patientin in einen anderen Mann, von dem sie ein Kind verlor.

Ihr Bauchgefühl sagte ihr, sie solle sich nicht auf diesen Mann einlassen, doch sie tat es und wurde schwer enttäuscht, ja, „bestraft". Die Patientin gab sich die Schuld für die eigene Missachtung ihrer Intuition und stand im Konflikt mit dem Gedanken, keinem Mann wirklich das geben zu können, was eine Frau ihm geben müsse.

Die Patientin glaubte fest daran, sich selbst und keiner anderen Person jemals wieder vertrauen zu können. Sie verlor das Grundvertrauen und gab sich auf, verlor Arbeit und Freunde und zog sich komplett in die Einsamkeit (soziale Selbstisolierung) zurück.

Schließlich suchte die Patientin eine therapeutische Praxis auf und sah diesen Weg als letzte Chance für sich. Nach einer kurzen Einführung in die Methode, war die Patientin bereit, sich auf eine neue, ihr bislang unbekannte Erfahrung, einzulassen,

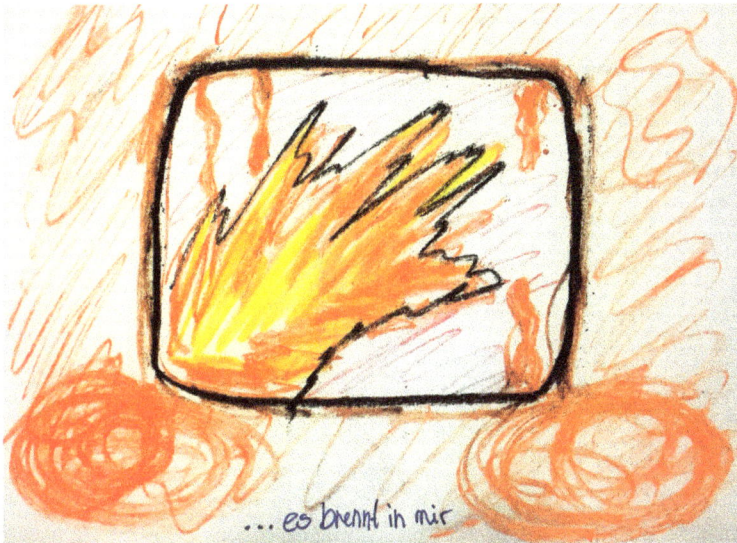

Abb. 18.2: „Es brennt in mir". Mit dem Bild der Gebärmutter kamen folgende Glaubenssätze auf: „… ich genüge nicht, ich mache alles falsch …". In dieser Sitzung hatte die Patientin die Idee, die Gebärmutter müsse sich zunächst abkühlen, sie sei durch das ewige Feuer speien sehr überanstrengt und unter Strom. In der Imagination hat sie ihrer Gebärmutter geholfen, sich abzukühlen, indem sie sich vorstellte, das Feuer stieße auf Eis. Diese Korrektur nahm sie anschließend auch im Bild vor.

wobei 6 Termine zu je 1½ Stunden vereinbart wurden. Zunächst wurde ein entspannter Zustand eingeleitet, damit die Patientin zu ihrer Körpermitte finden und sich ausgeruhen konnte, um auch körperliche Anspannungen loslassen zu können.

In der Imagination begegnete Sie den Wucherungen und den mit Schmerz behafteten Regionen ihres Körpers. Sie erkannte für sich, dass diese mit Glaubenssätzen behaftet waren wie:

„Ich bin wütend" (Abb. 18.1)

„Ich vertraue mir nicht"

„Ich bin als Frau nicht gut genug"

„Ich bin nicht liebenswert"

Nachdem die Patientin ihre Muster und inneren Überzeugungen erkannte und diese Schritt für Schritt auflöste bzw. änderte, gingen die *Wucherungen* zurück. In der letzten Therapiestunde erarbeitete die Patientin für sich ein Programm mit eigenen Entspannungsübungen und kleinen Imaginationen, das sie weiter über drei Wochen nach der Therapie täglich durchführte.

Die Patientin sagt heute, dass sie erkannt habe, was ihren Körper krank gemacht habe. Nachdem sie bereit war, sich ihr Leben und ihre Bedürfnisse genauer anzuschauen und vor Allem *loszulassen*, sei sie nun innerlich befreit und empfinde keine Schmerzen mehr. Die Therapie liegt nun 1,5 Jahre zurück und es geht der Patientin

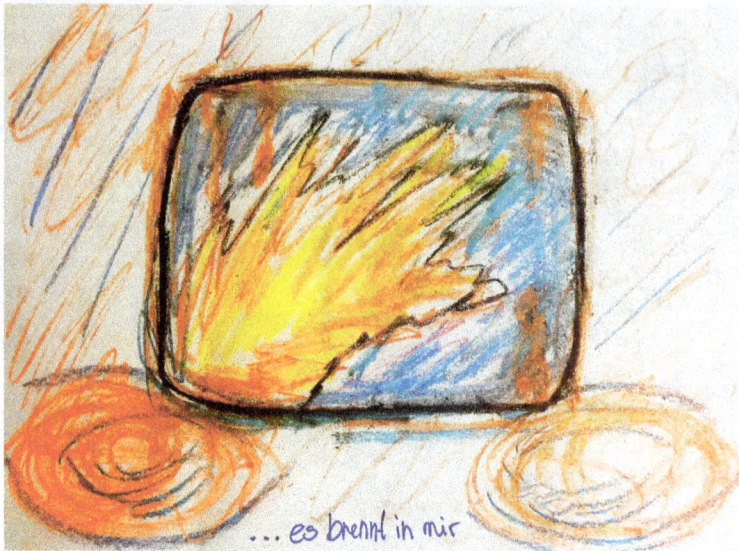

... es brennt in mir

Abb. 18.3: Nachdem die Patientin ihre Muster, inneren Überzeugungen und Ablehnung erkannte und sie Schritt für Schritt auflöste und änderte, gingen die Schmerzen zurück. In der Therapie arbeiteten wir weiter daran, der Gebärmutter mit Akzeptanz und Wohlwollen zu begegnen. Akzeptanz gegenüber dem eigenen Körper zu entwickeln. Es folgte die Aufarbeitung von Verletzungen aus der Vergangenheit und die Auflösung hinderlicher Glaubenssätze. In der letzten Therapiestunde erarbeitete die Patientin für sich ein Programm mit eigenen Entspannungsübungen und kleinen Imaginationen, welches sie weiterhin im Alltag für sich anwenden kann.

sehr gut. Sie hat einen neuen, stressfreieren Beruf, unternimmt viel und lebt sogar in einer frischen, stabilen Partnerschaft.

Patientinnen mit Endometriose brauchen eine ausführliche Beratung und zusätzliche therapeutische, individuelle Unterstützung sowie eine psychosomatische Mitbetreuung.

Fallbeispiel 2 aus der therapeutischen Praxis

Die Patientin ist 39 Jahre alt. Die Endometriose, rASRM Stadium IV, wurde im Alter von 35 eindeutig diagnostiziert. Sie beschreibt ihren Körper als nicht mehr gebrauchsfähig, sie verspürt unspezifische Schmerzen im Rücken, in den Beinen und im Unterleib. In der Adoleszenz waren ihre Schmerzen teilweise so stark, dass sie durch ihre Eltern aufgehalten werden musste, sich selbst zu verletzen und zu hassen, da sie ihren körperlichen Schmerz nicht zuordnen konnte und ihren Körper immer mehr ablehnte. Ihre behandelnden Ärzte konnten ihre Symptome nicht zuordnen. Sie begann eine Therapie, die sie jedoch abbrach. In der Anamnese erzählte die Patientin darüber hinaus, dass ihr Studium durch immer wiederkehrende Schmerzen stark beeinflusst wurde, ihre körperliche Leistungsfähigkeit stets eingeschränkt war. Zeitweise sollte der Schmerz besser werden, war einige Zeit sogar nahezu erträglich. Ihre Partnerschaften beschreibt die Patientin als grundsätzlich schmerzhafte Erfahrungen. Von Dominanz bis Missbrauch auf körperlicher und seelischer Ebene.

Die Sexualität kippte stets nach der ersten Verliebtheitsphase. Es folgten Schmerz und körperliche Abneigung. Die Patientin erzählt von einem sehr dominanten Vater und ihrer Kindheit, die von Leistung geprägt sein sollte. Sie beschrieb sich als „Papas kleines Mädchen" das nun lernen muss, in der Welt zu überleben, denn das sei für Frauen nicht selbstverständlich, ohne einen Mann an ihrer Seite.

Nach der Trennung ihrer Eltern im Alter von 16 Jahren, verstarb ihr Vater und somit brach die Leitfigur in ihrem Leben weg. Die Patientin reflektiert, dass ihr Männerbild ihrem Vater entspricht. Sie befindet sich nun seit 3 Jahren in einer stabilen Partnerschaft mit einem Mann, bei welchem sie sein könne, wie sie ist. Während dieser Partnerschaft wurde die Patientin u. a. an ihrem, von Endometriose betroffenen Darm operiert, und fühlte sich zunächst sehr viel besser. Seit der Operation jedoch befürchtet die Patientin, die Endometriose könne überall sein und wartet förmlich auf den nächsten Ausbruch. Alle Schmerzen, die sie empfindet und jemals empfunden hat, führt sie auf die Endometriose zurück. Auch leidet die Sexualität in ihrer Partnerschaft. Es fühle sich so an, als würden sie und ihr Partner psychisch und physisch nicht mehr zusammenpassen. Hierfür sei die Endometriose verantwortlich. Sie hinterfragt ihre Liebe und den Sinn ihres Lebens. Die Patientin beschreibt, dass sie trotz Allem ihre innere Uhr ticken hört und sich ein Kind wünscht. Sie sei sich jedoch nicht sicher, ob ihr Körper, sollte es trotz Endometriose und Alter möglich werden, diese Belastung auch auf hormoneller Ebene aushält.

Nach einer kurzen Einführung in die Methode, erklärte sich die Patientin bereit, sich auf eine neue, ihr bislang unbekannte Erfahrung, einzulassen. Die therapeutischen Sitzungen waren über 10 Termine, je 1-1,5 Stunden vereinbart. Zunächst wurde ein entspannter Zustand eingeleitet, damit die Patientin zu ihrer Körpermitte findet, ausgeruht ist und körperliche Anspannungen loslassen kann.

In unseren Sitzungen schaute sie sich ihre Gebärmutter an. Diese beschrieb sie als: „spuckende, gemeine, brennende Feindseligkeit. Annehmen könne sie diese auf keinen Fall.

Zusammenfassung
Patientinnen mit Endometriose brauchen eine ausführliche Beratung und zusätzliche therapeutische, individuelle Unterstützung. Eine Aufklärung darüber, dass die psychische Haltung Einfluss auf das körperliche Wohlbefinden hat. Eine Erkenntnis darüber, dass es Zeit ist, das Leben in die eigene Hand zu nehmen.

Merke: Endometriose kann als Schicksal oder auch als Chance erlebt werden, sein Leben zu verändern und zu verbessern, die Persönlichkeit zu stärken und rundum schmerzfrei und glücklich zu werden!

19 Endometriose, Liebe und Sexualität

Andreas D. Ebert

Wenn über Liebe, Sexualität und Endometriose geredet oder geschrieben werden soll, entstehen in Abhängigkeit von der Zuhörer- oder der Leserschaft a priori verschiedene Erwartungshaltungen, die schwer zu bedienen sind. Es ist problematisch, wenn Sie sich mal überlegen, wie komplex die Situation im Zusammenhang mit der Sexualität ist – auch ohne Endometriose. Wir können in der modernen Medizin (fast) alles messen, wir können versuchen, spezielle Nervenpotentiale zu detektieren, wir können Konzentrationen von Hormonen bestimmen, die exotischsten Moleküle nachweisen. Und trotzdem fehlt in allen von uns messbaren Dingen viel: Zärtlichkeit, Wärme, Geborgenheit, Sehnsucht und Liebe. Was hinter diesen Begriffen steht können wir rational gar nicht fassen – und trotzdem oder gerade deshalb spielen diese emotionalen Seiten unseres Seins und unseres Ichs eine essentielle Rolle bei einer Erkrankung wie der Endometriose. Und wenn man sich überlegt, was einem so alles assoziativ in den Sinn kommt, wenn man über *Forschung und Endometriose* nachdenkt: Endokrinologie, Onkologie, Immunologie, Angiogenese. Aber gerade zur Problematik Sexualität gibt es fast keine adäquate Forschung – jedoch einen riesigen Forschungsbedarf! Jeder weiß, dass es in den einschlägigen Chaträumen einen riesigen Hilfeschrei gibt. Die Problematik wird heute kaum von der modernen Reproduktionsmedizin und der Psychosomatik abgedeckt. Das ist eine außerordentlich unbefriedigende Situation. Schaut man in die Realität – worunter leiden unsere Patientinnen? Die Dyspareunie war in unserem Kollektiv (N = 498 Patientinnen) in 47 % vorhanden. Aber auch Unterbauchschmerzen, Dysmenorrhoe sind natürlich Beschwerden, die ebenso wie die primäre Sterilität, die Hypermenorrhoe oder die Dysurie sich auf die Sexualität in der einen oder anderen Form, zumindest aber auf die Libido oder das Orgasmusempfinden auswirken können.

Woran müssen wir also denken?
- Anatomie, Schmerz, Nerven und Neurobiologie
- Endometriose und konsekutive psychische Belastung, z. B. Erschöpfungssyndrom bei chronischen Schmerzen. Auch depressive Verstimmungen und Abususszenarien gehören in diese Rubrik.
- Endokrin-medikamentöse Therapien und ihre Einflüsse auf die Sexualität.
- Operative Therapien und die Therapiefolgen haben natürlich Einfluss auf die Sexualität.
- Die Sexualität in einer Partnerschaft ist ein sich ständig ändernder Teil der Beziehung auch ohne Endometriose – sexuelle Probleme zeigen nicht direkt, was eigentlich *das Huhn und was das Ei* ist.

Das bedeutet klar, dass die Ursache-Wirkungs-Beziehung vieler „Selbstverständlichkeiten" noch erforscht oder zumindest klarer definiert werden müssen. Wir wissen

https://doi.org/10.1515/9783110561326-019

heute, dass Nerven auch bei der Erkrankung Endometriose eine wichtige Rolle spielen und dass es wichtig ist, Patientinnen sorgfältig somatisch zu untersuchen, weil die Endometriose im *Septum rectovaginale* oder den *Sacrouterinligmenten* oft hauptverantwortlich für Schmerzen ist und doch übersehen wird. Durch diese Strukturen ziehen auch sensible Nervenfasern (Mechsner), die von den Endometriosezellen (Stroma und Epithel) durch Expression verschiedener Nervenwachstumsfaktoren angelockt werden. Daran muss gedacht werden, wenn man z. B. im Septum rektovaginale einen schmerzhaften Endometrioseknoten tastet, der dazu geführt hat, dass die junge Frau aus Angst vor Schmerzen keine „Lust" mehr hat. Aber auch rein mechanische Probleme können dazu führen. Wenn Sie Patientinnen haben, bei denen das kleine Becken ausgefüllt ist mit großen Endometriomen, man denke nur an die *kissing ovaries*, dann kann man sich relativ leicht vorstellen, dass Sexualität schon mechanisch zu Problemen führt, die auch *nach* dem Sex auftreten können. Diese „mechanischen Probleme" sind dehnungsassoziiert, d. h. die Nervenfasern, die im Sacrouterinligament, in der Scheide, insbesondere Fornix posterior und im Septum rectovaginale entlang ziehen, werden über Dehnung gereizt und führen zu Schmerzen. Die Frauen sagen Ihnen das auch ganz offen in den Sprechstunden. Wenn Sie fragen: „Haben Sie Schmerzen bei der Sexualität?" dann sagen einige Patientinnen „Nein!". Wenn man dann nachfragt, ob sie überhaupt Sexualität haben, dann kommt in vielen Fällen die Antwort: „Nein, ich habe seit 1–2 Jahren keinen Sex, aber ich habe einen sehr verständnisvollen Ehemann." Oder die Frauen sagen: „Ja, ich habe Sex und ja ich habe Schmerzen". Sie können ihnen auch genau die Stellungen beschreiben, die nicht gehen. Junge Frauen haben da überhaupt kein Tabu, bei Älteren ist sicherlich noch ein wenig Schamgefühl dabei. Sie können dann auch ganz genau verstehen, warum es so ist, wie es ist. Wir haben es ja mit Patientinnen unterschiedlichster Bildungsschichten und Lebenserfahrungen zu tun – und nicht nur mit Patientinnen, sondern natürlich auch mit deren Männern. Und die sind natürlich ein zusätzliches interessantes „wissenschaftliches" Problem, da sie in unserer Leistungsgesellschaft auch noch den partnerschaftlichen Leistungsdruck erhöhen (können). Also auch da muss weiter geforscht werden.

Man hört immer wieder *„Ach, die Endometriosepatientinnen, die sind ja was Besonderes – die sind ja auch besonders anstrengend"*. Natürlich haben diese Patientinnen durch die Chronifizierung von Schmerzen nicht selten einen sozialen, beruflichen oder/und partnerschaftlichen Leidensweg, der sich in Depressionen, reaktiv depressiven Verstimmungen oder Angststörungen niederschlagen kann. Es liegt eine Situation vor, in der eine gesteigerte körperliche Anspannung vorhanden ist, in der die Patientinnen hypersensibel sind und in der die Schmerzschwellen sehr individuell ausgeprägt sind. Hinzu kommt, dass die Patientinnen immer mehr in sich hineinhorchen und dass diese gesteigerte Wahrnehmung unangenehmer Körperempfindungen dann auch noch aufgrund des Kenntnisstandes oftmals fehlbewertet wird. Meistens werden große oder divergente Einstellung und Erwartung zur Schmerzkontrolle entwickelt. Letztendlich entsteht Angst, es entsteht Dysstress und die Frauen zeigen depressive Reaktionen. Sie leiten den sexuellen Rückzug ein. Sie wollen keinen Schmerz mehr haben. Es kommt zum sozialen Rückzug (Leeners u. Imthurn, 2007). Es kommt so zu einer *sekundären* Sexualstörung.

Gleichzeitig haben wir natürlich ganz klar messbare somatische Störungen: Schmerzen kann man so subjektiv wie sie sind, versuchen zu messen. Das Fatique-Syndrom ist in der Onkologie ein wichtiges Thema, das wir jetzt auch auf die Endometriose transportieren müssen.

In der modernen Medizin erleben wir die Konzentration auf die Symptome, auch die Patientinnen vertiefen sich immer mehr in sich selbst. Sie sind internetbelesen und gelegentlich in der einen oder anderen Form bereits extreme Spezialistinnen, die dem Arzt die neueste Literatur präsentieren können, d. h. die (Weiter-)Bildungsanforderungen für uns selbst sind permanent gegeben.

Iatrogenbedingte Funktionsstörung des Ovars mit konsekutiven endokrinen Veränderungen, die zu einem endokrinen Perimenopausestatus bei jungen Frauen führen, z. B. mit der Konsequenz depressiver Verstimmungen, die sich wiederum auf die Sexualität auswirken, können nach Operationen auftreten. Gleiches gilt für die Einnahme von endokrinen Präparaten, so z. B. der GnRH-Analoga, der Gestagene oder auch der oralen Kontrazeptiva im nonstop-Modus. Die reduzierte Belastbarkeit, das negative Körpererleben, das verringerte Selbstwertgefühl können dann zu Partnerschaftsproblemen und zu Kontaktreduktionen führen. Stress führt statt zu sexueller Erfüllung zu stressiger Kommunikation. Geschieht das Ganze noch vor dem Hintergrund eines unerfüllten Kinderwunsches (Infertilität oder Sterilität), so gesellen sich schnell beiderseitige Verlustängste hinzu. Und dabei geht es nicht nur um den Arbeitsplatzverlust, der immer häufiger von Patientinnen mit chronischen Schmerzen bei Endometriose erlebt wird, sondern um die Angst vor dem Verlust des Partners, weil man ihm – und hier ist natürlich gerade bei jungen Frauen und bei jungen Männern die Sexualität dominant – nicht mehr zu genügen scheint.

19.1 Sexualität und medikamentöse Therapie

– *Libidoverlust:* „Ich habe zwar einen Orgasmus und es funktioniert auch alles, aber ich habe eigentlich keine Lust". Zahlreiche Gestagen-betonte oder Gestagen-only OC können neben den GnRH-Analoga zu einem Libidoverlust führen.
– *Scheidentrockenheit:* Die Scheidentrockenheit kann man somatisch ganz gut behandeln, z. B. mit verschiedenen Gleitcremes. Aber es gibt auch Patientinnen unter OC nonstop, die eine zu feuchte Scheide und daraus resultierende sexuelle Probleme haben. Es ist schwierig, eine zu feuchte Scheide in eine normal feuchte Scheide zurückzuverwandeln.
– *Brustspannen:* Das medikamentenbedingte Brustspannen, z. B. unter OC nonstop wird von vielen Frauen als so unangenehm empfunden, dass sie die Medikation absetzen (meist in den ersten 3 Monaten der Pilleneinnahme), egal ob sie ein Gestagenpräparat nehmen oder ein orales Kontrazeptivum. In diesen Fällen sollte

ein Behandlungsversuch mit natürlichem Progesteron erfolgen (z. B. 200 mg oral d14–26 des Zyklus).

– *Überleitungsmanagement:* Meistens verlassen die Frauen die Klinik, irgendwann ist die übriggebliebene Pillenpackung alle und erst dann gehen sie wieder zu ihrer niedergelassenen Frauenärztin. Dieser Überleitungsprozess muss auch in Bezug auf eventuelle sexuelle Veränderungen optimiert werden.

– *Schmerztherapie:* In der modernen Schmerztherapie gibt es Präparate, die antidepressiv wirken und einen positiven Einfluss auf die Sexualität haben können. Meist haben Frauen unter Antidepressiva eine reduzierte Libido. Natürliches Progesteron wirkt antidepressiv.

19.2 Sexualität und operative Therapie

Eine Ursache des Schmerzes sind Verwachsungen und die Läsion neuronaler Strukturen. Speziell hier liegt ein Problem der operativen Therapie. Die Nervenfasern im Operationsgebiet werden aber oftmals nicht richtig identifiziert. Gerade bei der Endometriose liegt das mit daran, dass diese Erkrankung häufig so eine Zerstörung der Beckenorgane bewirkt, dass man gar keine Nervenbahnen mehr identifizieren kann.

Man sieht die Nerven nicht mehr – und das kann zu schweren Konsequenzen führen, die nicht nur in einer Blasenatonie (neurogene Blase!) oder in einer Stuhlinkontinenz (Denervierung des Schließmuskels!) resultiert, sondern auch in sexuellen Problemen, wie z. B. Anorgasmie. Aber dazu gibt es für *Frauen* keine aktuellen Studien.

Die möglichen *Komplikationen im Rahmen ausgedehnter Operationen* wirken sich auf die Sexualität und das Sexualverhalten der Patientinnen aus. Das ist leicht verständlich, wenn Darm, Blase, Harnleiter und Nerven verletzt werden, wenn es zu postoperativen Adhäsionen mit entsprechenden Einsprossungen von Nerven kommt oder zur adhäsionsbedingten Chronifizierung von Schmerzen.

Berücksichtigt werden muss außerdem, dass Ovar bzw. die Ovarien endokrine Organe sind. Operationen an den Ovarien sind endokrine Chirurgie an den endokrinen Organen der Frau! Nach der postoperativen Ovarialinsuffizienz wird doch kaum noch gefahndet.

Die Frauen werden entlassen und bekommen eine Pille, so dass der residuale Hormonstatus „ausgeglichen" wird. Aber was da mit den Ovarien geschieht und auch mit ihrem Einfluss auf das Gehirn – das untersuchen wir nicht oder nicht ausreichend.

Zeit- und Sprachlosigkeit: Oftmals fallen die Patientinnen nach ihrem Klinikaufenthalt und der Operation trotz engagierter Betreuung durch ihre niedergelassene Frauenärztin in eine Phase der Sprachlosigkeit. Es fehlt an Zeit. Und Zeit ist das, was die betroffenen Patientinnen in einer immensen, fast nicht zu realisierenden Form brauchen. Zeit um die Sprachlosigkeit zu überwinden, um das durchaus passive Moment der medizinischen Maßnahmen über sich ergehen zu lassen und Wege der Interpretation und Verarbeitung zu finden. Gesprächszeit, um ihre sexuelle Entwicklung und Empfindungen in irgendeiner Art und Weise begreifen zu können. Es öffnet sich sofort der Blick auf die Defizite in unserem System.

19.3 Sexualität und Partnerschaft

Es gibt in der Literatur (PubMed Suche) derzeit keine Arbeit darüber, wie die Männer oder Partner auf endometrioseassoziierte Probleme reagieren. Natürlich gibt es auch keine Arbeiten zu dieser Thematik bei lesbischen Paaren. So kann sich eine Spirale des Unverständnisses entwickeln. Wie soll auch ein Mann, der nicht Medizin studiert hat, sofort verstehen, warum seine Frau beim Sex mit ihm (!) Schmerzen hat, während es bei vorherigen Partnerinnen keine Probleme gab. Hier liegt ein deutliches Informationsdefizit vor, Unwissenheit und Raum für Fehlinterpretationen – bei Frauen und bei Männern!

Was müssten wir den betroffenen Frauen eigentlich bieten (nach Leeners und Imthurn)?
- Beschwerden ernst nehmen und hinterfragen.
- Unterstützungsoptionen entwickeln, z. B. aktive und passive Coping-Strategien vermitteln (Entspannungstechniken, Schmerzmanagement, Sexualberatung, Vermittlung von Selbsthilfekontakten).
- Problematik enttabuisieren (Aufklärung der Patientin und ihres Partners).
- Problematik entökonomisieren (z. B. Zeitmangel, skurrile Entlohnungssysteme, Einsparmaßnahmen).
- Versuchen, schnell eine Diagnose zu stellen (u. U. gar nicht so einfach, weil die Patientinnen zum Teil eine gewisse Verzögerungsstrategie entwickeln).
- Einleitung von qualifizierten Rehabilitationsmaßnahmen.
- Sexualmedizinische Forschung (SMF) aktivieren: Die SMF wird in Deutschland langsam wieder aufgebaut, u. a. weil in der Ärzteschaft die sexualmedizinische Ausbildung hinter der geburtshilflichen, operativen und onkologischen weit zurücksteht. Im Bereich der Pflege gibt es de facto keine Qualifikation zu diesem Thema, zudem besteht auch häufig ein Personal- und Zeitmangel in den Kliniken. Sexualmedizin ist auch nicht DRG-relevant. Ein Mangel an Kompetenz ist auch deshalb vorhanden, weil SexualmedizinerInnen und GynäkologInnen unterschiedliche Sprachen sprechen, zum Teil liegt es daran, dass die moderne Frauenheilkunde in Deutschland onkologiedominiert ist, was den notwendigen Übergang in eine umfassende Frauenkunde verzögert.

Allein diese Fokussierung auf die Fragestellung Sexualität und Endometriose zeigt deutlich, dass dies nicht mehr von einer Person (Arzt/Ärztin) zu leisten ist, sondern dass Kooperationen notwendig sind. Was müssen wir in Bezug auf die Sexualität berücksichtigen?

- Wir müssen die Fragen stellen, auch wenn wir sie nicht sofort beantworten können; oftmals ist es ein Anstoß.
- Wir müssen versuchen, die Ausbildung zu forcieren, um Antworten und Konzepte erarbeiten zu können und auch den Nachwuchs einbeziehen.
- Es ist nicht möglich, dass ein Operateur, der 8 oder 9 Stunden im Operationsraum steht, anfängt, sexualmedizinisch aktiv zu werden. Also müssen wir auch hier Spezialisten einbeziehen und Spezialisten ausbilden. Diese Prozesse können wir beschleunigen, indem wir versuchen, sexualmedizinische Befunde in unser klinisches Denken hineinzubringen und umgekehrt, d. h. klinische Fragestellungen auch vor dem Hintergrund sexualmedizinischer Forschung zu betrachten.
- Daraus können sich Synergieeffekte entwickeln und eventuell lassen sich auch präventive Strategien ableiten. Letztendlich bedeutet es nicht – auch wenn wir all das umsetzen – dass unsere Patientinnen dadurch wirklich mehr und besseren Sex erleben und ob da nicht noch etwas ganz Essentielles fehlt – nämlich Zärtlichkeit, Wärme, Sensibilität und Liebe.

Weiterführende Literatur

Siehe Anhang.

20 Komplementäre Therapieansätze

Alexandra Perricos, René Wenzl und Andreas D. Ebert

Neben den etablierten medikamentösen Therapiemöglichkeiten gewinnen komplementär medizinische Verfahren wie Akupunktur und TENS sowie Diätmodifikationen an Bedeutung, die begleitend zu etablierten Therapieoptionen aber auch singulär zur Wahl stehen.

20.1 Akupunktur

Akupunktur ist eine Behandlungsform, die seit tausenden Jahren einen wichtigen Bestandteil der chinesischen Medizin ausmacht und in den westlichen Ländern in den letzten Jahrzehnten an Beliebtheit gewonnen hat.

Man unterscheidet verschiedene Arten der Akupunktur. Neben der Körperakupunktur, im Rahmen derer die Akupunkte entlang den traditionellen Meridianen stimuliert werden, wird Ohrakupunktur, Kopfhautakupunktur (die in der Behandlung neurologischer Erkrankungen eingesetzt wird) und Elektroakupunktur, die durch eine Stimulation der Akupunkte mittels elektrischer Spannung ausgeübt wird, angewendet.

In der traditionell chinesischen Medizin wird die Idee vertreten, dass ein natürlicher energetischer Fluss (Qi) durch den Körper fließt. Krankheit und Schmerz werden als Folge einer Unterbrechung dieses Flusses gesehen. Somit sind Endometriose und die häufig damit verbundene Dysmenorrhoe, dieser Theorie entsprechend, ebenso durch einen behinderten energetischen Fluss bedingt, insbesondere in den Kanälen Chong und Ren. Akupunktur soll diese Blockade auflösen und einen ungestörten Energiefluss wiederherstellen. Obwohl die physiologischen Mechanismen, denen dieses Verfahren unterliegt, nicht genau geklärt sind, konnten analgetische Wirkungen sowie Effekte auf den hormonellen Haushalt gezeigt werden. Es wird postuliert, dass die analgetische Wirkung unter anderem auf einem Anstieg endogener Opioide und Neurotransmitter beruht. Des Weiteren sollen durch die Stimulation der Akupunkte Signale freigesetzt werden, die wiederum durch neuronale und humorale Mechanismen eine entzündungshemmende Signalkaskade auslösen. Die analgetische Wirkung bei Patientinnen, die an Dysmenorrhoe leiden, könnte sich auch durch eine Auswirkung auf die Prostaglandin $F_{2\alpha}$ Konzentration entfalten. Mit ihrem günstigen Nebenwirkungsprofil, stellt die Akupunktur eine mögliche ergänzende Methode zur Behandlung von endometrioseassoziierten Symptomen dar (Zhu et al., 2013).

https://doi.org/10.1515/9783110561326-020

20.2 TENS – transkutane elektrische Nervenstimulation

Das Wirkungsprinzip der transkutanen elektrischen Nervenstimulation ist Analgesie durch eine gezielte elektrische Reizung von Nerven und die darauffolgende Freisetzung von endogenen Opioiden, insbesondere β-Endorphin. Wiederholte Reizungen können das symptomfreie Intervall verlängern.

Derzeit zeigt die Anwendung von TENS vor allem Erfolge bei Patientinnen mit tief infiltrierender Endometriose, die an Dyspareunie und Dyschezie leiden. Hier konnte, im Gegensatz zur Dysmenorrhoe, eine signifikante Symptomerleichterung erreicht werden (Mira et al., 2015).

20.3 Ernährung

Die Ernährungsgewohnheiten in westlichen Ländern sind heutzutage durch einen vermehrten Konsum raffinierter Nahrungsmittel und einen verminderten Konsum von Obst, Gemüse und Vollkornprodukten geprägt. Diese Essgewohnheiten, kombiniert mit vermehrtem Alltagsstress sowie der Einfluss von Umweltverschmutzung und Pestiziden auf den Körper führt zu einer vermehrten Bildung von oxidativem Stress, der wiederum zur Entstehung beziehungsweise zur Verschlechterung bestimmter Erkrankungen, darunter auch der Symptomatik von Endometriose, beitragen kann.

Es konnte vielfach gezeigt werden, dass Lebensstilmodifikationen sowie Veränderungen der Essgewohnheiten zu einer Erleichterung der Symptomatik beisteuern, beziehungsweise das Risiko für die Entstehung der Erkrankungen vermindern können. Es werden hier vor allem die entzündungshemmenden und antioxidativen Eigenschaften von Lebensmitteln und Zusätzen ausgenützt.

- Vermehrter Konsum von *Obst und Gemüse*: Diese Lebensmittel sind reich an Vitaminen und haben somit einen Einfluss auf DNA-Methylierung. Ein Mangel an diesen Vitaminen kann hingegen durch eine Veränderung der Epigenetik eine Verschlechterung der Symptomatik herbeiführen. Anzumerken ist hier jedoch, dass der Verzehr von „unbehandeltem" bzw. geschältem Obst zu bevorzugen ist, da die eingesetzten Pestizide ebenso schädliche Auswirkungen haben können. Neben den epigenetischen Einflüssen dieser Lebensmittel ist auch deren antioxidative Wirkung zu vermerken. Schließlich wird hier eine Regulierung der endogenen Hormonproduktion beschrieben.
- Ein erhöhter Verzehr von rotem Fleisch führt zu einem gegenteiligen Effekt: Es kommt hier, neben einer Zunahme von Entzündungsmediatoren, zu einer Steigerung der Steroidhormonkonzentration, die eine Verschlechterung der Symptomatik der Erkrankung begünstigt.
- *Kalzium, Zink, Selen, Vitamin C und E* beeinflussen ebenso mehrere Schritte in der pathophysiologischen Entwicklung der Erkrankung und nehmen unter anderem Einfluss auf die Regulierung des hormonellen Haushaltes, die Apoptose

und auf die Kontrolle der Zellproliferation. Vitamin A, C und E wirken zusätzlich als Antioxidantien und hemmen somit die Lipidperoxidation, die das Auftreten von entzündlichen Vorgängen verstärkt. Es wurde postuliert, dass die positive Auswirkung durch Aufnahme diese Nährstoffe in Form von Lebensmitteln ausgeprägter ist, als deren Einnahme als Zusatzpräparate.

– Der aktive Metabolit *1,25-Dihydroxyvitamin D* vermindert im Endometrium die Bildung von Entzündungsmediatoren wie Interleukin 6, TNF 20 und Prostaglandine durch Hemmung der Bildung von COX-2. So konnte gezeigt werden, dass eine Supplementierung von Vitamin D eine Symptomverminderung durch dessen entzündungshemmenden Eigenschaften herbeiführen kann.

– *Omega 3 Fettsäuren*, mehrfach ungesättigte Fettsäuren, sind vor allem im Fett von Fischen wie Lachs, Thunfisch und Heilbutt enthalten. In Form von Eicosapentaensäure und Docosahexaensäure wirken sie als Substrate für die Bildung von Mediatoren mit verminderter entzündlicher Aktivität. Weiters wurde postuliert, dass die Einnahme von Omega 3 Fettsäuren (in Form von Nahrungsergänzungsmittel) das Wachstum Endometrioseherden sowie die mit der Erkrankung assoziierten Schmerzen vermindert. Im Gegensatz zu diesen Fettsäuren stehen Omega 6 Fettsäuren, die vor allem in tierischen Produkten mit dunklem Fleisch enthalten

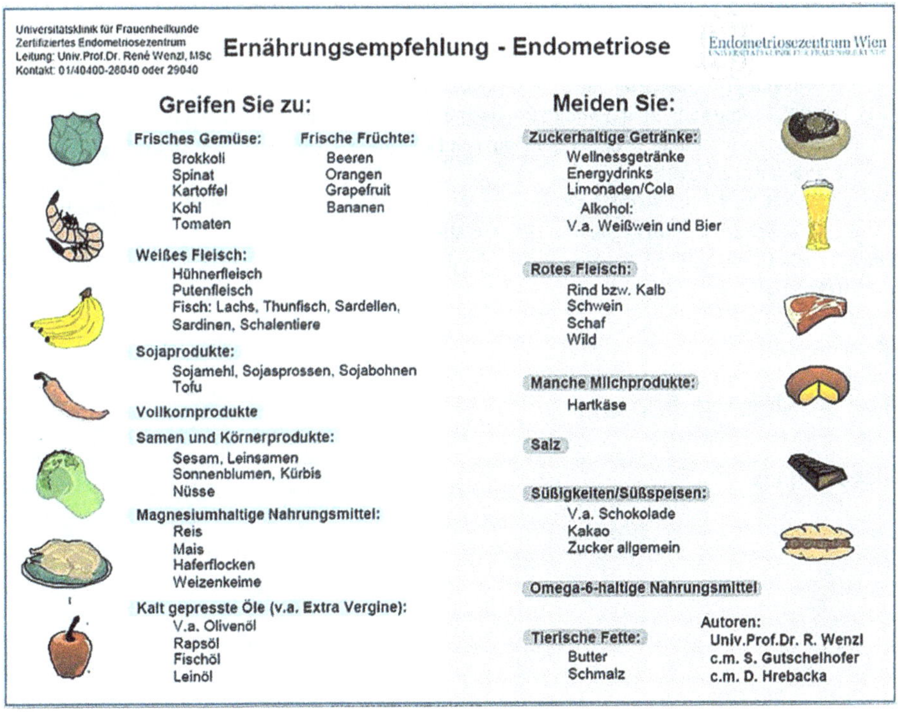

Universitätsklinik für Frauenheilkunde
Zertifiziertes Endometriosezentrum
Leitung: Univ.Prof.Dr. René Wenzl, MSc
Kontakt: 01/40400-28040 oder 29040

Ernährungsempfehlung - Endometriose

Endometriosezentrum Wien
UNIVERSITÄTSKLINIK FÜR FRAUENHEILKUNDE

Greifen Sie zu:

Frisches Gemüse:
Brokkoli
Spinat
Kartoffel
Kohl
Tomaten

Frische Früchte:
Beeren
Orangen
Grapefruit
Bananen

Weißes Fleisch:
Hühnerfleisch
Putenfleisch
Fisch: Lachs, Thunfisch, Sardellen,
Sardinen, Schalentiere

Sojaprodukte:
Sojamehl, Sojasprossen, Sojabohnen
Tofu

Vollkornprodukte

Samen und Körnerprodukte:
Sesam, Leinsamen
Sonnenblumen, Kürbis
Nüsse

Magnesiumhaltige Nahrungsmittel:
Reis
Mais
Haferflocken
Weizenkeime

Kalt gepresste Öle (v.a. Extra Vergine):
V.a. Olivenöl
Rapsöl
Fischöl
Leinöl

Meiden Sie:

Zuckerhaltige Getränke:
Wellnessgetränke
Energydrinks
Limonaden/Cola
Alkohol:
V.a. Weißwein und Bier

Rotes Fleisch:
Rind bzw. Kalb
Schwein
Schaf
Wild

Manche Milchprodukte:
Hartkäse

Salz

Süßigkeiten/Süßspeisen:
V.a. Schokolade
Kakao
Zucker allgemein

Omega-6-haltige Nahrungsmittel

Tierische Fette:
Butter
Schmalz

Autoren:
Univ.Prof.Dr. R. Wenzl
c.m. S. Gutschelhofer
c.m. D. Hrebacka

Abb. 20.1: Ernährungsempfehlung des Endometriosezentrums der Medizinischen Universität Wien für Patientinnen mit Endometriose (© Prof. R. Wenzl)

sind. Diese Fettsäuren sind Substrate für die Synthese von Prostaglandinen und Leukotrienen und fördern somit den Entzündungsprozess.

- *Kurkuma,* eine Wurzel, die u. a. in der Traditionell chinesischen Medizin eine wichtige Rolle spielt, wird auch hier aufgrund ihrer entzündungshemmenden, antiangiogenetischen und antioxidativen Wirkungen bei Patientinnen mit Endometriose eingesetzt.

Eine adäquate Ernährungsumstellung (Abb. 20.1) kann zu einer signifikanten Verbesserung der Lebensqualität betroffener Frauen beitragen (Halpern et al., 2015; Harris et al., 2013; Jurkiewicz-Przondziono et al., 2017; Ott et al., 2012; Zhang et al., 2013).

Literatur

Halpern G, Schor E, Kopelman A. Nutritional aspects related to endometriosis. Rev Assoc Med Bras. 2015; 61: 519-523.

Harris HR, Chavarro JE, Malspeis S, Willett WC, Missmer SA. Dairy-food, calcium, magnesium, and vitamin D intake and endometriosis: A prospective cohort study. Am J Epidemiol. 2013;177:420-430.

Jurkiewicz-Przondziono J, Lemm M, Kwiatkowska-Pamuła A, Ziółko E, Wójtowicz MK. Influence of diet on the risk of developing endometriosis. Ginekol Pol. 2017; 88:96-102.

Mira TAA, Giraldo PC, Yela DA, Benetti-Pinto CL. Effectiveness of complementary pain treatment for women with deep endometriosis through Transcutaneous Electrical Nerve Stimulation (TENS): Randomized controlled trial. Eur J Obstet Gynecol Reprod Biol. 2015;194:1-6.

Ott J, Nouri K, Hrebacka D, et al. Endometriosis and Nutrition – Recommending a Mediterranean Diet Decreases Endometriosis-Associated Pain : an Experimental Observational Study. J Aging Res Clin Pract. 2012;1:162-166.

Zhang Y, Cao H, Yu Z, Peng H-Y, Zhang C-J. Curcumin inhibits endometriosis endometrial cells by reducing estradiol production. Iran J Reprod Med. 2013;11:415–422.

Zhu X, Hamilton KD, McNicol ED. Acupuncture for pain in endometriosis. Sao Paulo. Med J. 2013;131:439.

Weiterführende Literatur

Siehe Anhang.

21 Gynäkologische Anschlussheilbehandlung (AHB) und Anschlussrehabilitation (AR) nach Indikationsgruppe 11

Claus-Peter Cornelius

Für niedergelassene Ärzte, für Ärzte in Kliniken und die zugeordneten Sozialdienste sind klare Informationen über die Möglichkeiten und Grenzen der AHB bzw. der AR im Arbeitsalltag essentiell. Definitive Rehabilitationsziele sind:

- physische und psychische Stabilisierung der Patientin
- Verbesserung bzw. Beseitigung von Unterbauchschmerzen und operationsbedingten Folgestörungen
- Beseitigung des Informationsdefizites über die Grunderkrankung
- Befähigung der Patientin zum Leben mit der Erkrankung
- berufliche und soziale Rehabilitation der Patientin, insbesondere bei solchen Frauen mit komplexen abdominalen chirurgischen Eingriffen
  Dazu gehören verschiedene Therapieansätze, wie z. B.:
- die Massagetherapie
- die Elektrotherapie
- die Trainingstherapie sowie die Krankengymnastik, aber auch
- die Balneotherapie, ggf. mit Mooranwendungen
- psychologische Ansätze, wie Entspannungstherapien mit progressiver Muskelrelaxation nach Jacobson, autogenes Training, psychologisch geleitete Gesprächsgruppe, psychologisch geleitete Schmerzgruppen für Endometriosepatientinnen, Gruppengespräche, Vorträge, Einzelgespräche, diätetische Therapie

Wichtig sind Sozialberatungen, denn hier müssen zahlreiche Probleme mit der Patientin und für die Patientin gelöst werden. Arbeitsplatzanalysen und Berufsanamnesen können ebenso dazu gehören wie Fragen der Wiedereingliederung nach dem Hamburger Modell oder anderen Möglichkeiten einer beruflichen Rehabilitation.

Die für eine AHB oder AR geeigneten gynäkologischen Krankheiten und Zustände nach Operationen am weiblichen Genitale (außer den bekannten onkologischen Erkrankungen) sind in Tab. 21.1 aufgeführt.

https://doi.org/10.1515/9783110561326-021

Tab. 21.1: Indikationen und Voraussetzungen für eine AHB oder AR.

Indikation	Voraussetzung
Gynäkologische Erkrankungen:	
– Endometriose (Einrichtungen mit spezifischem Endometriosekonzept)	– Erhebliche Funktionseinschränkungen und komplizierter Verlauf
Nach vaginalen oder abdominalen Operationen:	
– Zustand nach Hysterektomie	– Nach Abschluss der postoperativen Behandlungsphase; erhebliche Funktionseinschränkungen und komplizierter Verlauf.
– Zustand nach Operation eines benignen Tumors (z. B. Ovarialtumor, intraligamentäres Myom, Endometriom	– Nach Abschluss der postoperativen Behandlungsphase; erhebliche Funktionseinschränkungen und komplizierter Verlauf.
– Zustand nach Harninkontinenz-/Descensus-Operation (Einrichtungen mit Konzept für urogynäkologische Erkrankungen)	– Nach Abschluss der postoperativen Behandlungsphase; erhebliche Funktionseinschränkungen und komplizierter Verlauf.

21.1 Formulierungshinweise für eine gynäkologische Anschlussheilbehandlung (AHB) bzw. Anschlussrehabilitation (AR) (nach Indikationsgruppe 11)

Der Antrag erfolgt auf dem AHB/AR Antragsformular. Kostenträger im Direktverfahren ist die Deutsche Rentenversicherung Bund (ehemals BfA) und die DRV Mitteldeutschland. Hierbei erfolgt die telefonische Anmeldung in der ausgewählten AHB-Klinik durch die Sozialarbeiterin des Akutkrankenhauses, in dem die Patientin operiert wurde. Bei den regionalen DRV's und Krankenkassen wird das Verfahren über die Kostenträger geregelt. Ein Anspruch auf gynäkologische Heilbehandlung bzw. Anschlussrehabilitation besteht bei gynäkologischen Krankheiten und Zustand nach Operationen am weiblichen Genitale mit erheblichen Funktionseinschränkungen und kompliziertem Verlauf.

Darunter sind z. B. zu verstehen:
– Hysterektomie mit Adhäsiolyse.
– Ausgedehnter Adnex-OP bei entzündlichem Situs und z. B. Abszess.
– Rezidiv-OP bei Adhäsionen mit und ohne Organentfernung.
– Nothysterektomie bei Sectio oder ähnlich schwerwiegenden geburtshilflichen Komplikationen.
– Endometriose-(Rezidiv)-OP mit ausgedehnter Entfernung von Endometrioseherden.
– Endometriose-OP mit gleichzeitigem urologischem oder chirurgischem Eingriff als Erweiterung.
– Ausgedehnte Descensus-OP, vor allem Rezidivdescensus.

Die Eingriffe können per Laparotomie, aber auch ausgedehnt laparoskopisch erfolgen. Eine laparoskopische OP-Technik wäre kein Hinderungsgrund bei entsprechender Ausdehnung und kompliziertem Verlauf. Unter *kompliziertem Verlauf* ist zu verstehen:

– Jede Art von Wundheilungsstörung, Zwischenfällen bei OP-Narkose und im postoperativen Verlauf, z. B. Nachbeatmung.
– Hierzu gehören Hämatome, Infiltrate, fieberhafte Verläufe.
– Revisions-OP (z. B. wegen Nachblutung oder Infektion), Sekundärheilungen, Organverletzungen (z. B. von Blase, Darm, Harnleiter) mit Erweiterung des Eingriffs,
– aber auch erhebliche Komorbiditäten und Chronifizierungen.
– Stark verzögerte Rekonvaleszenz bei Multimorbidität, z. B. Diabetes, Hypertonus, andere internistische oder orthopädische Leiden
– Wenn präoperativ zur Erlangung der OP-Fähigkeit Transfusionen notwendig waren.
– Erhebliche postoperative Anämie, die transfusionspflichtig war, starke klimakterische Symptomatik, psychische Anpassungsstörungen.
– Postoperative Thrombose, Embolien.
– Endometriose-OP mit Anlage eines passageren Anus praeters (vorübergehender, künstlicher Darmausgang).
– Endometriosesanierende Operationen mit kompliziertem Verlauf durch ausgeprägte Adhäsiolyse und/oder Ureterolyse.
– Postoperative Thromboseembolien.
– Ovarialabszess mit operativem Eingriff mit ausgeprägter Infektion bis hin zur Pelveoperitonitis.
– Pelveoperitonitis nach Tuboovarialabszess bei liegendem IUD.
– Mehrtägige IV-Antibiose wegen einer Infektion.
– Hysterektomie bei monströsem Uterus myomatosus, Uterusgewicht > 500 g bis 600 g.
– Orthopädische oder neurologische Problematik, z. B. Beinheberschwäche.
– Blasenentleerungsstörungen
– Darmstörungen, Stuhlinkontinenz

Für Rückfragen steht Ihnen die aufnehmende ABH-Rehabilitationsklinik gern zur Verfügung. Zu berücksichtigen ist, dass als Voraussetzung für eine Anschlussrehabilitation bei Endometriose ein operativer Eingriff erfolgt sein muss. In Zweifelsfällen kann vom Sozialdienst auch eine Anschlussgesundheitsmaßnahme (AGM) beantragt werden, für die vom Kostenträger zuvor eine Kostenübernahme eingeholt wird.

21.2 Formulierungshinweise für einen Antrag auf stationäre medizinische Rehabilitation

Der Antrag erfolgt formlos oder auf einem Antragsformular. Dieser wird an die zuständige Krankenkasse gegeben, die entscheidet, welcher Kostenträger zuständig ist (Rentenversicherung, Krankenkasse, andere).

> **!** **Merke:** Befundberichte zur gynäkologischen Indikation (OP-Berichte, Entlassungsbriefe, letzter aktueller Status) und ggf. anderer relevanter Indikationsbereiche sollten direkt beigefügt werden.

Hinweis für die Praxis

Einrichtungen, die über ein spezifisches Endometrioserehabilitationskonzept verfügen und die durch die SEF (Stiftung Endometrioseforschung), EEL (Europäische Endometrioseliga) und die Endometrioseselbsthilfevereinigung e. V. derzeit schon zertifiziert sind:

- Eisenmoorbad Bad Schmiedeberg-Kur-GmbH, gynäkologische Abteilung (Chefarzt Dr. med. Cornelius)
- Rehabilitationsklinik Bad Schwartau, gynäkologische Abteilung (Chefärztin
- Frau Dr. med. Basse)
- Röpersbergklinik Ratzeburg, gynäkologische Abteilung (Leitung Frau Oberärztin Dr. med. Knauth)
- Rehabilitationsklinik Bad Waldsee, gynäkologische Abteilung (Chefärztin Frau Dr. med. Rabanus)
- Rehabilitationsklinik Schlangenbad (Chefärztin Frau Dr. med. Donau)

Beispiel

Antrag auf stationäre Rehabilitation (Endometriose)

Frau .... geb. am .... wohnhaft in .... befindet sich seit dem .... in meiner ärztlichen ambulanten Behandlung.

Zur Wiederherstellung der Gesundheit und Vermeidung von Erwerbsunfähigkeit ist eine stationäre Rehabilitationsbehandlung medizinisch erforderlich, da ambulante Maßnahmen nicht mehr ausreichen bzw. ausgeschöpft sind. Eine Rehabilitationsbehandlung ist aus folgenden Gründen medizinisch indiziert:

Diagnosen: (z. B.)
- Chronisch rezidivierende Endometrioseerkrankung Grad (rASRM)?
- Zustand nach ....?......... Laparotomien, zuletzt wann operiert?
- Zustand nach Hysterektomie
- Zustand nach ....? Laparoskopien, zuletzt wann laparoskopiert?
- Operationskomplikationen, welche?
- Blasenstörungen
- Darmstörungen
- Behandlung mit GnRH-Analoga (künstliche Menopause)
- Unerfüllter Kinderwunsch (?.... i. v. F.-Behandlungen, Sterilitätsbehandlungen)
- Chronisches Erschöpfungssyndrom
- Depressive Belastungsreaktion

Weitere Diagnosen: (z. B.)
- Chronisches Wirbelsäulensyndrom
- Gelenkbeschwerden
- Atopische Disposition, z. B. Asthma, Allergien
- Herz-Kreislaufstörungen, Hypertonie

Symptomatik: (z. B.)

Frau .... leidet seit ... Jahren an einer ausgedehnten Endometrioseerkrankung. Es sind (z. B.) die Blase, der Darm, das Peritoneum, die Ovarien (oder andere Organe) von Endometrioseherden betroffen. Die (z. B.) Darmstörungen, Blasenstörungen, Hormonstörungen nehmen an Intensität zu trotz intensiver ambulanter Behandlung. Aufgrund der Organbeschwerden und der Schmerzen ist es zu einer ausgeprägten Erschöpfung mit einer depressiven Belastungsreaktion gekommen.

Um eine weitere Chronifizierung zu vermeiden ist aus medizinischen Gründen eine stationäre Rehabilitation in einer gynäkologischen Rehabilitationsklinik, die nach einem interdisziplinären Endometriosekonzept arbeitet, erforderlich. Es sollte neben gynäkologischer Fachkompetenz und einem Schulungskonzept für Endometriosepatientinnen auch schmerztherapeutische und psychotherapeutische Gruppen speziell für Endometriosepatientinnen angeboten werden.

Für geeignet halte ich die gynäkologische Abteilung der Klinik in XYZ oder in ZYX.

Unterschrift

22 Anhang

Weiterführende Literatur

Adamson GD. Endometriosis Fertility Index: is it better than the present staging systems? Curr Opin Obstet Gynecol. 2013;25(3):186-192.

Adamson GD. Endometriosis classification: an update. Curr Opin Obstet Gynecol. 2011;Aug;23(4):213-220.

Adamyan L.V.: Additional international perspectives. In: Nichols DH (ed.). Gynecologic and Obstetric Surgery Mosby. 1993:1167-1182.

Akerlund M. Can primary dysmenorrhea be alleviated by a vasopressin antagonist? Results of a pilot study. Acta Obstet Gynecol Scand. 1987;66:459-461.

Akerlund M. The role of oxytocin and vasopressin in the initiation of preterm and term labour as well as primary dysmenorrhoea. Regul Pept. 1993;45:187-191.

Akerlund M. Vascularization of human endometrium. Uterine blood flow in healthy condition and in primary dysmenorrhoea. Ann N Y Acad Sci. 1994;734:47-56.

Akerlund M. Contractility in the nonpregnant uterus. Ann N Y Acad Sci. 1997;828:213-222.

Akerlund M. Involvement of oxytocin and vasopressin in the pathophysiology of preterm labor and primary dysmenorrhea. Prog Brain Res. 2002;139:359-365.

Akerlund M, Andersson KE, Ingemarsson I. Effects of terbutaline on myometrial activity, uterine blood flow, and lower abdominal pain in women with primary dysmenorrhoea. Br J Obstet Gynaecol. 1976;83:673-678.

Akerlund M, Stromberg P, Forsling ML. Primary dysmenorrhoea and vasopressin. Br J Obstet Gynaecol. 1979;86:484-487.

Akerlund M, Stromberg P, Hauksson A, et al. Inhibition of uterine contractions of premature labour with an oxytocin analogue. Results from a pilot study. Br J Obstet Gynaecol. 1987;94:1040-1044.

Albrecht H. Endometriose. 1955.

Al-Jefout M, Andreadis N, Tokushige N, Markham R, Fraser IS. A pilot study to evaluate the relative efficacy of endometrial biopsy and full curettage in making a diagnosis of endometriosis by the detection of endometrial nerve fibers. Am J Obstet Gynecol. 2007;197:578. e1-4.

Al-Jefout M, Dezarnaulds G, Cooper M, et al. Diagnosis of endometriosis by detection of nerve fibres in an endometrial biopsy: a double blind study. Hum Reprod. 2009;24:3019-3024.

Allen C, Hopewell S, Prentice A, Allen C. Non-steroidal anti-inflammatory drugs for pain in woman with endometriosis. Cochrane Database Syst Rev 2005: CD004753.

American Society for Reproductive Medicine: Revised American Society for Reproductive Medicine classification of endometriosis: 1996. Fertil Steril. 1997; 67:817-821.

Ametzazurra A, Matorras R, Garcia-Velasco JA, et al. Endometrial fluid is a specific and non-invasive biological sample for protein biomarker identification in endometriosis. Human Reproduction. 2009;24:954-965.

Anastasi E, Granato T, Falzarano R, et al. The use of HE4, CA125 and CA72-4 biomarkers for differential diagnosis between ovarian endometrioma and epithelial ovarian cancer. J Ovarian Res. 2013 Jul 1;6(1):44. doi: 10.1186/1757-2215-6-44.

Anastasi E, Manganaro L, Granato T, et al. Is CA72-4 a useful biomarker in differential diagnosis between ovarian endometrioma and epithelial ovarian cancer? Dis Markers. 2013;35:331-335.

Ashrafi M, Fakheri T, Kiani K, Sadeghi M, Akhoond MR. Impact of the endometrioma on ovarian response and pregnancy rate in in vitro fertilization cycles. Int J Fertil Steril. 2014;8:29-34.

Attar E, Bulun SE: Aromatase and other steroidogenic genes in endometriosis: translational aspect. Hum Reprod Update. 2006;12:49-56.

Bailey AP, Schutt AK, Modesitt SC. Florid endometriosis in a postmenopausal women. Fertil Steril. 2010;94(7):2769.e1-4.

https://doi.org/10.1515/9783110561326-022

Barcena de Arellano ML, Gericke J, Reichelt U, et al. Immunohistochemical characterization of endometriosis-associated smooth muscle cells in human peritoneal endometriotic lesions. Hum
Reprod. 2011;26:2721-2730.

Barcena de Arellano ML, Arnold J, Lang H, et al. Evidence of neurotrophic events due to peritoneal
endometriotic lesions. Cytokine. 2013;62:253-261.

Barcena de Arellano ML, Arnold J, Sacher F, et al. Eutopic endometrium from women with endometriosis does not exhibit neurotrophic properties. J Neuroimmunol. 2012;15:49-55.

Barcena de Arellano ML, Arnold J, Vercellino GF, et al. Influence of nerve growth factor in endometriosis-associated symptoms. Reprod Sci. 2011 Dec;18(12):1202-1210.

Barcena de Arellano ML, Mechsner S. The peritoneum-an important factor for pathogenesis and pain
generation in endometriosis. J Mol Med (Berl). 2014;92:595-602.

Barcena de Arellano ML, Münch S, Arnold J, et al. Calcium-binding protein expression in peritoneal
endometriosis-associated nerve fibres. Eur J Pain. 2013 Nov;17(10):1425-1437.

Barcena de Arellano ML, Oldeweme J, Arnold J, Schneider A, Mechsner S. Remodeling of estrogen-
dependent sympathetic nerve fibers seems to be disturbed in adenomyosis. Fertil Steril.
2013;100:801-809.

Barcena de Arellano ML, Wagner MF, Oldeweme J, et al. Neurotrophin expression is not affected in
uteri of women with adenomyosis. J Mol Neurosci. 2012;47:495-504.

Bartley J, Jülicher A, Hotz B, Mechsner S, Hotz H. Epithelial to mesenchymal transition (EMT) seems
to be regulated differently in endometriosis and the endometrium. Arch Gynecol Obstet.
2014;289:871-881.

Batt RE. A History of Endometriosis. Springer Verlag London Limited 2011.

Bazot M, Lafont C, Rouzier R, et al. Diagnostic accuracy of physical examination, transvaginal sonography, rectal endoscopic sonography, and magnetic resonance imaging to diagnose deep
infiltrating endometriosis. Fertility an Sterility. 2008;92:1825-1833.

Beatty M, Blumenthal P. The levonorgestrel-releasing intrauterine system: Safety, efficacy, and
patient acceptablitiy. Therapeutics and Clinical Risk Management Journal. 2009;5:561-574.

Becker C, Rohwer N, Funakoshi T, et al. 2-Methoxyestradiol Inhibits Hypoxia-Inducible Factor-1a
and Suppresses Growth of Lesions in a Mouse Model of Endometriosis. The American Journal of
Pathology. 2008;172:534-544.

Becker CM, Louis G, Exarhopoulos A, et al. Matrix metalloproteinases are elevated in the urine of
patients with endometriosis. Fertil Steril. 2010; 94(6):2343-2346.

Beilicke K, Ebert AD. Urogenitale Endometriose. In: Tunn R, Hanzal E, Perucchini (eds), Urogynäko-
logie in Praxis und Klinik. 2. Aufl., De Gruyter 2010, S. 353–373.

Benaglia L, Somigliana E, Vercellini P, et al. The impact of IVF procedures on endometriosis recurrence. European Journal of Obstetrics & Gynecology and Reproductive Biology. 2010;148:49-52.

Berbic M, Schulke L, Markham R, et al. Macrophage expression in endometrium of women with and
without endometriosis. Hum Reprod. 2009;24:325-332.

Bergqvist A, Bruse C, Carlberg M, Carlstrom K. Interleukin 1beta, interleukin-6, and tumor necrosis
factor-alpha in endometriotic tissue and in endometrium. Fertil Steril. 2001;75:489-495.

Berlanda N, Vercellini P, Somigliana E, et al. Role of surgery in endometriosis-associated subfertility.
Semin Reprod Med. 2013;31:133-143.

Bosev D, Nicoll LM, Bhagan L, et al. Laparoscopic management of ureteral endometriosis: the
Stanford University Hospital experience with 96 consecutive cases. Journal of Urology.
2009;182:2748-2752.

Brosens IA. Endometriosis. Current issues in diagnosis and medical management. J Reprod Med.
1998;43:281-286.

Brosens IA, Brosens JJ. Redefining endometriosis: is deep endometriosis a progressive disease?
Hum Reprod. 2000;15:1-3.

Bulletti C, de Ziegler D, Polli V, et al. Uterine contractility during the menstrual cycle. Hum Reprod. 2000;15(1):81-89.

Bulun SE. Endometriosis – Mechanisms of disease. N Engl J Med. 2009;360:268-279.

Bulun SE. Ovarian endometriosis: the nemesis of eggs. Fertil Steril. 2014;101:938-939.

Bulun SE, Zeitoun KM, Takayama K, Sasano H. Molecular basis for treating endometriosis with aromatase inhibitors. Hum Reprod Update. 200;6:413-418.

Bungum HF, Vestergaard C, Knudsen UB. Endometriosis and type 1 allergies/immediate type hypersensitivity: a systematic review. Eur J Obstet Gynecol Reprod Biol. 2014 Apr;26:pii S 0301-2115(14)00234-6. doi: 10.1016/j.ejogrb.2014.04.025. [Epub ahead of print].

Busacca M, Vignali M. Endometrioma Excision and Ovarian Reserve: A Dangerous Relation. The Journal of Minimally Invasive Gynecology. 2009;16:142-148.

Camara O, Herrmann J, Egbe A, et al. treatment of endometriosis of uterosacral ligament and rectum through the vagina: description of a modified technique. Human Reprod. 2009;24:1407-1413.

Cammani M, Bonino L, Delpiano E, et al. Laparoscopic conservative management of ureteral endometriosis: a survey of eighty patients submitted to ureterolysis. Biology and Endocrinology. 2009;109:1-7.

Canadian Consensus Conference on Endometriosis (CCCE). SOGC 21 (1999) No. 5 + 6.

Carrarelli P, Rocha AL, Belmonte G, et al. Increased expression of antimüllerian hormone and its receptor in endometriosis. Fertil Steril. 2014;101:1353-1358.

Channabasavaiah AD, Joseph JV. Thoracic endometriosis: revisiting the association between clinical presentation and thoracic pathology based on thoracoscopic findings in 110 patients. Medicine (Baltimore). 2010;89:183-188.

Chapron C, Santulli P, de Ziegler D, et al. Ovarian endometrioma: severe pelvic pain is associated with deeply infiltrating endometriosis. Hum Reprod. 2012;27:702-711.

Clavien PA, Barkun J, de Oliveira ML, et al. The Clavien-Dindo classification of surgical complications: five-year experience. Ann Surg. 2009;250(2):187-196.

Clement PB. History of gynaecological pathology. IX. Dr. John Albertson Sampson. Int J Gyn Pathol. 2001;20:86-101.

Colette S, Lousse JC, Defrère S, et al. Absense of aromatase protein and mRNA expression in endometriosis. Hum Reprod. 2009;24:2133-2141.

Cramer DW, Missmer SA. The epidemiology of endometriosis. Ann N Y Acad Sci. 2002;955:11-22; discussion 34-16, 396-406.

Cramer DW. The epidemiology of endometriosis. Ann NY Acad Sci. 2002;955:11- 22.

Daraì E, Dubernard G, Coutant C, et al. Randomized Trial of Laparoscopically Assisted Versus Open Colorectal Resection for Endometriosis – Morbidity, Symptoms, Quality of Life, and Fertility. Annals of Surgery. 2010;251:1018–1023.

Darling AM, Chavarro JE, Malspeis S, Harris HR, Missmer SA. A prospective cohort study of Vitamins B, C, E, and multivitamin intake and endometriosis. J Endometr. 2013;5:17-26.

Deane JA, Gualano RC, Gargett CE. Regenerating endometrium from stem/progenitor cells: is it abnormal in endometriosis, Asherman's syndrome and infertility? Curr Opin Obstet Gynecol. 2013;25:193-200.

De Graaff AA, D'Hooghe TM, Dunselman GA, Dirksen CD, Hummelshoj L; WERF EndoCost Consortium, Simoens S. The significant effect of endometriosis on physical, mental and social wellbeing: results from an international cross-sectional survey. Hum Reprod. 2013;28:2677-2685.

Del Frate C, Girometti R, Pittino M, et al. Deep retroperitoneal pelvic endometriosis: MR imaging appearance with laparoscopic correlation. Radio Graphics. 2006;26:1705-1718.

Dindo D, Demartines N, Clavien PA. Classification of surgical complications: a new proposal with evaluation in a cohort of 6336 patients and results of a survey. Ann Surg. 2004;240(2):205-213.

Dirim A, Celikkaya S, Aygun C, Caylak B. Renal endometriosis presenting with a giant subcapsular hematoma: case report. Fertil Steril. 2009;92:391. e5–7.

Donnez J, Lousse JC, Jadoul P, Donnez O, Squifflet J. Laparoscopic management of endometriomas using a combined technique of excisional (cystectomy) and ablative surgery. Fertil Steril. 2010;94:28-32.

Donnez J, Spada F, Squifflet J, Nisolle M. Bladder endometriosis must be considered as bladder Adenomyosis. Fertil Steril. 2000;74:1175-1181.

Donnez J, Squifflet J. Complications, pregnancy and recurrence in a prospective series of 500 patients operated on by the shaving technique for deep rectovaginal endometriotic nodules. Hum Reprod. 2010;25(8):1949-58.

Dong X, Wang R, Zheng Y, et al. Surgical treatment for endometrioma does not increase clinical pregnancy rate or live birth/ongoing pregnancy rate after fresh IVF/ICSI treatment. Am J Transl Res. 2014;6:163-168.

Dordevic M, Jovanovic B, Mitrovic S, et al. Rectus abdominis muscle endometriosis after cesarean section – case report. Acta Clin Croat. 2009;48:439-443.

Dousset B, Leconte M, Borghese B, et al. Complete Surgery for Low Rectal Endometriosis – Long-term Results of a 100-Case Prospective Study. Annals of Surgery. 2010;5:887-895.

Dunselman GA, Vermeulen N, Becker C, et al. ESHRE guideline: management of women with endometriosis. Hum Reprod. 2014;29:400-412.

Dyson MT, Roqueiro D, Monsivais D, et al. Genome-wide DNA methylation analysis predicts an epigenetic switch for GATA factor expression in endometriosis. PLoS Genet. 2014 Mar 6;10(3):e1004158. doi: 10.1371/journal.pgen.1004158.

Ebert AD. Gynäkologische Laparoskopie. 3. Auflage, DeGruyter Berlin, Boston 2018.

Ebert AD. Primär-vaginale tiefe anteriore Rektumresektion mit laparoskopischer Anastomose bei endometriosebedingter symptomatischer Rektumstenose (1. März 2011). Vorstellung einer neuen N.O.T.E.S. technik. In: www.ggg-b.de/download/unprotected/ebert_a_anteriore_rektum-resektion_laparoskopische_anastomose.pdf.

Ebert AD. Daily Vaginal Application of Dienogest (Visanne©) for 3 Months in Symptomatic Deeply Infiltrating Rectovaginal Endometriosis: A Possible New Treatment Approach? Case Rep Obstet Gynecol 2018; doi: 10.1155/2018/8175870. eCollection 2018.

Ebert AD, Bartley J, David M. Aromatase inhibitors and cyclooxygenase-2 (COX-2) inhibitors in endometriosis: new questions – old answers? Eur J Obstet Gynecol RB. 2005;122:144-150.

Ebert AD, Burkhardt T, Parlayan S, Riediger H, Papadopoulos T. Transvaginal-laparoscopic anterior rectum resection in a hysterectomized women with deep-infiltrating endometriosis: Description of an gynaecologic natural orifice transendoluminal surgery approach. J Minim Invasive Gynecol. 2009;16:231-235.

Ebert AD, Chapron C (eds.) Abstracts from the II. European Congress on Endometriosis..J Endometriosis Pelvic Pain. 2013;5:2-74.

Ebert AD, Fuhr N, David M, Schneppel L, Papadopoulos T. Histological confirmation of endometriosis in a 9-year-old girl suffering from unexplained cyclic pelvic pain since her eighth year of life. Gynecol Obstet Invest. 2009;67:158-161.

Ebert AD, Halis G, Mechsner S: Endometriose – Probleme der Diagnostik und Therapie. CME Prakt Fortb Gynäkologie (2005) 3: 54–67.

Ebert AD, Hollauer A, Fuhr N, Langolf O, Papadopoulos T. Laparoscopic ovarian cystectomy without bipolar coagulation or sutures using a gelantine-thrombin matrix sealant (FloSeal): first support of a promising technique. Arch Gynecol Obstet. 2009;280:161-165.

Ebert AD, Mpinou L, Koltermann K, Romanova D, Halis G. Klinische Ansätze der operativen, endokrinen und medikamentösen Schmerztherapie bei symptomatischer tiefinfiltrierender Endometriose. Exzellenzforschung in der Medizin. 2012:2-15.

Ebert AD, Rosenow G, David M, et al. Co-occurrence of atypical endometriosis, subserous uterine leiomyomata, sactosalpinx, serous cystadenoma and bilateral hemorrhagic corpora lutea in a perimenopausal adipose patient taking tamoxifen (20 mg/day) for invasive lobular breast cancer. Gynecol Obstet Invest. 2008;66:209-213.

Ebert AD, Starzinski-Powitz A. Aromatase und Cyclooxygenase-2 – neue Ansätze in der Endometriosetherapie? Gynäkologe. 2002;35:250-254.

Ebert AD, Ulrich U, Keckstein J, et al. for the Endometriosis Research Foundation, and the European Endometriosis League: Implementation of certified endometriosis centers: 5-year experience in German-speaking Europe. Gynecol Obstet Invest. 2013;76:4-9.

Ebert AD, Wilson T. Dienogest in the treatment of endometriosis: a review of the clinical data. Medical Forum International Gynaecology Forum. 2010;2:24-28.

Ekstrom P, Akerlund M, Forsling M, et al. Stimulation of vasopressin release in women with primary dysmenorrhoea and after oral contraceptive treatment--effect on uterine contractility. Br J Obstet Gynaecol. 1992;99:680-684.

ESHRE guideline: siehe Kennedy S et al.: ESHRE guideline for the diagnosis and treatment of endometriosis. Hum Reprod. 2005;20:2698-2704.

Fauconnier A, Chapron C. Endometriosis and pelvic pain: epidemiological evidence of the relationship and implications. Hum Reprod Update. 2005;11:595-606.

Fauconnier A, Chapron C, Dubuisson JB, et al. Relation between pain symptoms and the anatomic location of deep infiltrating endometriosis. Fertil Steril. 2002;78:719-726.

Fauser BC, Laven JS, Tarlatzis BC, et al. Sex steroid hormones and reproductive disorders: impact on women's health. Reprod Sci. 2011;18:702-712.

Fedele L, Bianchi S, Marchini M, et al. Superovulation with human menopausal gonadotropins in the treatment of infertility associated with minimal or mild endometriosis: a controlled randomized study. Fertil Steril. 1992;58:28-31.

Ferrero S, Abbamonte L, Giordano M, Ragni N, Remorgida V. Deep dyspareunia and sex life after laparoscopic excision of endometriosis. Human Reproduction. 2007;4:1142-1148.

Fialkow M, Goff B. Training the Next Generation of Minimally Invasive Surgeons. The Journal of Minimally Invasive Gynecology. 2009;16:136-141.

Filigheddu N, Gregnanin I, Porporato PE, et al. Differential Expression of Micro RNAs between eutopic and ectopic endometrium in ovarian endometriosis. Journal of Biomedicine and Biotechnology. 2010; DOI: 10.1155/2010/369549.

Forte A, Cipollaro M, Galderisi U. Genetic, epigenetic and stem cell alterations in endometriosis: new insights and potential therapeutic perspectives. Clin Sci (Lond). 2014;126:123-138.

Fraser I. Recognising, understanding and managing endometriosis. Review Article J Hum Reprod Sci. 2008;9:31-41.

Fraser IS, Tokushige N, Markham R, Russel P. Sensory nerve endings and endometric implants. Fertil Steril. 2008;89:1847.

Fraser IS. Recognising, understanding and managing endometriosis. J Hum Reprod Sci. 2008;1:56-64.

Fraser IS. Mysteries of endometriosis pain: Chien-Tien Hsu Memorial Lecture 2009. J Obstet Gynaecol Res. 2010;36:1-10.

Fratellone P, Holowecki M. Forgotten node: A case report. World J. Gastroenterol. 2009;15:4974-4975.

Fujii S, Konishi I, Mori T. Smooth muscle differentiation at endometrio-myometrial junction. An ultrastructural study. Virchows Arch A Pathol Anat Histopathol. 1989;414:105-112.

Gao X, Outley J, Botteman M, et al. Economic burden of endometriosis. Fertil Steril. 2006;86:1561-1572.

Garcia-Velasco JA, Somigliana E. Management of endometriomas in women requiring IVF: to touch or not to touch. Human Reproduction. 2009;24:496-501.

Gargett CE, Masuda H. Adult stem cells in the endometrium. Mol Hum Reprod. 2010;16:818-834.

Gargett CE, Schwab KE, Brosens JJ, et al. Potential role of endometrial stem/progenitor cells in the pathogenesis of early-onset endometriosis. Mol Hum Reprod. 2014 Jul;20(7):591-8.

Giudice LC. Endometriosis. N Engl J Med. 2010;362:2389-2398.

Giudice LC, Kao LC. Endometriosis. Lancet. 2004;364:1789-1799.

Goldschmift AJW. Medizinische Statistik, 1. Aufl., Springer, Heidelberg 1996.

Goldsmith PJ, Ahmad N, Dasgupta D, et al. Case Hepatic Endometriosis: A continuing diagnostic dilemma. HPB Surgery 2009; DOI: 10.1155/2009/407206.

Gonzales-Ramos R, Van Langendonckt A, Defrère S, et al. Involvement of the nuclear factor-kappaB pathway in the pathogenesis of endometriosis. Fertil Steril. 2010 Nov;94(6):1985-94.

Göretzlehner G, Lauritzen Ch, Römer Th, Rossmanith W. Praktische Hormontherapie in der Gynäkologie, 6. Aufl., Walter de Gruyter, Berlin–New York 2012.

Greaves E, Temp J, Esnal-Zufiurre A, et al. Estradiol is a critical mediator of macrophage-nerve cross talk in peritoneal endometriosis. Am J Pathol. 2015; 185: 2286-2297.

Greene R, Stratton P, Cleary SD, Ballweg ML, Sinaii N. Diagnostic experience among 4,334 women reporting surgically diagnosed endometriosis. Fertil Steril. 2009;91:32-39.

Grimbizis G, Mikos T, Zepiridis L, et al. Laparoscopic excision of uterine adenomyomas. Fertil Steril. 2008;89:953-961.

Guo SW, Hummelshoj L, Olive DL, et al. A call for more transparency of registered clinical trials on endometriosis. Human Reprod. 2009;24:1247-1254.

Haas D, Chvatal R, Habelsberger A, et al. Preoperative planning of surgery for deeply infiltrating endometriosis using the ENZIAN classification. Eur J Obstet Gynecol Reprod Biol. 2013;166(1):99-103.

Haas D, Chvatal R, Habelsberger A, et al. Comparison of revised American Fertility Society and ENZIAN staging: a critical evaluation of classifications of endometriosis on the basis of our patient population. Fertil Steril. 2011;95(5):1574-1578.

Haas D, Oppelt P, Shebl O, et al. Enzian classification: does it correlate with clinical symptoms and the rASRM score? Acta Obstet Gynecol Scand. 2013;92(5):562-566. .

Haas D, Shebl O, Shamiyeh A, Oppelt P. The rASRM score and the Enzian classification for endometriosis: their strengths and weaknesses. Acta Obstet Gynecol Scand. 2013;92(1):3-7.

Haas D, Wurm P, Shamiyeh A, et al. Efficacy of the revised Enzian classification: a retrospective analysis. Does the revised Enzian classification solve the problem of duplicate classification in rASRM and Enzian? Arch Gynecol Obstet. 2013;287(5):941-945.

Halis G, Arici A. Endometriosis and inflammation in infertility. Ann N Y Acad Sci. 2004;1034:300-315.

Halis G, Kopf A, Mechsner S, et al. Schmerztherapeutische Optionen bei Endometriose. Deutsches Ärzteblatt. 2006;17:968-975.

Halis G, Mechsner S, Ebert AD. Diagnose und Therapie der tief-infiltrierenden Endometriose. Deutsches Ärzteblatt. 2010;25:446-455.

Hansen KA, Eyster KM. Genetics and genomics of endometriosis. Clin Obstet Gynecol. 2010;53:403-412.

Harada T, Iwabe T, Terakawa N. Role of cytokines in endometriosis. Fertil Steril. 2001;76:1-10.

Harris HR, Chavarro JE, Malspeis S, Willett WC, Missmer SA. Dairy-food, calcium, magnesium, and vitamin D intake and endometriosis: a prospective cohort study. Am J Epidemiol. 2013;177:420-430.

Health Canada. The Canadian Guide to Clinical Preventive Health Care. The Canadian Task Force on the Periodic Health Examination. Minister of Supply and Services Canada. 1994;37.

Van Holsbeke C, Van Calster B, Guerriero S, et al. Endometriomas: their ultrasound characteristics. Ultrasound Obstet Gynecol. 2010;35:730-740.

Hoon Kim S, Woul Lee H, Hoon Kim Y, et al. Down-regulation of p21-activated kinase I by progestin and its increased expression in the eutopic endometrium of women with endometriosis. Human Reprod. 2009;24:1133-1141.

Hughes E. The effectiveness of ovulation induction and intrauterine insemination in the treatment of persistent infertility: a metaanalysis. Hum Reprod. 1997;12:1865-1872.

Hudelist G, Keckstein J, Wright JT. The migrating adenomyoma: past views on the etiology of adenomyosis and endometriosis. Fertil Steril. 2009;92:1536-1543.

Hudelist G, Oberwinkler KH, Singer CF, et al. Combination of transvaginal sonography and clinical examination for preoperative diagnosis of pelvic endometriosis. Human Reproduction. 2009;24:1018-1024.

Hudelist G, Tuttlies F, Rauter G, Pucher S, Keckstein J. Can transvaginal sonography predict infiltration depth in patients with deep infiltrating endometriosis of the rectum? Human Reproduction. 2009;24:1012-1017.

Hughes E, Brown J, Collins JJ, et al. Ovulation suppression for endometriosis. Cochrane Database Syst Rev. 2007; CD000155.

Hughes E, Fedorkow D, Collins J, Vandekerckhove P. Ovulation suppression for endometriosis (Cochrane Review). In: The Cochrane Library, Issue 2, 2001. Oxford: update software.

Hughes E, Fedorkow D, Collins J, Vanodekerckhove P. Ovulation supression for endometriosis (Cochrane Review). In: The Cochrane Library, Issue 3, 2004. Chichester, UK.

Hummelshoj L, De Graaff A, Dunselman G, Vercellini P. Let's talk about sex and endometriosis. J Fam Plann Reprod Health Care. 2014;40:8-10.

Jacobson TZ, Duffy JM, Barlow D, et al. Laparoscopic surgery for subfertility associated with endometriosis. Cochrane Database Syst Rev. 2010; CD001398.

Jacobson TZ, Duffy JM, Barlow D, Koninckx PR, Garry R. Laparoscopic surgery for pelvic pain associated with endometriosis. Cochrane Database Syst Rev. 2009; CD001300.

Johnson NP, Hummelshoj L; World Endometriosis Society Montpellier Consortium. Consensus on current management of endometriosis. Hum Reprod. 2013;28:1552-1568.

Kavallaris A, Köhler C, Kühne-Heid R, Schneider A. Histopathological extent of rectal invasion by rectovaginal endometriosis. Hum Reprod. 2003;18:1323–1327.

Keckstein J. Endometriose. Die verkannte Frauenkrankheit, 2. Aufl., Diametric, Würzburg 2000.

Keckstein J, Hucke J. Die endoskopischen Operationen in der Gynäkologie, 1. Aufl., Urban & Fischer, München-Jena 2000.

Kennedy S, Bergqvist A, Chapron C, et al. on behalf of the ESHRE Special Interest Group for Endometriosis and Endometrium Guideline Development Group: ESHRE guideline for the diagnosis and treatment of endometriosis. Hum Reprod. 2005;20:2698-2704.

Kim HS, Kim TH, Chung HH, Song YS. Risk and prognosis of ovarian cancer in women with endometriosis: a meta-analysis. Br J Cancer. 2014;110:1878-1890.

Kissler S, Hamscho N, Zangos S, et al. Diminished pregnancy rates in endometriosis due to impaired uterotubal transport assessed by hysterosalpingoscintigraphy. BJOG. 2005;112:1391-1396.

Knabben L et al. Urinary tract endometriosis in patients with deep infiltrating endometriosis: prevalence, symptoms, management, and proposal for a new clinical classification. Fertil Steril. 2015, 103(1):147-152.

Knapp VJ. How old is endometriosis? Late 17th- and 18th-century European descriptions of the disease. Fertil Steril. 1999;72:10-14.

Köhler G, Faustmann T, Gerlinger C, Seitz C, Mueck A. A dose-ranging study to determine the efficacy and safety of 1, 2, an 4 mg of dienogest daily for endometriosis. International Journal of Gynecology and Obstetrics. 2010;108:21-25.

Kong S, Zhang YH, Liu CF, et al. The Complementary and Alternative Medicine for Endometriosis: A Review of Utilization and Mechanism. Evid Based Complement Alternat Med. 2014;2014:146383. Epub 2014 Feb 19.

Koninckx PR, Corona R, Timmerman D, Verguts J, Adamyan L. Peritoneal full-conditioning reduces postoperative adhesions and pain: a randomised controlled trial in deep endometriosis surgery. J Ovarian Res. 2013;6:90. doi: 10.1186/1757-2215-6-90.

Koninckx PR, Kennedy SH, Barlow DH. Endometriotic disease: the role of peritoneal fluid. Hum Reprod Update. 1998;4:741-751.

Koninckx PR, Meuleman C, Demeyere S, Lesaffre E, Cornillie FJ. Suggestive evidence that pelvic endometriosis is a progressive disease, whereas deeply infiltrating endometriosis is associated with pelvic pain. Fertil Steril. 1991;55:759-765.

Koninckx PR, Ussia A, Adamyan L, Wattiez A, Donnez J. Deep endometriosis: definition, diagnosis, and treatment. Fertil Steril. 2012 Sep;98(3):564-571.

Koppe A. Selbstheilung bei Endometriose nach der Methode „Wildwuchs". München 2013.

Krüger K, Behrendt K, Balzer M, Höhn S, Ebert AD. Stellenwert der Magnetresonanztomografie in der Diagnostik der Endometriose. Rofo. 2011;183(5):423-431.

Krüger K, Gilly L, Niedobitek-Kreuter G, Mpinou L, Ebert AD. Bladder endometriosis: characterization by magnetic resonance imaging and the value of documenting ureteral involvement. Eur J Obstet Gynecol Reprod Biol. 2014;176:39-43.

Krüger K, Behrendt K, Niedobitek-Kreuter G, Koltermann K, Ebert AD. Location-dependent value of pelvic MRI in the preoperative diagnosis of endometriosis. Eur J Obstet Gynecol Reprod Biol. 2013;169:93-98.

Kühn W, Pickartz H. Klinische Pathologie des weiblichen Genitale, 1. Aufl., Wissenschaftliche Verlagsgesellschaft mbH, Stuttgart 2001.

Kunz G, Beil D, Huppert P, et al. Adenomyosis in endometriosis – prevalence and impact on fertility. Evidence from magnetic resonance imaging. Hum Reprod. 2005;20(8):2309-2316.

Kunz G, Herbertz M, Beil D, Huppert P, Leyendecker G. Adenomyosis as a disorder of the early and late human reproductive period. Reprod Biomed Online. 2007;15:681-685.

Kuohung W, Jones GL, Vitonis AF, et al. Characteristics of patients with endometriosis in the United States and the United Kingdom. Fertil Steril. 2002;78:767-772.

Kurman RJ. Blaustein's Pathology of the Female Genital Tract, 4. Aufl., Springer, New York-Heidelberg-Berlin 1994.

Kusakabe KT, Abe H, Kondo T, et al. DNA microarray analysis in an mouse model for endometriosis and validation of candidate factors with human adenomyosis. J Reprod Immunol. 2010;85:149-160.

Kvaskoff M, Mesrine S, Clavel-Chapelon F, Boutron-Ruault MC. Endometriosis risk in relation to naevi, freckles and skin sensitivity to sun exposure: the French E3N cohort. Int J Epidemiol. 2009;38:1143-1153.

Lafay Pillet MC, Schneider A, Borghese B, et al. Deep infiltrating endometriosis is associated with markedly lower body mass index: a 476 case-control study. Hum Reprod. 2012;27:265-272.

Lee KH, Khan-Dawood FS, Dawood MY. Oxytocin receptor and its messenger ribonucleic acid in human leiomyoma and myometrium. Am J Obstet Gynecol. 1998;179:620-627.

Leeners B, Imthurn B. Psychosomatische Aspekte der Endometriose – aktueller Stand der wissenschaftlichen Kenntnisse und der klinischen Erfahrungen. Gynäkol Geburtshilfe Rundschau. 2007;47:132-139.

Lessey BA, Higdon HL, 3 rd Miller SE, Price TA. Intraoperative detection of subtle endometriosis: a novel paradigm for detection and treatment of pelvic pain associated with the loss of peritoneal integrity. J Vis Exp. 2012;21(70):4313.

Leyendecker G, Herbertz M, Kuntz G. Neue Aspekte zur Pathogenese von Endometriose und Adeno-
    myose. Frauenarzt. 2002;43:297-307.
Leyendecker G, Herbertz M, Kunz G, Mall G. Endometriosis results from the dislocation of basal
    endometrium. Hum Reprod. 2002;17:2725-2736.
Leyendecker G, Kunz G. [Endometriosis and adenomyosis]. Zentralbl Gynakol. 2005;127:288-294.
Leyendecker G, Kunz G, Noe M, Herbertz M, Mall G. Endometriosis: a dysfunction and disease of the
    archimetra. Hum Reprod Update. 1998;5:752-762.
Leyendecker G, Kunz G, Noe M, et al. Die Archimetra als neues morphologisch-funktionelles Kon-
    zept des Uterus sowie als Ort der Primärerkrankung bei Endometriose. Reproduktionsmedizin.
    1999;15:356-371.
Leyendecker G, Kunz G, Noe M, Herbertz M, Mall G. Endometriosis: a dysfunction and disease of the
    archimetra. Hum Reprod Update. 2005;4:752-762.
Leyendecker G, Kunz G, Herbertz M, et al. Uterine peristaltic activity and the development of endo-
    metriosis. Ann N Y Acad Sci. 2004;1034:338-355.
Leyendecker G, Wildt L, Mall G. The pathophysilogy of endometriosis and Adenomyosis: tissue injury
    and repair. Arch Gynecol Obstet. 2009;280:529-538.
Leyland N, Casper R, Laberge P, Singh SS. SOGC. Endometriosis: diagnosis and management.
    J Obstet Gynaecol Can. 2010;32(7 Suppl 2):1-32.
Liddle RA, Nathan JD. Neurogenic inflammation and pancreatitis. Pancreatology. 2004;4:551-559;
    discussion 559-560.
Li T, He H, Liu R, Wang SX, Pu DM. Isolation and identification of epithelial and stromal stem cells
    from eutopic endometrium of women with endometriosis. Eur J Obstet Gynecol Reprod Biol. 2014
    Apr 13. pii: S 0301-2115(14)00208-5. doi: 10.1016/j.ejogrb.2014.04.001. [Epub ahead of print].
Low WY, Edelmann RJ, Sutton C. A psychological profile of endometriosis patients in comparison to
    patients with pelvic pain of other origins. J Psychosom Res. 1993;37:111-116.
Maggi M, Magini A, Fiscella A, et al. Sex steroid modulation of neurohypophysial hormone receptors
    in human nonpregnant myometrium. J Clin Endocrinol Metab. 1992;74:385-392.
Malik E, Kressin P, Buchweitz O, Diedrich K. Endometriose und Aktivität. Gynäkologe 35. 2002;
    232-237.
Malmstrom K, Kotey P, Cichanowitz N, Daniel S, Desjardins P. Analgesic Efficacy of Etoricoxib in
    Primary Dysmenorrhea: Results of a Randomized, Controlled Trial. Gynecol Obstet Invest.
    2003;56:65-69.
Maia H Jr, Haddad C, Casoy J. Combining oral contraceptives with a natural nuclear factor-kappa B
    inhibitor for the treatment of endometriosis-related pain. Int J Womens Health. 2013; 6:35-39.
Maia H Jr, Haddad C, Casoy J. Correlation between aromatase expression in the eutopic endometrium
    of symptomatic patients and the presence of endometriosis. Int J Womens Health. 2012;4: 61-65.
Maia H Jr, Haddad C, Coelho G, Casoy J. Role of inflammation and aromatase expression in the
    eutopic endometrium and its relationship with the development of endometriosis. Womens
    Health (Lond Engl). 2012;8:647-658.
Mangler M, Loddenkemper C, Lanowska M, et al. Histopathology-based combined surgical approach
    to rectovaginal endometriosis. Int J Gynecol Obstet. 2008;103:59-64.
Manolopoulos K, Tinneberg HR: Endometriosis and infertility. Zbl. Gynäkol 127 (2005) 325–328.
Mantyh PW. Neurobiology of substance P and the NK1 receptor. J Clin Psychiatry. 2002;63(Suppl
    11):6-10.
Marcoux S, Maheux R, Berubé S, and the Canadian Collaborative Group on endometriosis:
    Laparoscopic surgery in infertile woman with minimal or mild endometriosis. N Engl J Med.
    1997;337:217-222.
Marsh EE, Laufer MR. Endometriosis in premenarcheal girls who do not have an associated obstruc-
    tive anomaly. Fertil Steril. 2005;83:758–760.

Martius H. Gynäkologische Operationen. Stuttgart 1943.

Masuda H, Matsuzaki Y, Hiratsu E, et al. Stem cell-like properties of the endometrial side population: Implication in endometrial Regeneration. PLoS ONE. 2010;5:1-8.

Matsuzaki S, Houlle C, Darca C, et al. Analysis of risk factors for the removal of normal ovarian tissue during laparoscopic cystectomy for ovarian endometriosis. Human Reproduction. 2009;24:1402-1406.

Mc Kinnon B, Bersinger NA, Huber AW, Kuhn A, Mueller MD. PPAR-gamma expression in peritoneal endometriotic lesions correlates with pain experienced by patients. Fertil Steril. 2010;93:293-296.

Meaddough E, Olive D, Gallup P, Perlin Ml, Klimann H. Sexual Activity, Orgasm and Tampon use are Associated with a decreased risk for Endometriosis. Gynecol Obstet Invest. 2002;53:163-169.

Mechsner S, Bartley J, Infanger M, Loddenkemper C, Ebert AD. Clinical management and immunohistochemical analysis of umbilical endometriosis. Arch Gynecol Obstet. 2009;280:235-242.

Mechsner S, Bartley J, Loddenkemper C, et al. Oxytocin receptor expression in smooth muscle cells of peritoneal endometriotic lesions and ovarian endometriotic cysts. Fertil Steril. 2005;83(Suppl. 1):1220-1231.

Mechsner S, Kaiser A, Kopf A, et al. A pilot study to evaluate the clinical relevance of endometriosis-associated nerve fibers in peritoneal endometriotic lesions. Fertil Steril. 2009;92:1856-1861.

Mechsner S, Schwarz J, Thode J, et al. Growth-associated protein 43-positive sensory nerve fibers accompanied by immature vessels are located in or near peritoneal endometriotic lesions. Fertil Steril. 2007;88:581-587.

Mechsner S, Weichbrodt M, Riedlinger WFJ, et al. Estrogen and progestogen receptor positive endometriotic lesions and disseminated cells in pelvic sentinel lymph nodes of patients with deep infiltrating rectovaginal endometriosis: a pilot study. Human Reproduction. 2008;10:2202-2209.

Mechsner S, Weichbrodt M, Riedlinger WF, et al. Immunohistochemical evaluation of endometriotic lesions and disseminated endometriosis-like cells in incidental lymph nodes of patients with endometriosis. Fertil Steril. 2010;94:457-463.

Medicine, A.S.f.R. Revised American Society for Reproductive Medicine classification of endometriosis: 1996. Fertil Steril. 1997;67:817-821.

Mencaglia L, Minelli L, Wattiez A. Handbuch der operative Laparoskopie in der Gynäkologie, 2. Aufl., endo-press, Tuttlingen 2010.

Meredith SM, Sanchez-Ramos L, Kaunitz AM. Diagnostic accuracy of transvaginal sonography for the diagnosis of Adenomyosis: systematic review and metaanalysis. American Journal of Obstetrics & Gynecology. 2009;201:107. e1–6.

Mettler L. Endometriose. In: Diedrich K (Hrsg.): Gynäkologie und Geburtshilfe. 1. Auflage, Springer Verlag Berlin-Heidelberg 2000, 531-542.

Mettler L. Endometriose 2000. pmi Verlag AG, Kiel, 2000.

Meuleman C, Tomassetti C, D'Hoore A, et al. Surgical treatment of deeply infiltrating endometriosis with colorectal involvement. Hum Reprod Update. 2011;17:311-326.

Meuleman C, Tomassetti C, Gaspar Da Vitoria Magro M, et al. Laparoscopic treatment of endometriosis. Minerva Ginecol. 2013;65:125-142.

Meuleman C, Tomassetti C, Wolthuis A, et al. Clinical outcome after radical excision of moderate-severe endometriosis with or without bowel resection and reanastomosis: a prospective cohort study.Ann Surg. 2014 Mar;259(3):522-531.

Meuleman C, Tomassetti C, Wolthuis A, et al. Increasing the Quality of Surgery for Deep Endometriosis Should Be Based on Homogenous Clinical Patient Phenotype, Surgical Experience, and Standardized Outcome Reporting in Multicenter Multisurgeon Prospective Trials. Ann Surg. 2015 Jul;262(1):e26-8.

Meyer R. Über den Stand der Frage der Adenomyositis und Adenome im allgemeinen und insbesondere über Adenomyositis seroepithelialis und Adenomyometritis sarcomatosa. Zbl Gynäkol.
1919;43:745-750.

Meyer R. Die Pathologie der Bindegewebsgeschwülste und Mischgeschwülste. In: Veit J, Stoeckel W
(Hrsg.) Handbuch der Gynäkologie, 1. Aufl., JF Bergmann, München 1930.

Minguez Y, Rubio C, Bernal A, et al. The impact of endometriosis in couples undergoing intracyto-
plasmatic sperm injection because of male infertility. Hum Reprod. 1997;12:2282-2285

Missmer S, Spiegelman D, Hankinso S, et al. Natural hair color and the incidence of endometriosis.
Fertil Steril. 2006;85:866-870.

Miyashita M, Koga K, Takamura M, et al. Dienogest reduces proliferation, aromatase expression
and angiogenesis, and increases apoptosis in human endometriosis. Gynecol Endocrinol. 2014
Sep;30(9):644-8.

Moravek M, Ward E, Lebovic D. Thiazolidinesdiones as Therapy for Endometriosis: A Case Series.
Gynecol Obstet Invest. 2009;68:167-170.

Moore J, Kennedy S, Prentice A. Modern combined oral contraceptives for pain associated with endometriosis (Cochrane Review). In: The Cochrane Library, Issue 2, 2001. Oxford: update software

Movers F. Die Endometriose. Stuttgart 1971.

Mueck A. What makes dienogest a unique progestogen for the treatment of endometriosis? Medical
Forum International Gynaecology Forum. 2010;2:18-23.

Naqvi H, Sakr S, Presti T, et al. Treatment with Bazedoxifene and Conjugated Estrogens Results in
Regression of Endometriosis in a Murine Model. Biol Reprod. 2014 Jun;90(6):121.

Nawroth F, Dorn C, Ludwig M. Veränderungen nach gynäkologischen Operationen – Mythen und
Fakten. Frauenarzt. 2009;50:30-36.

Nnoaham KE, Hummelshoj L, Webster P, et al. World Endometriosis Research Foundation Global
Study of Women's Health consortium. Impact of endometriosis on quality of life and work
productivity: a multicenter study across ten countries. Fertil Steril. 2011;96:366-373. e8.

Novella-Maestre E, Carda C, Ruiz-Sauri A, et al. Identification and quantification of Dopamine receptor 2 in human eutopic and ectopic Endometrium: A novel molecular target for endometriosis
therapy. Biol Reprod. 2010 Nov;83(5):866-73. doi: 10.1095/biolreprod.110.084392.

Novella-Maestre E, Carda C, Noguera I, et al. Dopamine agonist administration causes a reduction
in endometrial implants through modulation of angiogenesis in experimentally induced endometriosis. Human Reprod. 2009;24:1025-1035.

Olive DL, Pritts EA. Treatment of endometriosis. N Engl J Med. 2001;345:266-275.

Omwandho CO, Konrad L, Halis G, Oehmke F, Tinneberg HR. Role of TGF-betas in normal human
endometrium and endometriosis. Hum Reprod. 2010;25:101-109.

Oppenheimer A, Ballester M, Mathieu d'Argent E, et al. Pregnancy Rate after First Intra Cytoplasmic
Sperm Injection. In Vitro Fertilisation Cycle in Patients with Endometrioma with or without Deep
Infiltrating Endometriosis. Int J Fertil Steril. 2013;7:207-216.

Osada H, Silber S, Kakinuma T, et al. Surgical procedure to conserve the uterus for future pregnancy
in patients suffering from massive adenomyosis. Reprod Biomed Online. 2011;22:94-99.

Pavone ME, Bulun SE. Aromatase inhibitors for the treatment of endometriosis. Fertil Steril.
2012;98(6):1370-1379.

Pavone ME, Bulun SE. Clinical review: The use of aromatase inhibitors for ovulation induction and
superovulation. J Clin Endocrinol Metab. 2013;98(5):1838-1844.

Painter JN, Anderson CA, Nyholt DR et al. Genome-wide association study identifies a locus at 7p15.2
associated with endometriosis. nature genetics. 2011;43:51-54.

Panda R, Suresh PK. Computational identification and analysis of functional polymorphisms involved
in the activation and detoxification genes implicated in endometriosis. Gene. 2014;542:89-97.

Parazzini F. Ablation of lesions or no treatment in minimal-mild endometriosis in infertile woman: a randomised trial. Hum Reprod. 1999;14:1332-1334.

Parrott E, Butterworth M, Green A, White INH, Greaves P. Adenomyosis – A result of disordered stromal differentiation. American Journal of Pathology. 2001;159:623-630.

Peterson CM, Hataska HH, Jones KP, et al. Ovulation induction with gonadotropins and intrauterine insemination compared with in vitro fertilization and no treatment: a prospective, nonrandomized, cohort study and meta-analysis. Fertil Steril. 1994;62:535-544.

Petraglia F, Arcuri F, de Ziegler D, Chapron C. Inflammation: a link between endometriosis and preterm birth. Fertil Steril. 2012;98:36-40.

Petta CA, Arruda MS, Zantut-Wittmann DE, Benetti-Pinto CL. Thyroid autoimmunity and thyroid dysfunction in women with endometriosis. Human Reproduction. 2007;22:2693-2697.

Philipp E, Huber, H. Die Enstehung der Endometriose, gleichzeitig ein Beitrag zur Pathologie des interstitiellen Tubenabschnittes. Zbl Gynäkol. 1939;63:7-40.

Philipp E, Huber, H. Die Klinik der Endometriose im Lichte neuer Forschungsergebnisse. Zbl Gynäkol. 1939;63:482-497.

Pittatore G, Moggio A, Benedetto C, Bussolati B, Revelli A. Endometrial adult/progenitor stem cells: pathogenetic theory and new antiangiogenic approach for endometriosis therapy. Reprod Sci. 2014;21:296-304.

PhucTran LV, Tokushige N, Berbic M, Markham R, Fraser IS. Macrophages and nerve fibres in peritoneal endometriosis. Human Reproduction. 2009;24:835-841.

Piketty M, Chopin N, Dousset B, et al. Preoperative work-up for patients with deeply infiltrating endometriosis: transvaginal ultrasonography must definitely be the first-line imaging examination. Human Reprod. 2009;24:602-607.

Pishvaian AC, Ahlawat SK, Garvin D, Haddad NG. Role of EUS and EUS-guided FNA in the diagnosis of symptomatic rectosigmoid endometriosis. Gastrointest Endosc. 2006;63:331-335.

Polat M, Boynukalın FK, Yaralı I, Esinler I, Yaralı H. Endometriosis Is Not Associated with Inferior Pregnancy Rates in in vitro Fertilization: An Analysis of 616 Patients. Gynecol Obstet Invest. 2014;78(1):59-64.

Possover M, Diebolder H, Plaul K, Schneider A. Laparoscopically assisted vaginal resection of rectovaginal endometriosis. Obstet Gynecol. 2000;96:304-307.

Prager M, Wilson T, Krüger K, Ebert AD. Laparoscopic extramucosal partial bladder resection in a patient with symptomatic deep-infiltrating endometriosis of the bladder. J Minim Invasive Gynecol. 2012;19:113-117.

Prentice A. Endometriosis. BMJ. 2001;323:93-95.

Prentice A, Deary AJ, Bland E. Progestagens and anti-progestagens for pain associated with endometriosis (Review). Cochrane Library 2008;3:1-48.

Prentice A, Deary AJ, Bland E. Progestagens and anti-progestagens for pain associated with endometriosis (Cochrane Review). In: The Cochrane Library, Issue 2, 2001. Oxford: update software.

Prentice A, Deary AJ, Goldbeck-Wood S, Farquhar C, Smith SK. Gonadotropin-releasing hormone analogues for pain associated with endometriosis (Cochrane Review). In: The Cochrane Library, Issue 2, 2001. Oxford: update software.

Rahmioglu N, Nyholt DR, Morris AP, et al. Genetic variants underlying risk of endometriosis: insights from meta-analysis of eight genome-wide association and replication datasets. Hum Reprod Update. 2014 Sep-Oct;20(5):702-16.

Rahmioglu N, Missmer SA, Montgomery GW, Zondervan KT. Insights into Assessing the Genetics of Endometriosis. Curr Obstet Gynecol Rep. 2012;1:124-137.

Raffi F, Shaw RW, Amer SA. National survey of the current management of endometriomas in women undergoing assisted reproductive treatment. Hum Reprod. 2012;27:2712-2719.

Ret Davalos M, De Cicco C, D'Hoore A, De Decker B, Koninckx P. Outcome after rectum or sigmoid resection: A review for gynecologists. Journal of minimally Invasive Gynecology. 2007;14:33-38.

Rizner TL. Estrogen metabolism and action in endometriosis. Mol Cell Endocrinol. 2009;13:8-18.

Rizzuto I, Behrens RF, Smith LA. Risk of ovarian cancer in women treated with ovarian stimulating drugs for infertility. Cochrane Database Syst Rev. 2013; 8: CD008215. doi: 10.1002/14651858. CD008215.pub2.

Rogers PA, D'Hooghe TM, Fazleabas A, et al. Defining future directions for endometriosis research: workshop report from the 2011 World Congress of Endometriosis In Montpellier, France. Reprod Sci. 2013;20:483-499.

Roman H, Gromez A, Hochain P, et al. Is painful rectovaginal endometriosis an intermediate stage of rectal endometriosis? Fertil Steril. 2008;4:1014-1018.

Rosa-e-Silva JC, Carvalho BR, Barbosa HdeF, et al. Endometriosis in postmenopausal women without previous hormonal therapy: report of three cases. Climacteric. 2008;11:525-528.

Royal College of Obstetricians and Gynaecologists: The Investigation and Management of Endometriosis. (www.rcog.org.uk/guidelines/endometriosis.html).

Rudzitis-Auth J, Menger MD, Laschke MW. Resveratrol is a potent inhibitor of vascularization and cell proliferation in experimental endometriosis. Hum Reprod. 2013 May;28(5):1339-1347.

Sakr S, Naqvi H, Komm B, Taylor HS. Endometriosis impairs bone marrow-derived stem cell recruitment to the uterus whereas bazedoxifene treatment leads to endometriosis regression and improved uterine stem cell engraftment. Endocrinology. 2014;155:1489-1497.

Salamonsen LA. Tissue injury and repair in the female human reproductive tract. Reproduction. 2003;125:301-311.

Salamonsen LA, Edgell T, Rombauts LJ, et al. Proteomics of the human endometrium and uterine fluid: a pathway to biomarker discovery. Fertil Steril. 2013;99:1086-92.

Saldanha CJ, Duncan KA, Walters BJ. Neuroprotective actions of brain aromatase. Frontiers in Neuroendocrinology. 2009;30:106-118.

Sampson JA. Peritoneal endometriosis due to the menstrual dissemination of endometrial tissue into the peritoneal cavity. Am J Obstet Gynecol. 1927;14:422-429.

Scheerer C, Frangini S, Chiantera V, Mechsner S. Reduced Sympathetic Innervation in Endometriosis is Associated to Semaphorin 3C and 3F Expression. Mol Neurobiol. 2017;54:5131-5141.

Schindler AE. Gonadotropin-releasing hormone agonists for prevention of postoperative adhesions: an overview. Gynecol Endocrinol. 2004;19:51-55.

Schindler AE. Pathophysiology, diagnosis and treatment of endometriosis. Minerva Ginecol. 2004;56:419-435.

Schneider A, Touloupidis S, Papatsoris A, et al. Endometriosis of the urinary tract in women of reproductive age. International Journal of Urology. 2006;13:902-904.

Scholl B, Bersinger NA, Kuhn A, Mueller MD. Correlation between symptoms of pain and peritoneal fluid inflammatory cytokine concentrations in endometriosis. Gynecol Endocrinol. 2009;25:701-706.

Schulke L, Berbic M, Manconi F, et al. Dendritic cell populations in the eutopic and ectopic endometrium of women with endometriosis. Hum Reprod. 2009;24:1695-1703.

Schweppe KW, Ebert AD, Kiesel L. Endometriosezentren und Qualitätsmanagement. Gynäkologie. 2010;43:233-240.

Schweppe KW. Long-term use of progestogens-effects on endometriosis, adenomyosis and myomas. Gynecol Endocrinol. 2007;1:17-21.

Schweppe KW. Aktive und inaktive Endometriose – eine prognose- und therapierelevante Differenzialdiagnose. Zbl Gynäkol. 1999;121:330-335.

Schweppe KW. Therapie der Endometriose unter Berücksichtigung der Aktivitätsgrade. Der Gynäkologe. 2002;35:255-260.

Schweppe KW. Guidelines for the use of GnRH-Analogues in the treatment of endometriosis. Zentralbl. Gynäkol. 2005;127(5):308-313.

Schweppe KW. Endometriosis market research: an overview of findings in Europe and the United States. Drugs Tody (Barc.). 2005;41(Suppl. A):1-4.

Selak V, Farquhar C, Prentice A, Singla A. Danazol for pelvic pain associated with endometriosis (Cochrane Review). In: The Cochrane Library, Issue 2, 2001. Oxford: update software.

Senturk LM, Arici A. Immunology of endometriosis. J Reprod Immunol. 1999;43:67-83.

Sepulcri Rde P, do Amaral VF. Depressive symptoms, anxiety, and quality of life in women with pelvic endometriosis. Eur J Obstet Gynecol Reprod Biol. 2009;142:53-56.

Shah DK, Moravek MB, Vahratian A, Dalton VK, Lebovic DI. Public perceptions of endometriosis: perspectives from both genders. Acta Obstet Gynecol Scand. 2010;89:646-650.

Simpson CW, Taylor PJ, Collins JA. A comparison of ovulation suppression and ovulation stimulation in the treatment of endometriosis-associated infertility. Int J Gynaecol Obstet. 1993;59:1239-1244.

Soliman S, Daya S, Collins J, Jarrell J. A randomized trial of in vitro fertilization verus conventional treatment for infertility. Fertil Steril. 1993;59:1239-1249.

Somigliana E, Berlanda N, Benaglia L, et al. Surgical excision of endometriomas and ovarian reserve: a systematic review on serum antimüllerian hormone level modifications. Fertil Steril. 2012;98:1531-1538.

Somigliana E, Vigano P, Abbiati A, et al. Here comes the sun: pigmentary traits and sun habits in women with endometriosis. Hum Reprod. 2010;25:728-733.

Somigliana E, Vercellini P, Vigano P, et al. Postoperative Medical Therapy After Surgical Treatment of Endometriosis: From Adjuvant Therapy to Tertiary Prevention. J Minim Invasive Gynecol. 2014;21:328-334.

Starzinski-Powitz A, Zeitvogel A, Schreiner A, Baumann R. In search of pathogenic mechanisms in endometriosis: the challenge for molecular cell biology. Curr Mol Medicine. 2001;1:633-642.

Steinwall M, Akerlund M, Bossmar T, Nishii M, Wright M. ONO-8815Ly, an EP2 agonist that markedly inhibits uterine contractions in women. Bjog. 2004;111:120-124.

Steinwall M, Bossmar T, Gaud C, Akerlund M. Inhibitory effects of SR 49059 on oxytocin-and vasopressin-induced uterine contractions in non-pregnant women. Acta Obstet Gynecol Scand. 2004;83:12-18.

Streuli I, de Ziegler D, Gayet V, et al. In women with endometriosis anti-Müllerian hormone levels are decreased only in those with previous endometrioma surgery. Hum Reprod. 2012;27:3294-3303.

Stones RW, Mountfield J. Interventions for treating chronic pelvic pain in women (Cochrane Review). In: The Cochrane Library, Issue 2, 2001. Oxford: update software.

Stromberg P, Akerlund M, Forsling ML, Granstrom E, Kindahl H. Vasopressin and prostaglandins in premenstrual pain and primary dysmenorrhea. Acta Obstet Gynecol Scand. 1984;63:533-538.

Strowitzki T, Marr J, Gerlinger C, Faustmann T, Seitz C. Dienogest is as effective as leuprolide acetate in treating the painful symptoms of endometriosis: a 24-week, randomized, multicentre, open-label trial. Human reproduction. 2010;3:633-641.

Sun PR, Jia SZ, Lin H, Leng JH, Lang JH. Genome-wide profiling of long noncoding ribonucleic acid expression patterns in ovarian endometriosis by microarray. Fertil Steril. 2014;101:1038-1046.e7.

Sun PR, Leng JH, Jia SZ, Lang JH. Postmenopausal endometriosis: a retrospective analysis of 69 patients during a 20-year period. Chin Med J (Engl). 2013;126:4588-4589.

Tanmahasamut P, Noothong S, Sanga-Areekul N, Silprasit K, Dangrat C. Prevalence of endometriosis in women undergoing surgery for benign gynecologic diseases. J Med Assoc Thai. 2014;97:147-152.

Tanmahasamut P, Rattanachaiyanont M, Angsuwathana S, et al. Postoperative levonorgestrel-releasing intrauterine system for pelvic endometriosis-related pain: a randomized controlled trial. Obstet Gynecol. 2012;119:19-526.

Taylor RN, Hummelshoj L, Stratton P, Vercellini P. Pain and endometriosis: Etiology, impact, and therapeutics. Middle East Fertil Soc J. 2012;17:221-225.

Thibodeau LL, Prioleau GR, Manuelidis EE, Merino MJ, Heafner MD. Cerebral endometriosis. Case report. J Neurosurg. 1987;66:609-610.

Tokushige N, Markham R, Russell P, Fraser IS. Effect of progestogens and combined oral contraceptives on nerve fibers in peritoneal endometriosis. Fertil Steril. 2009;92:1234-1239.

Tokushige N, Markham R, Russell P, Fraser IS. Effects of hormonal treatment on nerve fibers in endometrium and myometrium in women with endometriosis. Fertil Steril. 2008;90:1589-1598.

Tokushige N, Markham R, Russell P, Fraser, I. Nerve fibres in peritoneal endometriosis. Human Reproduction 2006;11:3001-3007.

Tomassetti C, Geysenbergh B, Meuleman C, et al. External validation of the endometriosis fertility index (EFI) staging system for predicting non-ART pregnancy after endometriosis surgery. Hum Reprod. 2013;28:1280-1288.

Tran LV, Tokuhige N, Berbic M, Markham R, Fraser IS. Macrophages and nerve fibres in peritoneal endometriosis. Hum Reprod. 2009;24:835-841.

Triponez, F, Alifano M, Bobbio A, Regnard JF. Case report – Thoracic non-oncologic – Endometriosis – related spontaneous diaphragmatic rupture. Interactive CardioVascular and Thoracic Surgery. 2010 Oct;11(4):485-487.

Trovo de Marqui AB. Genetic polymorphisms and endometriosis: contribution of genes that regulate vascular function and tissue remodeling. Rev Assoc Med Bras. 2012;58:620-632.

Tsolakidis D, Pados G, Vavilis D, et al. The impfact on ovarian reserve after laparoscopic ovarian cystectomy versus three-stage management in patients with endometriomas: a prospective randomized study. Fertil Steril. 2010;1:71-77.

Tummon IS, Asher LJ, Martin JSB, Tulandi T. Randomized controlled trial of superovulation and insemination for infertility associated minimal or mild endometriosis. Fertil Steril. 1997;68:8-12.

Tuttlies F, Keckstein J, Ulrich U, et al. ENZIAN-score, a classification of deep infiltrating endometriosis. Zentralbl. Gynäkol. 2005;127(5):275-281.

Ulrich U, Buchweitz O, Greb R, et al. Interdisciplinary S 2k Guidelines for the Diagnosis and Treatment of Endometriosis: Short Version – AWMF Registry No. 015-045, August 2013. Geburtshilfe Frauenheilkd. 2013;73:890-898.

Ulrich U, Rhiem K, Kaminski M, et al. Parametrial and rectovaginal adenocarcinoma arising from endometriosis. Int J Gynecol Cancer. 2005;15:1206-1209.

van der Houwen LE, Mijatovic V, Leemhuis E, et al. Efficacy and safety of IVF/ICSI in patients with severe endometriosis after long-term pituitary down-regulation. Reprod Biomed Online. 2014;28:39-46.

van Dijk LJ, Nelen WL, D'Hooghe TM,et al. The European Society of Human Reproduction and Embryology guideline for the diagnosis and treatment of endometriosis: an electronic guideline implementability appraisal. Implement Sci. 2011;(6):7 (doi: 10.1186/1748-5908-6-7.)

Van Langendonckt A, Donnez J, Defrère S, Dunselman GA, Groothuis PG. Antiangiogenic and vascular-disrupting agents in endometriosis: pitfalls and promises. Mol Hum Reprod. 2008;14:259-268.

Ventolini G, Horowitz G, Long R. Endometriosis in adolescence: A long-term follow-up fecundability assessment. Reproductive Biology and Endocrinology. 2005;3:1-4.

Vercammen EE, D'Hooghe TM. Endometriosis and recurrent pregnancy loss. Sem Reprod Med. 2000;18:363-368.

Vercellini P. Endometriosis: the elusive gray area between evidence-based and evidence-biased medicine. Fertil Steril. 2014;101:45-46.

Vercellini P, Buggio L, Somigliana E, et al. Attractiveness of women with rectovaginal endometriosis: a case-control study. Fertil Steril. 2013;99:212-218.

Vercellini P, Pietropaolo G, De Giorgi O, et al. Reproductive performance in infertile women with rectovaginal endometriosis: Is surgery worthwhile? American Journal of Obstetrics & Gynecology. 2006;195:1303-1310.

Vercellini P, Consonni D, Dridi D, et al. Uterine adenomyosis and in vitro fertilization outcome: a systematic review and meta-analysis. Hum Reprod. 2014;29:964-977.

Vercellini P, Frattaruolo MP, Somigliana E, et al. Surgical versus low-dose progestin treatment for endometriosis-associated severe deep dyspareunia II: effect on sexual functioning, psychological status and health-related quality of life. Hum Reprod. 2013;28:1221-1230.

Vercellini P, Somigliana E, Consonni D, et al. Surgical versus medical treatment for endometriosis-associated severe deep dyspareunia: I. Effect on pain during intercourse and patient satisfaction. Hum Reprod. 2012;27:3450-3459.

Vercellini P, Viganò P, Somigliana E, Fedele L. Endometriosis: pathogenesis and treatment. Nat Rev Endocrinol. 2014;10:261-275.

Wang G, Tokushige N, Markham R, Fraser IS. Rich innervation of deep infiltrating endometriosis. Hum Reprod. 2009;24:827-834.

Wang G, Tokushige N, Russell P, et al. Neuroendocrine cells in eutopic Endometrium of women with endometriosis. Hum Reprod. 2010;25:387-391.

Wang G, Tokushige N, Russell P, et al. Hyperinnervation in intestinal deep infiltrating endometriosis. J Minim Invasive Gynecol. 2009;16:713-719.

Weichbrodt M, Gericke J, Riedlinger F, et al. Ist die Sentinel-Lymphknotenmarkierung bei Patientinnen mit tief infiltrierender rektovaginaler Endometriose sinnvoll? Geburtsh Frauenheilk. 2010;70:391-396.

Wilson ML, Farquhar CM, Sinclair OJ, Johnson NP. Surgical interruption of pelvic nerve pathways for primary and secondary dysmenorrhoea (Cochrane Review). In: The Cochrane Library, Issue 2, 2001. Oxford: update software.

Wunder D, Bersinger N, Yared M, Kretschmer R, Birkhäuser M. Statistically significant changes of antimüllerian hormone and inhibin levels during the physiologic menstrual cycle in reproductive age women. Fertil Steril. 2008;89:927-933.

Yamagata Y, Asada H, Tamura I, et al. DNA methyltranserase expression in the human Endometrium: down-regulation by progesterone and estrogen. Human Reproduction. 2009;24:1126-1132.

Yeung PP jr, Shwayder J, Pasic RP. Laparoscopic management of endometriosis: comprehensive review of best evidence. J Minim Invasive Gynecol. 2009;16:269-281.

Ylikorkala O, Viinikka L. Prostaglandins and endometriosis. Acta Obstet Gynecol Scand. 1983;Suppl 113:105-107.

Yoshinaga K, Parrott EC (eds.): Endometriosis. Ann NY Acad Sci. 2002;955.

Zanetti-Dällenbach R, Bartley J, Müller C, Schneider A, Köhler C. Combined vaginal-laparoscopic-abdominal approach for the surgical treatment of rectovaginal endometriosis with bowel resection: a comparison of this new technique with various established approaches by laparoscopy and laparotomy. Surg Endosc. 2008;22:995-1001.

Zeitoun KM, Bulun SE. Aromatase: a key molecule in the pathophysiology of endometriosis and a therapeutic target. Fertil Steril. 1999;72:961-969.

Zhang X, Lu B, Huang X, et al. Innervation of endometrium and myometrium in women with painful adenomyosis and uterine fibroids. Fertil Steril. 2010;94:730-737.

Zhang X, Yao H, Huang X, et al. Nerve fibres in ovarian endometriotic lesions in women with ovarian endometriosis. Hum Reprod. 2010;25:392-397.

Wichtige Adressen

Im Internet finden sich folgende wichtige Adressen mit zahlreichen Links, die Ärzten und Patientinnen Informationen über Endometriose sowie Kontaktadressen liefern:

www.endometriose-sef.de (Stiftung Endometrioseforschung e. V.)

www.ag-endoskopie.de (AGE – Arbeitsgemeinschaft Gynäkologische Endoskopie e. V. der Deutschen Gesellschaft für Gynäkologie und Geburtshilfe e. V.)

www.dggg.de (Deutsche Gesellschaft für Gynäkologie und Geburtshilfe) www.endometriose-liga.eu (Europäische Endometriose Liga, EEL)

www.endometriose-vereinigung.de (Website der deutschen Selbsthilfegruppen)

www.endometriosisassn.org (Website der amerikanischen Selbsthilfegruppen)

www.prof-ebert.de (Website des Herausgebers)